高级护理管理理论与实践

主编　李乐之　黄伶智

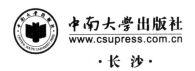

中南大学出版社
www.csupress.com.cn

·长沙·

图书在版编目（CIP）数据

高级护理管理理论与实践／李乐之，黄伶智主编．
—长沙：中南大学出版社，2023.3
ISBN 978-7-5487-5125-0

Ⅰ．①高… Ⅱ．①李… ②黄… Ⅲ．①护理学－研究
生－教材 Ⅳ．①R47

中国版本图书馆 CIP 数据核字（2022）第 178660 号

高级护理管理理论与实践
GAOJI HULI GUANLI LILUN YU SHIJIAN

李乐之　黄伶智　主编

□出 版 人	吴湘华	
□责任编辑	陈　娜	
□责任印制	李月腾	
□出版发行	中南大学出版社	
	社址：长沙市麓山南路	邮编：410083
	发行科电话：0731-88876770	传真：0731-88710482
□印　　装	湖南蓝盾彩色印务有限公司	

□开　　本	787 mm×1092 mm 1/16	□印张 15.75	□字数 382 千字
□版　　次	2023 年 3 月第 1 版	□印次 2023 年 3 月第 1 次印刷	
□书　　号	ISBN 978-7-5487-5125-0		
□定　　价	68.00 元		

高级护理管理理论与实践
编委会

◇ **主　编**

李乐之　黄伶智

◇ **副主编**

李艳群　黎吉娜　吴孟波

◇ **编　委**(以姓氏笔画为序)

许景灿(中南大学湘雅医院)

李乐之(中南大学湘雅护理学院)

李映兰(中南大学湘雅护理学院)

李艳群(中南大学湘雅二医院)

吴孟波(中南大学湘雅二医院)

张慧琳(中南大学湘雅二医院)

易琦峰(中南大学湘雅三医院)

岳丽青(中南大学湘雅医院)

赵丽萍(中南大学湘雅二医院)

黄伶智(中南大学湘雅二医院)

黎吉娜(中南大学湘雅二医院)

前　言

　　近年来，党中央、国务院陆续颁布了医院管理的系列政策、文件。在《关于建立现代医院管理制度的指导意见》文件中，要求推动各级各类医院管理规范化、精细化、科学化，基本建立权责清晰、管理科学、治理完善、运行高效、监督有力的现代医院管理制度；在《"健康中国2030"规划纲要》文件中，将健康中国建设纳入国家整体发展战略；在《关于推动公立医院高质量发展的意见》中，要求公立医院发展方式从规模扩张转向提质增效，运行模式从粗放管理转向精细化管理，资源配置从注重物质要素转向更加注重人才技术要素，为更好提供优质高效医疗卫生服务、防范化解重大疫情和突发公共卫生风险、建设健康中国提供有力支撑。这些政策、文件的出台，给护理管理者带来新的思考，同时也带来了新的机遇和挑战。

　　管理具有科学性和艺术性，管理"二重性"的原理告诉我们，有时候能解决此时此刻管理问题的办法，如果某一条件发生改变，相同的解决方法未必能取得同样的效果。因此，不同学者对同一问题可能有不同的观点和见解，不同的管理者选择解决具体问题的方法也受到自身的经历或组织内、外环境的影响。希望读者能够从本书中得到启迪，更多地注重管理基本理论和原理在具体管理实践中的灵活应用。

　　本书主要介绍管理的基本职能和护理管理实践，全书共十章，分别从绪论，管理理论和思想，管理的计划、组织、领导和控制职能，护理管理实践四个方面进行阐述。在护理管理实践章节分别就护理管理的实际问题进行解析，包括护理人力资源管理、护理质量管理、护理教育教学和科研管理以及护理信息化管理。整本书将理论与实践融合，帮助读者从不同的角度加强对管理知识的理解。

本书既可作为护理研究生相关课程教材，也可以作为医院护理管理者的培训用书或实践参考书。本书主要侧重于经典的管理理论和原理对于护理管理实践的启示。除理论知识外，编者以 Box 形式呈现运用管理理论开展护理管理实践或者护理管理相关领域的研究实例，介绍护理管理相关领域研究常用的、信效度较好的量表等。同时，在每一章末尾附有与本章内容密切相关的推荐阅读材料，以助力护理研究生科研思维的培养和提升，也帮助护理管理人员更好地运用管理理论解决实际问题。

本书的编者有从事中南大学湘雅护理学院本科和研究生护理管理学课程教学工作的教师，有中南大学各附属医院的护理管理者。在编写的过程中，各位编者以科学、严谨的工作态度和高度的编写热忱完成了本书的编写，并参考和借鉴了相关著作和文献。在此，对全体编写人员的辛勤付出表示感谢！同时，对中南大学湘雅护理学院和中南大学各附属医院的支持表示感谢！

因时间紧张，书中如有疏漏或不妥之处，殷切希望得到读者的批评指正，实现教学相长。

李乐之　黄伶智

2022 年 8 月于长沙

目 录

本书融媒体资源

第一章
绪 论

学习目标

识记

1. 能陈述管理的概念、内容、方法及特性
2. 能陈述管理学的概念
3. 能陈述护理管理的概念

理解

1. 能理解管理学与其他学科的关系
2. 能理解管理者的层次、角色及素质和技能
3. 能理解护理管理的内容

运用

1. 能运用恰当的方法学习管理学
2. 能运用管理学的相关知识分析护理管理发展趋势及面临的挑战

管理是人类追求生存、进步和发展的一种途径和手段。管理是人类活动的重要内容之一，是一切有组织的活动必不可少的组成部分。它代表着人们在社会活动中所采取的有目的、有意义的活动，即通过群体的合作以达成某些共同的目标和任务。本章将重点介绍管理的概念、内容和特性；管理者的层次、角色，素质和技能等，旨在帮助护理管理者运用管理学的相关知识，分析护理管理面临的挑战和发展趋势，实现高质量的护理管理。

第一节　管理与管理学

一、管理

(一) 管理的概念

要使一个组织的工作状态达到最好的水平，应充分调动各部门和全体人员的积极性，

合理分配人、财、物，以取得最高效益，保持工作有规律、有节奏地进行，实现动态平衡。因此，有了组织，就有了群体活动，就有了"管理"的必要。人们对"管理"一词已经非常熟悉，但因为管理是科学和艺术的结合，难以统一为一个精确的定义。对"管理"的定义是"仁者见仁，智者见智"，呈现百家争鸣的状态。

现代经营管理之父亨利·法约尔（Henri Fayol）1916 年在著作《工业管理与一般管理》中提出："管理是由计划（plan）、组织（organize）、指挥（command）、协调（coordinate）和控制（control）等职能为要素组成的活动过程。"诺贝尔经济学奖获得者赫伯特·亚历山大·西蒙（Herbert Alexander Simon）认为："决策是管理的心脏，管理是由一系列决策组成的，管理就是决策。"美国学者小詹姆斯·H·唐纳利（James H. Donnelly）等认为："管理是社会组织中，为了实现预期目标，以人为中心的协调活动。"美国著名管理学家弗雷德里克·泰勒（Frederick Taylor）认为，"管理就是企业明确干什么和用最好的、最经济的方式去干"的问题，"科学管理的中心是提高生产力，管理的主要目的应该是使雇主及每个雇员实现最大程度的富裕"。

以上各种观点，着眼的视角不同，侧重点各异，但都体现了"管理是一种通过提高做事的有效性，使目标得以实现的手段"这一思想。从组织的角度来看，管理（management）通常被定义为：在一定环境中，由组织中的管理者运用计划、组织、领导和控制等职能，协调包括人力资源在内的一切可以调用的资源，以实现单独的个人无法实现的目标。即整合（配置）资源更好地实现组织目标的过程。从这一定义来看，管理有五层含义：①管理是一个过程；②管理的任务是达到组织的目标；③管理的手段是配置和运作组织拥有的资源；④管理的核心是持续改进和追求（更好）卓越；⑤管理的本质是决策和协调。

（二）管理的内容与方法

1. 管理的内容

管理的内容指管理过程中管理者所作用的对象。一般来说，人力资源、物质资源、财力资源、时间资源、信息资源是构成管理的必要对象，其中人力资源是最重要的资源。

2. 管理的方法

管理的方法有行政方法、经济方法、教育方法、数量分析方法等，不同管理方法具有不同的特点。如行政方法具有一定的强制性，即下级必须服从上级，具有明确的管辖范围等；经济方法具有利益性、交换性和关联性等特点；教育方法具有过程的缓慢性和效果的持续性、互动性和教育形式多样性的特点等。

（三）管理的特性

管理具有自然属性和社会属性双层特点，也是科学性和艺术性有机结合的充分体现。

1. 管理的自然属性和社会属性

管理的自然属性就是管理与生产力及社会化大生产相联系；管理的社会属性指管理与生产关系、社会制度相联系。任何社会，只要有共同劳动，必然会产生分工协作，在各个环节合理配置人、财、物等资源，这种共同劳动、分工协作的自然属性体现了不同社会制度下管理的共性。

管理是在一定的生产关系条件下进行的，不同的生产关系、社会文化和经济制度都会使管理思想和管理方式呈现一定的差别，反映一定社会形态中生产资料占有者的意志，这就是管理的社会属性，即不同社会制度下管理的个性。管理的二重性要求我们有必要借鉴国外成功的管理经验，同时运用唯物辩证的观点进行分析，吸收借鉴与本国的生产力发展相适应的经验成果，防止盲目照搬照套。

2. 管理的科学性与艺术性

管理的科学性是指管理工作以反映客观规律的管理理论和方法作为指导，有解决分析问题的方法论。管理者如果掌握了系统的管理知识和方法，就可能对管理中存在的问题提出正确的切实可行的方案，并借助相关的学科、工具和知识系统提高效率。

管理的艺术性由两个方面决定，一是因为管理环境是动态变化的，不可能有一成不变的管理模式和"包治百病"的管理良方，这也决定了管理具有随机性和灵活性；二是管理的主要对象是人，人的需求是多种多样的，管理者需要使用各种方法来激发人的积极性和创造性，共同完成目标。

管理需要科学理论指导，管理的艺术性必须建立在科学性基础之上，是对管理科学理论的合理发挥。艺术性表明管理没有一成不变的模式，不能机械照搬。只有既懂得管理理论和方法，又有高超管理艺术的人，才能成为有效的管理者。

(四) 管理的职能

亨利·法约尔是第一位提出五项管理学职能的学者，他把管理职能作为管理活动过程的构成要素，强调管理是一个过程，管理的目标是完成组织的任务，因此他也被称为管理过程学派的鼻祖。这一观点经过长达百年的实践证明与发展，计划、组织和控制职能在适用性上得到了最广泛的认可。随着管理理论和实践的发展，目前学术界大多认同管理包括四种基本职能，分别为计划、组织、领导和控制。

1. 计划

计划是管理者通过一系列活动确定组织目标，并为实现目标而进行筹划的活动。计划的两大任务：一是确定目标；二是筹划实现目标的途径，即实现目标的行为方案。计划是管理活动的首要职能，是管理工作的起点。

2. 组织

为了实现组织目标而制订的行动方案，管理者必须分析需要进行哪些必要的活动，这些活动应如何分类组合，在组织的不同层次应有哪些决策权限，如何为不同的职位配备适当的人力资源等，这些活动便构成管理的组织职能内容，具体体现为组织结构设计、岗位设计(position design)、职权分配、职责制定、选拔和配置人员、组织变革和组织文化等。

3. 领导

每个组织都是由人和其他资源有机结合而成的，为了最大限度地发挥人的主观能动性，管理需要运用权威、下达命令、激励下属、有效沟通等方式使组织成员全力投入以实现组织目标，这是管理的领导职能所要完成的任务。管理的领导职能是一门艺术，贯穿于整个管理活动中。

4. 控制

为了确保组织目标的顺利实现，管理者必须始终对组织各项活动的进展情况进行检查，发现或预见偏差（variation）后及时采取措施予以纠正，以保证组织活动按计划进行，这就是管理的控制职能。控制职能一般包括：制定标准、衡量标准、纠正偏差等。

　　管理的四种职能是相互关联、不可分割的整体。计划工作会直接影响组织的结构和特点，组织的结构和特点在很大程度上又决定计划的成败，一个合理的组织是计划得以实现的前提和重要保证。为了确保管理的效果，领导必须适应组织和计划的要求，与组织目标保持一致，即保证管理的有效性。当然，评价管理的效果除了确保管理的有效性以外，还需要考虑管理的效率，即组织的投入和产出之比，投入少，产出多，管理的效率才高。控制则是对计划、组织和领导工作的全面检查、纠正，以预防偏差，保证组织目标的实现。

二、管理学

（一）管理学的概念

　　管理学是一门系统地研究管理过程的普遍规律、基本原理和一般方法的科学。它是在自然科学和社会科学基础之上形成的一门交叉科学。管理学已构建的基本框架理论体系包括管理的性质、管理的职能、管理的方法等。

（二）管理学与其他学科的关系

　　管理学与各个在专门管理活动中形成的专门的管理学之间的关系是一般与特殊、普遍与专门的关系。管理学与其他学科比较有以下的特点。

　　1. 科学性和不确定性

　　管理学和理科相同的地方在于两者都具有科学性，但管理学具有不精确性，比如一名管理者的管理幅度是多少员工，这是无法精确回答的，应根据具体情况具体分析。

　　2. 实践性和综合性

　　管理学和文科相同的地方在于两者都具有综合性，但管理学更具有实践性。管理的综合性是由管理实践活动的复杂性决定的。一方面，管理学是综合运用现代自然科学、技术科学、社会科学等理论和方法去解决由自然科学、技术和生产发展带来的各种复杂社会现象的问题。管理活动除了受生产力、生产关系、上层建筑等因素影响外，还受到心理、文化、情感等因素的影响。另一方面，管理学的发展过程融合了许多其他学科的知识和理论，如心理学、数学、信息科学、社会学、经济学、系统理论等。

　　管理的实践性是由管理学的本质所决定，一方面，管理学理论来源于实践，另一方面，管理理论直接运用于实践活动。

　　3. 社会性

　　管理学研究的是管理活动中的各种关系及其一般规律，其中主要研究的是对人的管理，因此管理学带有很强的社会性。

(三) 管理学的学习方法

1. 案例分析法

通过对现实生活中发生的典型管理案例进行系统分析，分析其管理活动的优势或存在的问题，探讨、研究相同或类似情况下使用不同管理方法的结果及效益，以掌握管理的基本理论、增加管理经验、提高管理能力。案例分析法具有生动性与具体性，能够较好地带动学习者情绪，调动其学习积极性，并引发其思考，但需要注意所选案例要具有典型性与探讨价值。

2. 比较研究法

主要通过对不同的管理方法进行比较，总结其异同点、优势或劣势以及实施效果等，从而归纳出具有指导意义的管理学规律。进行比较的管理案例通常是基于不同的社会制度、生产力水平、文化背景、生产关系等条件下的管理活动，常常是跨越国度、时间的比较研究，例如，分析不同朝代、不同国家以及不同社会制度之间管理活动的差异和影响因素，从而探索出新的发展模式。

3. 系统分析法

来源于系统科学，通过用系统的观点学习管理学原理，来分析和研究管理活动，找出管理的本质，明确组织目标，分析管理过程中的各种问题及其影响因素，找出各种可行方案，并通过一定标准对这些方案进行比较，形成可行的科学合理决策，帮助管理者在复杂的问题和环境中作出科学抉择。系统分析法不仅把组织的各组成部分视为相互联系的，也把组织及其环境视为相互联系的整体。

4. 定量分析法

根据统计数据，统计计算管理活动过程与结果的内在数量关系，探索其数量规律，并建立通用的数学模型。利用此数学模型可以对其他类似的管理问题进行定量分析，促进管理实践的发展。对管理问题进行定量分析，既是管理实践的客观要求，又是管理走向科学化的必经之路。

学习管理学的方法还有很多，比如历史研究方法、归纳法、演绎法、矛盾分析方法等。因为管理学具有科学性、实践性和社会性等特点，学习管理学应以辩证唯物主义和历史唯物主义为指导，认真学习管理的基本理论、原理，并遵循一切从实际情况出发，理论联系实际的原则，勤于实践，注重沟通，善于思考，真正做到学以致用。

第二节　管理者

一、管理者的角色和任务

为了整合资源去实现组织的目标，管理者必须指挥大家协同活动。管理者 (manager) 是管理活动的主体，在管理活动中起主导作用，是拥有组织的制度权力并以这些权力为基础指挥他人活动的人。组织的发展水平，在很大程度上取决于管理者的水平。

（一）管理者的角色

1973年加拿大学者亨利·明茨伯格（Henry Mintzberg）打破管理的职能说，在《管理工作的实质》一书中提出了著名的管理者角色理论，他认为管理者在组织中扮演十种不同的角色，这些角色分为三种基本类型。

1. 人际角色

人际角色如：①头面人物，即象征性的首脑，管理者必须履行许多法律性或社会性的例行义务，如迎接来访者、签署法律文件等；②领导者，负责激励和动员下属，负责人员配备、培训和交往等职责；③联络者，负责维护外部接触和联系网络，并提供信息等。

2. 信息角色

信息角色如：①信息接收者；②信息传播者；③发言人。明茨伯格认为决策的关键是对信息的把握，管理者负责确保和管理者一起工作的人具有足够的信息，整个组织的人依赖管理结构和管理者以获取或传递必要的信息。

3. 决策角色

决策角色如：①企业家；②协调者；③资源分配者；④谈判者。管理者要作为决策者让工作小组按照既定的路线行事，并分配资源；同时管理者要做组织运转故障的排除者，危机事件的处理者，并作为谈判者与人或组织协调磋商。

不同管理层次的管理者扮演的角色侧重点有所不同。特别是头面人物、传播者、谈判者、代言人的角色对于高层管理者更为重要。基层管理者更多扮演领导者、监督者等角色。如果管理者在扮演某一角色上存在问题就可能给组织或部门工作带来影响。

（二）管理者的任务

1. 定方向和战略

管理者的根本任务是为组织创造更好的绩效，为此，管理者首先要定义组织的目标，并计划如何去实现这一目标。在这一工作中，管理者要兼顾眼前和将来的目标，不能为眼前的管理绩效而放弃组织的长远利益，也不能因为长远目标而忽视眼前的管理绩效，因为眼前的管理绩效或许是组织得以生存和持续发展的基础。

海尔集团六个战略阶段

海尔集团于1984年在中国青岛创立，该集团踏准时代的节拍，历经六个战略阶段，从资不抵债、濒临倒闭的集体小厂发展成为引领物联网时代的生态系统，连续13年稳居"欧睿国际全球大型家电零售量排行榜"第一名。不难看出，管理者尤其是高层管理者，主要任务为"定方向，定战略"。

1984—1991年，名牌战略阶段：创出中国第一个冰箱品牌。

1991—1998年，多元化战略阶段：创出中国家电第一品牌。

1998—2005年，国际化战略阶段：创出中国的世界名牌。

2005—2012年，全球化品牌战略阶段：创出全球最大的家电品牌集群。

2012—2019年，网络化战略阶段：实现从"制造产品"到"孵化创客"的转型。

2019年至今，生态品牌战略阶段：从传统时代的产品品牌到互联网时代的平台品牌，再到物联网时代的生态品牌。

资料来源：海尔集团官网，https：//www.haier.com/about-haier/intro/？to=2.

---

2. 实施战略

管理者必须按计划的方案，组织资源实现既定的目标。管理者将管理过程中的计划、决策、组织、领导、控制等基本职能作为主要活动内容，对人、财、物、时间、信息等资源通过管理职能的执行达到组织目标。在这一过程中，管理者不仅要创造真正的"整体"绩效，还要关心组织中各项业务的绩效。在创造组织绩效的过程中，若发生偏离目标现象，管理者还必须实施控制。管理者必须认清实现组织目标的路径和测量绩效的方法，并告知组织成员，让成员明白要实施的控制及其意义，获得每一位组织成员对工作绩效的测量、分析及纠正和改进活动的理解和支持。

3. 鼓舞士气

管理者必须充分认识为创造"整体"绩效而需要进行的各项业务及其资源构成，要为各项业务配置资源，并使之取得更佳绩效和创造更好的服务，以利于组织目标的实现。因此，管理者应懂得如何影响他人的行为，引导和激励他人创造更好的绩效。管理者拥有制度化的权力，特别是奖惩他人的权力。但领导者的影响力，除了权力性影响力以外，更多来自管理者个人的品格、能力、知识以及管理者与组织成员的良好沟通等。

二、管理者的层次

组织中的管理者根据其在组织和管理过程中的地位和作用，可将管理者分为高层管理者、中层管理者和基层管理者。但每个层次的管理者从事的管理活动都离不开计划、组织、领导、控制等管理职能，仅仅是履行各项管理职能的程度和重点有所不同。

1. 高层管理者

高层管理者（top-line manager）指对整个组织或者组织活动的某一个方面负有全面责任的管理人员。他们的主要精力和时间用于策划和考虑组织的全局问题和战略问题，如医院的院长。

2. 中层管理者

中层管理者（middle-line manager）是处于高层与基层管理者之间的管理人员，可能是一个或是几个层次。中层的管理者执行高层管理者制定的重大决策，将具体的任务分配给基层的管理者并监督、检查、协调基层管理工作，起承上启下的作用，如医院的护理部主任。

3. 基层管理者

基层管理者（first-line manager）主要的职责是能动地进行管理活动，给作业人员分配具体的工作，直接指挥，现场监督，保证作业活动有效完成。基层管理者工作的成效是整个组织目标能否成功的基础，如医院的护士长。

三、管理者的技能

美国管理学家罗伯特·卡茨（Robert L. Katz）1955 年在《哈佛商业评论》上发表题为《高效管理的三大技能》，认为一个高效的管理者应具备技术技能、人际技能和概念技能。卡茨认为技能是一种能力，这种能力可以后天培养，并在行动实践中得以展现。卡茨认为根据行为结果来评判一个管理者，比根据他的表面性格加以评判更加有效，因为技能比性格特质更容易辨认。

1. 技术技能

技术技能是指完成组织内具体工作所需要的技能。所有工作都需要一些专门的技能，如：医生、护士、会计等都有各自的专门技能，都需要掌握相应的业务技术技能，通过接受正规教育或者从事相应工作可获取技术技能。

2. 人际技能

人际技能是指与人共事、理解别人、激励别人的能力。

管理活动最根本的特点是对人的管理，管理者必须具备良好的人际关系才能实现有效沟通、激励和授权等。

3. 概念技能

概念技能是指管理者对复杂情况进行分析、诊断，进行抽象和概念化的技能。这是高层管理者最迫切需要具备的技能，实质上是一种战略思考及执行的能力。每一名管理者都必须将组织视为一个整体，而不能仅从本部门的利益出发进行决策，同时也不能忽视其他部门的决策对其管理活动和绩效的影响，以及由此导致的对组织整体活动和绩效的影响。如果管理者不具备这种整体概念，对于组织而言是可悲的，其整体绩效一定会受到管理者能力缺陷的严重影响。

卡茨指出，对于每一个管理层次，上述技能的相对重要程度是不一样的。基层管理人员技术技能至关重要，随着管理层次的上升，技术技能的相对重要程度逐步下降，而概念技能的重要程度则逐步提高。人际技能对于各层次管理者都很重要。由此可见，管理的技能是一个终身学习的过程。管理技能与管理层次的关系见图 1-1。

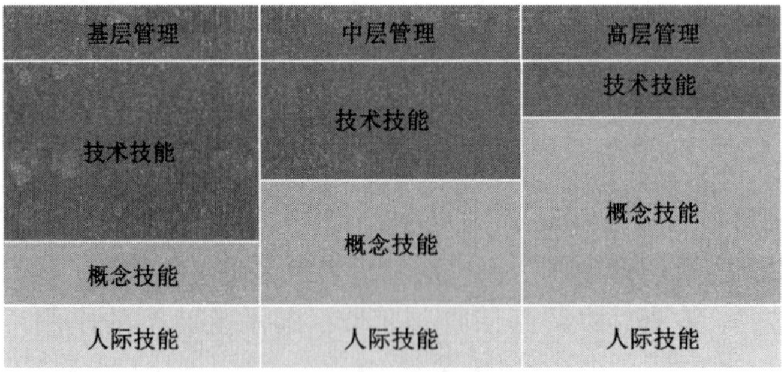

基层管理	中层管理	高层管理
技术技能	技术技能	技术技能
	概念技能	概念技能
概念技能		
人际技能	人际技能	人际技能

图 1-1　管理技能与管理层次的关系

第三节 护理管理面临的机遇、挑战和发展趋势

一、护理管理与护理管理学

(一)护理管理的概念和内容

1. 护理管理的概念

护理管理(nursing management)是以提高护理服务质量为主要目的的工作过程。世界卫生组织(World Health Organization,WHO)将其定义为：护理管理是为了提高人们的健康水平,系统地利用护士的潜在能力和其他人员、设备、环境和社会活动的过程。

2. 护理管理的内容

护理管理是医院管理中的重要组成部分。它的任务是研究护理工作的特点并找出其规律,对护理工作中的人员、技术、设备、信息等资源进行科学的计划、组织、控制和协调,从而提高护理工作的效率和质量。护理管理的水平直接影响护理质量的高低,是提高护理质量的关键因素。

(二)护理管理学的概念和研究内容

1. 护理管理学的概念

护理管理学是研究护理管理活动的基本规律、基本原理和方法技术的一门科学。护理管理学是一门护理学和管理学的交叉学科,它将护理学的特点和规律与管理学的原理和方法相结合。护理管理活动是对护理工作中的人力、物力、信息等要素进行科学的计划、组织、领导、协调和控制,以不断提高护理人员的能力和素质,最大程度地利用物力、财力资源,并协调好与其他部门的关系,从而提高护理质量,是实现护理学科目标的重要手段和根本保证。

2. 护理管理学的研究内容

护理管理学的研究内容非常广泛,涉及护理领域的各个方面,包括护理理论、临床护理、护理科研、护理教育、护理人力资源管理等内容,目前我国护理管理的主要研究内容有以下几个方面。

(1)护理管理模式：有效的管理模式对提高护理工作水平至关重要,要求护理管理者不断探索与改进护理管理模式。我国传统的护理管理模式有经验管理模式和刚性管理模式,前者主要根据个人经验进行管理,局限在自己的认知范围内,没有统一的、科学的管理观念,处于管理理念发展的初级阶段；后者则依靠严格的规章制度以及严密的组织结构来进行管理,虽然有方便、快捷的优势,但容易使护理组织僵化,缺乏活力与灵活性。随着社会的发展,现代护理管理逐渐强调"以人为本"的柔性护理管理模式,例如更多地听取护士对临床工作进行改革的意见、注重护士的心理健康和幸福感、加强护士的职业生涯规划与发展指导,最大程度地发挥个人潜能等,从而提升护理人员的满意度,激发护理人员的工作积极性与主动性,提高护士职业认同感,减少职业倦怠及离职等消极影响。以人为

本、优质护理服务模式是现代护理管理发展和研究的必然趋势。

经验管理和科学管理

　　某医院接到通知，次日需派遣医护人员对两个社区的8000名居民进行核酸检测标本采集，要求24小时内在社区完成咽拭子标本集中采集。医院管理者根据经验，派出12名医护人员前往社区，分成两个小组，每组6名成员分别前往A社区和B社区，每组设组长1名，组员5名，要求24小时内完成。

　　A社区3000名居民，6名成员两两成对，其中一人负责查看健康码，录入标本信息，指导居民配合标本采集等，另一人负责采集标本，工作时间9：00—12：00，13：00—17：00，中午休息1小时，最终在当天18：00完成任务。

　　B社区5000名居民，组长对此次任务进行了研究分析：首先将咽拭子标本采集的标准流程、所需用物及注意事项等和组员进行详细沟通；评估任务完成所需的时间，根据标本采集的标准流程和队员的熟练程度组合人员，如果两两成对采集标本，大约需要10小时。组长立即调整计划：①与社区对接，现场招募志愿者协助查看健康码和录入标本信息；②1名组员负责培训和帮助志愿者顺利开展工作，同时进行标本采集的质量控制，指导居民规范佩戴口罩等，其他5名组员进行咽拭子标本采集；③工作时间段设计为8：00—12：00，13：00—16：00，最终在当天16：00完成任务。

　　案例分析：①该案例中，医院管理者采用经验管理模式，没有对任务进行动作研究、时间分析和任务定额等，缺乏科学的管理活动；②管理问题有时很简单，如A社区，人员较充足，按照简单、常规的办法可以解决问题；③科学管理强调标准方法、工具、流程等，注重动作研究、时间研究，实行工时定额或产量定额，对任务进行计划、组织、领导和控制等。由此可见，真正有效的管理是管理系统，任何单一活动都不是管理，而只是管理系统的组成部分。

　　资料来源：湖南省某三级甲等医院护理部

---

　　(2)护理质量管理：提高护理质量是医疗领域的重点问题，是衡量医院医疗水平的重要标志，也是护理管理的核心。护理质量管理是指按照护理质量形成过程和规律，对构成护理质量的各个要素进行计划、组织、协调和控制，以保证护理服务达到规定的标准和满足服务对象需要的活动过程。护理质量管理的目标是提高患者的生命质量和生活质量，要求管理者通过各种方式找出目前护理工作中存在的问题，不断总结经验，找出差距，通过信息反馈实现有效控制管理的过程，目前常用的质量控制方式有PDCA(plan-do-check-act)管理模式、品管圈等。对于护理质量的管理不仅仅局限于护理管理者，也依赖于每一位临床工作者对日常工作的反思、总结与相互监督，涉及临床工作的全程、全员、全时空。

　　(3)护理人力资源管理：人力资源是管理对象的核心，护理人力资源的合理配置是提高护理质量、优化护理管理的一项重要内容。护理人力资源的管理包括合理配备护士数量及工作量，如按照护患比的要求设置护士数量；制定相应级别的岗位职责和聘任标准；建立护理人员的绩效考评与薪酬管理制度；对护理人员进行教育培训与考核，使之达到岗位和组织的要求等。

　　(4)护理经济管理：护理经济学指应用卫生经济学的理论和方法，分析评价护理服务过程中的需求、供给、成本、效益之间的关系，合理评价护理服务的经济价值，揭示护理服务过程中的经济体系和经济规律。随着全球经济的发展，护理经济管理的研究成为护理领域的新课题。护理成本与效益已成为评价护理质量和护理管理绩效的重要指标之一，护理管理者应树立科学的成本和效益意识，建立规范化的护理成本管理制度，通过成本核算，合理使用护理资源,减少护理资源浪费和护理资源不足共存的现象。

(5)护理文化建设:护理文化是渗透在护理活动中的灵魂,良好的护理文化可以引导护理人员约束和规范自身的行为,使其与组织的目标一致,成为团结和凝聚全体成员的力量。医院的护理文化内容包括工作氛围、思想意识、沟通方式、职业态度、行为规范等,体现了医院护理的文化素质和护理特色,潜移默化地对护士产生影响。因此,护理管理者需关注并提升护理文化建设水平。

(6)护理环境建设:护理环境是指对护理工作产生直接或间接影响的各种要素的总和,护理环境建设是提高医院质量管理的重要举措。美国首先提出"磁性医院"的概念后,对护理工作环境的研究逐渐成为新的热点。护士短缺是制约医院发展的重要因素,磁性医院是指在护士严重短缺的情况下,医院依然能够像磁铁一样吸引护士加入,从而提供高质量的临床护理服务。基于结构-过程-结果模式构建的医院磁性要素量表(the essentials of magnetism scale,EOM)关注的就是磁性医院的工作环境特征。

医院磁性要素量表

"磁性医院"由美国学者 McClure 在 1981 年首次提出,并于 1983 年公布。潘月帅等学者对美国 Marlene Kramer 等学者研制的医院磁性要素量表进行了汉化,形成 45 个条目 7 个维度(护理管理者的支持、文化价值观、护理工作的自主性、医护关系、护理实践的管理、教育支持、护理人力资源的合理配置)的医院磁性要素量表中文版,并证实信效度良好,可用于评价我国医院护理工作环境的磁性水平。

资料来源:潘月帅,魏丽丽,宋蕾,等.医院磁性要素量表的汉化及信效度检验[J].中华护理杂志,2019,54(1):145-150.

护理管理者需加强临床工作环境的建设,借鉴国内外的管理经验及信息,汲取先进的管理理念和方法,并进行研究与实践,探索与完善我国护理环境体系建设,提高临床护理质量,推动我国护理管理学科的发展。

(7)护理信息管理研究:在医院护理工作中合理有效进行信息化建设,对整个护理工作的开展起到至关重要的作用。随着云计算、大数据、物联网、区块链和移动互联网等新一代信息化技术不断涌现,利用信息化手段,创新护理服务模式,可为患者提供便捷、高效的护理服务;优化护理服务流程,提高临床护理工作效率,降低护士不必要的工作负荷;建立基于问题和需求为导向的、具备护士人力资源调配、岗位培训、绩效考核、质量改进、学科建设等功能的护理管理系统,逐步实现护理管理的现代化、科学化、精细化等,护理信息管理研究也必然成为研究新热点。

二、护理管理面临的机遇和挑战

(一)机遇

1.国家政策导向

没有全民健康,就没有全面小康。《"健康中国 2030"规划纲要》提出全面建成小康社会的任务,对护理工作提出了更高的要求。护理工作是医疗卫生体系中的重要组成部分,是促进和维护人民健康的中坚力量。在"十四五"时期以及全面建成小康社会的背景下，护理人员被赋予了更多的责任与角色。因此，为实现全民健康计划，需要通过各种方式提高护士的临床护理能力、促进院外延续护理的落实、强化社区居民慢病的管理以及各种疾病的预防等。多方面切实提高护理人员的专业素质和能力，加大护理服务供给力度，推进优质护理服务资源的合理配置，为全面实现小康社会奠定健康基础。

2. 护理纵深发展

健康中国正式成为国家发展战略，党的十九大明确提出：要完善国民健康政策，为人民群众提供全方位、全周期的健康服务；坚持预防为主，深入开展爱国卫生运动，倡导健康文明生活方式，预防控制重大疾病；老龄化社会加剧，要积极应对人口老龄化，构建养老、孝老、敬老政策体系和社会环境，推进医养结合，加快老龄事业和产业发展等。此外，随着"互联网+医疗健康"的积极推进，依托互联网开展医疗服务、公共卫生服务、药品供应保障服务、医疗保障结算服务、医学教育和科普服务、人工智能应用服务等使护理工作领域不断拓展，护理工作内涵不断外延。

3. 信息技术助力

信息技术的快速发展为护理事业创造了新条件。新一代信息技术与卫生健康服务深度融合，卫生健康领域新模式、新产业、新业态不断涌现，为推动护理服务模式创新，提高护理服务效率，引领护理高质量发展提供了有力支撑。科技发展推动信息网络全球化，大大缩短了技术的更新换代周期，科技创新带来的虚拟现实、智能化互动服务更加生动灵活。智慧医院的顶层设计更能以患者需求为出发点，提高员工的主动创造能力，满足服务对象的不同需求，增强医院对多变环境的反应能力和核心竞争力。

（二）挑战

1. 管理进程科学化

随着医疗卫生体制改革的不断深入，医院管理的水平逐渐提高，对护理管理也提出了更高的要求。目前我国护理管理在管理模式、组织结构、人力资源管理、绩效考核和薪酬分配等方面仍面临着巨大挑战。如何进行科学合理的管理规划，提升科学管理的水平成为近年来护理管理者的关注焦点。我国越来越多的医院管理者借鉴国外经验，逐步应用各种措施改善护理管理的组织结构，如垂直管理、成立护理委员会、设立护理副院长等，以优化医院护理管理。同时，随着全球医疗卫生保健的进步和护理专业快速发展，护理研究在临床工作中发挥着越来越重要的作用，护理实践已逐渐转变为科学化决策和专业化实践。护理管理者应鼓励并积极开展循证实践，通过在全球护理信息平台上检索、评估、引入、利用护理证据资源，并通过对比临床情境，选择最佳证据，促进证据转化，把证据系统化、流程化、工具化地植入护理管理系统的动态循环过程，切实提升护理管理的决策水平，促进护理质量的持续性改进。

2. 人才培养高层次化

随着现代医疗模式的转变和护理工作领域的扩展，人民群众的医疗需求和健康意识不断增长，对护理人员的业务素质要求不断增高。同时，随着全球护理学科的快速发展，教育国际化和卫生保健人才国际竞争市场的形成，高级护理实践人才的培养受到越来越多的重视。我国护理学专业学位研究生教育是培养临床实用型高级人才的主要渠道，要求护理管理者和教育者紧跟教育改革的步伐，借鉴国外先进的教育方式，建立护理人才培养与行业需求密切衔接的机制，逐步建立院校教育、毕业后教育、继续教育相互衔接的高级护理人才培养模式。

3. 员工需求多元化

未来社会是一个追求人性解放和人文关怀的社会，部分源自物质财富的不断丰富，越来越多的员工表现出不同于传统的行为模式。亚伯拉罕·马斯洛（Abraham H. Maslow）的"需要层次论"能够帮助我们理解未来员工行为的演进方向，即在未来经济条件下，越来越多的人开始追求自我价值的实现，员工需求呈现多元化，管理者只有通过满足员工的需求，才能激发员工的创造和工作潜能。

三、护理管理的发展趋势

（一）科学化管理

1. 人力资源管理与组织结构

在管理的各要素中，人是最重要、最积极的因素，在管理中应将人的管理放在首位。在医院中，护理人员的比例最高，分布最广，与患者接触最密切，护理人员的综合素质水平直接影响医院的工作质量。护理管理者应重视护士的需求，不断更新管理理念和管理模式，把培养和提高护士整体素养放在首位，开展各种形式的护理培训、继续教育工作，重视引导护士职业发展规划；重视护士的心理健康与情感支持，增加其职业认同感，减少职业倦怠；重视保证护士的基本权益，包括教育、薪酬、休假等，把以人为本的管理思想贯穿于整个管理活动中，这将是护理管理者今后的一项长期任务。

2. 护理风险管理与患者安全

"医疗护理风险无处不在"已成为当前全球医疗界的共识，加强风险管理，保障患者安全是医疗保健中的一项基本原则，是高质量护理的先决条件，也是护士工作中面临的重要问题与挑战。为了从根源上降低护理风险，保障患者安全，必须进行有效的风险管理，如建立健全风险管理组织、开展护理风险与安全培训、建立风险预报奖励制度和无惩罚上报制度、进行护理风险分析评估、加强高危环节的安全管理等。

（二）信息化管理

在当今医疗环境下，信息技术的发展使护理工作更具挑战性、多元性和复杂性。医疗服务信息化是国际发展趋势，随着信息技术的快速发展，国内越来越多的医院开始考虑充分利用已有的信息平台，将各种现代通信技术和设备，如无线网络、移动智能终端（PDA）、患者腕带和二维条码技术等应用到数字化医院建设中。医院信息系统逐步从"以管理为中心的医院信息系统（hospital information system，HIS）"转向"以临床为中心的临床信息系统（clinical infomation system，CIS）"，旨在实现医疗全过程动态质量控制。同时有利于护理管理的规范化、标准化、自动化建设，以及护理信息的快速传输和资源共享。随着护理信息化水平的不断提高和信息系统的不断完善，建立集患者识别、医嘱处理、病情观察、护理记录、安全管理、统计查询、质量管理为一体的护理管理网络，并将其充分应用到岗位管理、绩效考核、人力配置、远程监控等护理工作的各个方面，成为必然的趋势。

(三) 软管理

未来管理的发展趋势是软管理。软管理体现在未来管理的各个方面。

1. 战略管理柔性化

面对快变市场,战略必须具有战略柔性,即战略在更大范围内具有可调整特性。如: 2020 年初,新冠肺炎疫情暴发,教育部发布《关于在疫情防控期间做好普通高等学校在线教学组织与管理工作的指导意见》,倡导各高校依托各级各类网络教学平台,积极开展线上教学工作,实现"停课不停学,停课不停教","线上教学"就是教育部应对外部环境变化快速进行的战略调整,医院的临床护理学教研室将临床实习迅速调整为"线上实习",这就是战略管理柔性化的具体体现。

2. 组织结构灵活化

未来的网络经济和速度经济都要求组织成为"高速度组织",能对周围环境变化做出快速反应。传统的组织结构,采用"自上而下"或"自下而上"的信息传递方式相对耗时,扁平化和学习型组织(learning organization)将更有优势。

未来的管理模式强调员工的自我管理。"自我管理"在企业管理领域的相关研究中是新兴概念,它挑战了"管理"概念传统意义上的逻辑。美国管理学大师彼得·德鲁克(Peter Drucker)在组织行为学视角下得出的自我管理概念是在充分了解自身优势、价值观、行为方式和归属的基础上,个人价值不断提升和为组织创造价值的过程。扁平化组织结构下更能充分发挥个人的能力,赋予组织更快速的反应能力,但个人能力的发挥与快速决策的劣势是可能增加组织失去控制的风险的,因此自我管理的加强是扁平化组织结构的必然结果,也是扁平化组织安全、高效运转的基本要求。

"格雷·斯隆"医院——扁平化组织的经典案例

《实习医生格蕾》作为美国广播公司的经典剧目,自 2005 年出品以来,历时 10 载共 11 季,吸引了无数"美剧粉"的追捧和点赞。编剧将整个场景置于西雅图的一所医院,而从"西雅图圣恩"医院到"格雷·斯隆"医院,不仅仅是名称的变动,而且从管理学的角度昭示了一个组织的成长和发展路径。"格雷·斯隆"医院正是当今大热的扁平化组织的一个经典案例,该医院在结构上实行了以专家为主导的散漫性分权制,在实践中采用的是以任务为主导的流程式控制法,而在文化上则倡导以创新为主导的唯一性竞争术。这种扁平化组织模式正是知识经济体得以成功运行之关键所在。

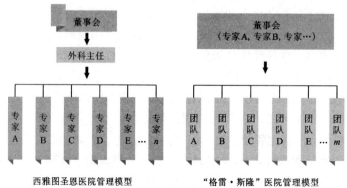

西雅图圣恩医院管理模型　　　"格雷·斯隆"医院管理模型

资料来源: 谭子雁."格雷·斯隆"医院——扁平化组织的经典案例[J].经营与管理,2016(3):34-37.

3.员工管理人性化

护理管理的人性化体现在对护理人员进行思想上的教育和引导，激发护理人员自身的责任心、成就感，通过对护理人员的引导激发护理人员内心的主观动能，这种主观动能会改变护理人员的工作方式，调动其工作积极性，患者的满意程度将会达到一个空前的高度。

4.文化引领持续化

医院文化建设是医院管理工作的重要内容，良好的医院文化是医院发展的坚实保障和动力源泉，是医院结合自身历史、学科特色、管理理念等最终形成具有医院特色、体现广大员工愿景的思想共识和管理模式。医院文化应强化患者需求导向意识，关心关爱医务人员，并在常态化工作推进过程中不断提炼"新文化"，将医院文化管理真正做到内化于心、外化于行，激发员工参与活力，实现医院高质量发展。

不难看出，现阶段我国护理管理学面临的主要任务与挑战是：分析现阶段护理管理的经验和不足，运用科学的研究方法总结规律，形成理论，并将其应用于临床护理管理实践；借鉴国外先进的护理管理经验和方法，取长补短，探索适合我国国情的护理管理方法。

 本章小结

本章重点介绍了管理的概念、内容和特性，管理者的层次、角色、素质和技能等；简单介绍了管理学的特点和学习方法。要求大家通过管理学的基本知识，理解护理管理的内容，能分析护理管理面临的挑战和发展趋势，实现高质量的护理管理。

 思 考 题

1.观察一位在某方面比自己出色的同事、同学或朋友，分析她/他为什么做得比自己更出色？如：如何使时间管理更有效，如何规划人生，如何有效处理父母、师长、同学、同事的关系，如何完成某项具体任务等。

2.观察一位你熟悉的护士长，分析她具体承担了什么角色？

3.你打算怎样学习护理管理学这一课程？

 推荐阅读材料

1.张洪君，成守珍.临床护理与管理信息化实践指南[M].北京：北京大学医学出版社，2016.

2.谭子雁."格雷·斯隆"医院——扁平化组织的经典案例[J].经营与管理，2016(3)：34-37.

3.潘月帅，魏丽丽，宋蕾，等.医院磁性要素量表的汉化及信效度检验[J].中华护理杂志，2019，54(1)：145-150.

第二章

管理理论和思想

学习目标

识记

1. 能陈述以泰勒为代表的科学管理理论的主要内容
2. 能陈述以法约尔为代表的一般管理理论的主要内容
3. 能陈述以韦伯为代表的行政组织理论的主要内容

理解

1. 能理解侧重于效率效益的经典管理理论的主要观点及贡献
2. 能理解侧重于人性行为的经典管理理论的主要观点及贡献
3. 能理解侧重于整体决策的现代管理流派的主要思想及贡献

运用

1. 能运用管理理论分析现代管理的发展趋势
2. 能综合运用多种管理理论指导护理管理实践

在现代社会中，人类有了社会生活和劳动，就有了管理，管理无处不在。人类在管理实践中萌发了管理思想，管理思想是对管理经验的概括及总结。管理理论是对管理实践中积累起来的经验进行提炼和总结，它的形成受到管理活动所处的历史环境和社会发展阶段的影响。本章将重点介绍侧重于效率效益的经典管理理论、人性行为的经典管理理论、整体决策的现代管理流派主要思想等，旨在帮助护理管理者运用管理理论分析现代管理的发展趋势，并综合运用多种管理理论指导护理管理实践。

第一节　侧重于效率效益的经典管理理论

一、科学管理理论

弗雷德里克·泰勒（Frederick Taylor）是美国古典管理学家，科学管理理论（scientific management theory）的创始人。他在工厂实地进行试验的过程中，意识到缺乏有效的管理方法与手段是制约生产效率提高的重要因素，并开始系统地研究和分析工人的操作方法和动作所花费的时间。泰勒把 19 世纪在英、美两国产生、发展起来的有关管理方面的知识、经验加以综合，形成一整套科学管理思想。1911 年，《科学管理原理》的正式发表标志着管理学科正式诞生，泰勒也被誉为"科学管理之父"。

(一) 科学管理理论的主要内容

泰勒认为，科学管理的最终目的是为了达到最高的生产效率，即管理的中心问题是提高生产效率。科学管理理论的主要内容具体包括以下几点。

1. 效率至上

通过动作方式和工作时间研究对工人工作过程的细节进行科学的观察与分析，制定科学的操作方法，规范工人的工作方式。

2. 细致挑选工人

根据岗位要求合理选择适合该工作的人员，并对其进行专业培训，使用标准的操作方法进行工作，以提高生产效率。

3. 标准化原理

依靠科学的管理方法和操作程序，使用标准化的工具、机器、材料等，提高生产效率。

4. 实行"差别工资制"原则

根据工作定额及实际表现，实施激励性报酬制度，调动工人的积极性。

5. 劳资双方共同协作

真诚地与工人合作，确保劳资双方均能从生产效率提高中得到好处，为实现共同目标而努力。

6. 计划职能和执行职能分开

明确管理者和工人各自的工作和责任，把管理工作称为计划职能，工人劳动称为执行职能。计划职能和执行职能分开，以科学的方法取代经验方法。

7. 实行"职能工长制"

为了使职能得到有效发挥，将管理工作进行细分，使基层管理者只承担某种管理职能。

8. 实行例外原则

高级管理人员把例行事务交给下级人员处理，自己则保留对例外事项的决定权和监督权。

(二) 科学管理理论的主要贡献

科学管理理论打破了传统经验管理方法的束缚，将科学管理方法引进管理领域，首次提出以侧重效率、效益更高的科学性管理取代经验型管理；用精确的调查研究和实证方法将其形成的观点和理念代替他人的主观判断；依据科学的管理方法和操作程序，使各项操作标准化等，科学管理理论开辟了科学管理的新时代。

尽管科学理论极大地促进了工作效率的提高，但由于该理论是基于"经纪人"假设提出来的，因而存在一定的局限性，主要体现在操作方法不够人性化，把工人视为机器；在一定程度上忽略了人的需求以及需求的影响因素对生产效率产生的影响。科学管理理论解决了个别具体工作的工作效率问题，但没有解决企业作为一个整体如何经营与管理的问题。

（三）科学管理理论在护理管理中的应用

泰勒所追求的高效率，是通过优化管理中各要素、各环节来实现的，这一管理理论对护理管理产生了深远的影响。例如，根据标准化原理科学地确定护理流程与操作规范，采用标准的护理操作步骤，强调减少无效动作。科学管理理论在护理管理中的应用还表现为：通过确定护士长和各岗位护士的工作职责，使各级各类人员职责明确，各司其职；通过科学地挑选、培训护士，并根据护士岗位及护士工作能力表现，制定切实可行的薪资分配制度，如"多劳多得""少劳少得"，避免出现平均主义及"大锅饭"现象。

二、一般管理理论

亨利·法约尔（Henri Fayol）是古典管理理论的杰出代表，管理过程学派的创始人，他早期就参加企业管理工作并长期担任企业高级领导。一般管理理论（general administrative theory）又称组织管理理论（organize management theory）。1916年出版的《工业管理与一般管理》是法约尔最主要的代表作，标志着一般管理理论的形成。

（一）一般管理理论的主要内容

1.管理职能

法约尔认为管理活动可分为不同的职能性活动，并首次提出计划、组织、指挥、协调、控制五大管理职能。法约尔认为计划是"探索未来和制订行动方案"；组织是"建立企业的物质和社会的双重结构"；指挥是"使其人员发挥作用"；协调是"连接、联合、协调所有的活动及力量"；控制是"证实企业的各项工作是否与计划相符，其目的在于指出工作中的缺点和错误，以便及时纠正并避免重犯"。

2.管理的十四项基本原则

（1）劳动分工原则：专业化分工可以提高管理者工作效率，增加工作产出。

（2）权力与责任对等原则：管理者必须有命令下级的权力，这种权力是职位所赋予的。责任是权力的伴生物，凡行使职权的地方均应建立相应的责任。

（3）纪律原则：下属必须遵守和尊重统治组织的规则，违反规则的行为应当受到惩罚。

（4）统一指挥原则：组织内的每个成员都只能接受一个上级的命令，不能界限不清，不能越权，避免双重领导。

（5）统一领导原则：凡具有同一目标的活动，应该在一个领导人及一个计划的指导下进行。统一指挥是"对人"而言，强调不能多头领导；统一领导是"对事"而言，强调领导所担负的责任。

（6）个人利益服从整体利益原则：任何组织内的个人或"小群体"的利益不应置于组织整体利益之上。

（7）人员的报酬原则：报酬制度要公平、合理，对工作成绩及工作效率优良者应当给予适当的奖励。

（8）集权与分权相适应原则：集权是指下属参与决策的程度。决策的制定是集中还是分散，需要考虑具体情况下的适度原则。

（9）等级制度原则：从最高层管理到基层管理的直线职权代表了一个等级链，它表明组织中各个环节的权力关系，也表明组织中信息传递的路线。

（10）秩序原则：包括物品的秩序和人的社会秩序，即每件物品都应有一个最适合存放的地方。

（11）公平原则：管理者应和蔼、公平地对待下属。

（12）人员稳定原则：员工的高流动率会降低组织效率，管理者应平衡人员的稳定性和流动性，制订合理的人事计划。

（13）鼓励创新原则：允许员工发起和实施计划将会调动员工的工作热情。

（14）团结原则：鼓励团队精神有助于在组织中营造和谐、团结的氛围。

3. 区别经营活动与管理活动

法约尔认为经营与管理是两个不同的概念，经营活动分为技术活动、商业活动、财务活动、会计活动、安全活动和管理活动六种，管理活动是经营活动的一部分，处于核心地位。

4. 提倡管理教育

法约尔认为各种组织中的管理存在共性，即存在各种适用于各类组织的一般管理认识。管理能力可以通过教育获得。

（二）一般管理理论的主要贡献

1. 提出管理的"普遍性"

法约尔对管理的"普遍性"的认识和实践不再把管理局限于某一个范围，而是把它看成某一方面的活动，强调了管理的重要性及地位。

2. 管理理论的"一般性"

法约尔的管理理论具有概括性，涉及具有普遍性的管理问题，能适用于各行、各业和各部门，具有理论性和一般性，因此被称为"一般管理理论"。

3. 为管理过程学派奠定理论基础

法约尔提出的五项管理职能及十四条管理原则，在现代管理思想中已成为普遍遵循的原则，对现代管理理论产生深远影响。法约尔的一般管理理论率先将经营与管理分开，最先归纳管理的五大职能，他的一般管理理论被誉为管理学史上第二座里程碑，为管理科学提供了一套科学的理论构架，成为管理过程学派的基础理论，法约尔也被称为"管理过程之父"。

一般管理理论把管理原则分得太细，从而显得过于僵硬，缺乏弹性，很难做到完全遵守。以统一指挥原则为例，法约尔认为，无论什么工作，一个下属只能接受一个上级的命令，并且把这一原则当作定律，显然这在真实场景中难以实现。

（三）一般管理理论在护理管理中的应用

1. 遵循管理原则

法约尔提出的十四条管理原则对西方现代管理活动产生了深远的影响，也为加强护理管理提供了理论依据。例如个人利益与整体利益统一的原则是一切组织顺利发展的前提；根据"集中原则"和"等级链原则"确定每个护理管理者的管理权限，有利于对护理系统进行有序的分级管理；根据"纪律原则"执行各项制度，可减少差错事故。护理专业要有序发展应做到"统一指挥"和"统一领导"，如实行医院护理系统的垂直管理，病区护理管理实行护士长负责制。

现代护理管理提倡人才流动，但并非人员的变动不定，人才相对稳定符合法约尔提出的管理原则，只有护士的相对稳定，才能保持护理工作的连续性和有序性。提示在护理管理中应充分认识人的作用和价值，建立能够激励下属的薪酬制度；做到制度公平化；制定护理技术标准和规范，保证护理服务的一致性等。

2. 强调管理活动

护理管理活动是保证临床护理质量和护理组织有序运行的必要条件。有效的管理能最大限度地发挥护理组织的功能，实现组织目标。

3. 重视过程管理护理

管理者应对护理工作的每个过程进行质量控制，督促护士规范完成护理操作，实现全面质量控制管理。例如查对制度的落实能有效降低护理不良事件的发生。

三、行政组织理论

马克斯·韦伯（Max Weber）是德国著名社会学家，他在《社会和经济组织的理论》一书中提出理想行政组织体系理论。韦伯的行政组织理论（bureaucracy theory）从行政管理的角度对管理的组织结构体系进行深入研究，解决了管理组织结构优化问题，创立了全新的组织理论，被称为"行政组织理论之父"，与泰勒、法约尔并列被誉为西方古典管理理论的先驱。

(一) 行政组织理论的主要内容

1. "理想行政组织体系"的特点

韦伯认为企业应建立一种高度结构化、正式化、非人格化的"行政组织体系"，该体系具有以下特征：

（1）明确的分工：组织中的人员应有固定和正式的职责并依法行使职权。组织根据合法程序制定并明确目标，依靠完整的法规制度，规范成员的行为，以期有效地达到组织目标。

（2）自上而下的等级系统：组织内各个职位按照等级原则进行安排，形成自上而下的等级系统，按照地位高低规定成员之间命令与服从的关系。

（3）合理任用人员：每一岗位均根据资格要求，按自由契约原则，经公开考试合格进行人员任用，务求人尽其才。

（4）管理队伍的职业化与晋升制度：按职位支付薪金，并建立奖惩与升迁制度，使成员安心工作。

（5）专业分工与技术训练：对成员进行合理分工，明确各自工作范围及权责，通过技术培训提高工作效率。

（6）组织成员间关系：成员间的关系是对事不对人的关系。韦伯认为，组织具有上述特征可使组织表现出高度理性化，组织成员的工作行为达到预期效果，组织目标也能顺利达成。

2.权力与权威是组织形成的基础

韦伯认为任何组织都必须以某种形式的权力作为基础。组织中的权力分三种：

(1)传统的权力：以古老、传统、不可侵犯和执行这种权力的人的地位正统性所决定，服从者基于对神圣习惯的认同和尊重而服从。

(2)超凡的权力：来源于对管理者超凡魅力或模范品格的崇拜和信任。

(3)法定的权力：指依法任命，并依法赋予行政命令的权力。

(二)行政组织理论的主要贡献

1.提出理想的行政组织体系

韦伯以合理、合法的权力作为行政组织的基础，设计出具有明确的分工、清晰的等级关系、周密详尽的规章制度、非人格化的理想行政组织体系。

2.强调知识和技术的应用

在"理想组织体系"中，成员的任用与升迁均以成员知识和技能水平为准则，促进了实证科学在行政管理中的应用与发展。

3.重视管理队伍的职业化和专业化

在"理想组织体系"中，管理者由接受过管理知识和技能培训的专职人员担任，强调管理队伍的稳定性和专业性，使管理行为更加切实有效、组织结构更加科学合理。

4.强调制度建设和制度管理

组织中规章制度的建立和执行不应受个人感情的影响。应建立完善的组织制度，加强制度管理。应对每个成员的职权和协作范围作出明确规定，使其能正确地行使职权。人员一切活动都必须遵守一定的程序和规则，以减少内部冲突和矛盾，实现管理目标。

韦伯对组织的分析偏向于静态研究，过于强调组织的严密性、科学性及纪律性，忽视了组织成员的心理需求和人性发展；过于强调专业分工、职权划分和上下级秩序，容易影响成员间的协作性和下级成员的主动性和积极性。

(三)行政组织理论在护理管理中的应用

韦伯的行政组织理论在护理管理中的应用主要体现在等级分工，即实行层级结构方式管理。目前我国医院的护理组织结构有护理部主任—科护士长—护士长的三级管理模式和总护士长—护士长的二级管理模式，并对各级管理人员的权利和责任予以明确，体现了分级管理思想。如护理部主任的工作职责包括全面负责医院护理工作，拟定全院护理工作计划，与人力资源管理部门共同负责护理人力资源战略规划的制定，定期检查护理工作质量和各种计划落实情况，具体负责院内护士的调配，提出护士升、调、奖、惩意见等。同时还根据护士的工作能力、技术水平、工作年限、职称等因素，以能级对应为原则，对护士进行分层管理。重视护理人才的选拔与培养，加强护理管理队伍建设，为护理管理人员设计合理、切实符合实际的职业发展道路。

第二节　侧重于人性行为的经典管理理论

一、人际关系理论

乔治·埃尔顿·梅奥(George Elton Myao)是美国行为科学家,是人际关系理论(human relation theory viewpoint)的创始人。他主持了著名的霍桑试验,并在试验的基础上撰写并发表了《工业文明的人类问题》和《工业文明的社会问题》,这两本著作不仅仅是对霍桑实验的总结,也是梅奥人际关系理论的代表性论著。

(一)人际关系理论的主要内容

1. 工人是"社会人",不是"经济人"

泰勒的"科学管理理论"认为人是"经济人",人类行为的动机仅仅出自对金钱的追求。梅奥的"人际关系学说"则认为人是"社会人",人类行为不仅受物质利益的影响,更重要的是为了满足社会和心理方面的需求。管理不能单纯从技术和物质条件着眼,必须首先考虑工人社会、心理方面的需要。

2. 正式组织中存在非正式组织

非正式组织是与正式组织相对而言的,传统组织理论重视组织结构、职权划分、规章制度等正式组织的相关问题,但霍桑试验发现一切组织中都存在两种类型组织:一种是正式组织,是指为了实现企业目标,明确规定各成员相互关系和职权范围的组织体系;另一种是非正式组织,是指为维护组织成员的共同利益,自发形成的核心人物和核心规范相对稳定的群体,对成员的感情倾向和劳动行为具有较强的影响力。这两种类型的组织相伴相生,相互依存。管理者必须正视非正式组织的存在,并利用非正式组织影响人们的工作态度,为正式组织的活动和目标服务。

3. 管理的关键在于提高工人满意度

传统组织理论认为生产效率主要受工作方法、工作条件和工资制度等制约,只要改善工作条件、采用科学的作业方法、实行恰当的工资制度就可以提高生产效率。梅奥通过试验证明:生产率的提高很大程度上取决于工人的积极性、主动性和协作精神,取决于对各种需要的满足程度。管理者不仅要解决工人物质生活、生产技术等方面的问题,还要善于倾听工人意见,沟通思想,适时、充分地激励工人,使正式组织的经济需要与非正式组织的社会需要达到平衡,从根本上提高生产效率。

(二)人际关系理论在护理管理中的应用

1. 重视"霍桑效应"的作用

霍桑效应是由"受注意引起的效应",提示管理者选择适当的管理方法及手段,重视员工受到额外关注而提高绩效或业绩的情况。管理不仅是对物质生产的管理,更重要的是对有思想感情的人的管理。人的价值无法估量,是理论系统中最宝贵的资源。护理管理者对满足护士心理需要,提高护士士气等要有正确的认识;制订计划时要倾听护士的意见,做到民主参与决策；并有意识地培养合作意识，提高护士人际交往能力和团队合作能力等。

2. 注意非正式组织的存在

管理者应重视非正式组织对员工的影响，培养组织共同的价值观，引导非正式组织的目标与组织目标相一致，当出现目标分歧时，注意防范非正式组织对工作目标的威胁与不良影响。

3. 注意组织管理中的有效沟通

梅奥发现有效的沟通不仅有助于营造和谐的氛围，还可以提高员工的满意度。

4. 重视护理组织文化的建设

管理者用共同的价值观和目标协调好护理组织内部各方面的利益及关系，发挥组织内的协同作用，激发组织的强大凝聚力。

二、需要层次理论

亚伯拉罕·马斯洛(Abraham H. Maslow)是美国著名的心理学家，人本主义心理学的创始人。需要层次理论(hierarchy of needs theory)就是研究人的需要结构的一种理论。马斯洛认为，人有各种需要，人的行为过程就是需要满足的过程，他把人的需要归为五大类，像金字塔一样由低到高，分为五级(图2-1)。

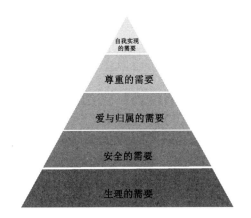

图 2-1　亚伯拉罕·马斯洛的需要层次理论

(一)需要层次理论的主要内容

1. 第一级

生理的需要(physiological needs)是人最基本的需要，在各层次需要中居于基础地位，位于需要层次金字塔的底部，是维持生命和种族延续所必需的物质需要，包括衣、食、住、行、性等。只有生理需要得到满足，人们才会关注更高层次的需要。

2. 第二级

安全的需要(security needs)即免除危险和免受威胁的需要。安全需要包括对现在安全的需要和对未来安全的需要，前者是指要求现在的生活免除危险，如人身安全、工作安全的需要等，后者是指期望未来的生活免受威胁，如将来老、弱、病、残的生活保障等。

3. 第三级

爱和归属的需要(love and belonging needs)是指个人渴望得到家属、朋友、同事、上司等的关怀、爱护和理解，有时也称为社交的需要。具体包括两类：一是社交欲，希望和朋友、同事保持友谊与忠诚的伙伴关系；二是归属感，希望成为某个团体的一员，有困难时能互相帮助。

4. 第四级

尊重的需要(esteem needs)包括两类需要：一是内部尊重的需要，如自尊、自主和成就感；二是外部尊重的需要，如社会地位、得到他人认可、受关注等。尊重的需要很少能够得到完全的满足，但一旦得到，能产生持久有效的推动力。

5. 第五级

自我实现的需要(needs for self-actualization)是人生追求的最高目标，位于需要层次金字塔的顶端，包括创造、发挥个人潜能、实现自我理想、实现个人价值等。

马斯洛认为，需要是有层次的，上述五种需要由低到高依次排列成五个阶梯，当低层次的需要获得满足后会追求高一层次的需要，如此逐级上升，成为推动人们继续努力的前进动力。

(二)需要层次理论在护理管理中的应用

需要层次理论在护理管理中的应用主要体现在护理管理者分析不同护士的需要并针对性地制定激励措施。给予护士足够的尊重，尽力满足护士的基本需求。不能满足需要时给予心理疏导。同时为护士参加培训、进修、继续再教育等提供条件，提供护士自我实现的平台和机会，做到人尽其才，相互协作，提高工作效率，改进工作质量。

需要层次理论为分析和研究个体的行为提供了一个比较科学的理论框架，成为后来众多个体行为研究的基础，并在实践中以其直观性及简易性得到管理工作者们的广泛认可。但也有学者认为马斯洛强调个体优先满足低级的需要，忽视了高级需要对低级需要的调节作用。

克雷顿·奥尔德弗(Clayton Alderfer)于1969年在《人类需要新理论的经验测试》一文中提出人的需要不是五种，而是三种：①生存(existence)的需要，包括心理与安全的需要。②相互关系和谐(relatedness)的需要，包括有意义的人际关系。③成长(growth)的需要，包括人类潜能的发展、自尊和自我实现，因此称作ERG理论。ERG理论认为，在生存、关系、成长这三个层次需要中，缺少任何一个需要，不仅会促使人们去追求该层次的需求，也会促使人们转而追求高一层次的需要，还会促使人们进而更多地追求低—层次的需要，任何时候，人们追求需要的层次并不那么严格，优势也不一定突出，因此激励措施可以呈现多样化。

三、双因素理论

弗雷德里克·赫茨伯格(Frederick Herzberg)是美国心理学家、管理理论家、行为科学家。双因素理论(two factor theory)又称激励保健理论(motivator-hygiene theory)。

(一)双因素理论的主要内容

20世纪50年代末期，赫茨伯格和他的助手们在美国匹兹堡地区对200多名工程师和会计师进行调查访问。访问主要围绕两个问题：在工作中，"什么时候让你感到特别满意，并估计这种积极情绪持续多长时间"；"什么时候让你感到特别不满意，并估计这种消极情绪持续多长时间"。结果显示使职工感到满意的因素都是属于工作本身或工作内容方面，而使职工感到不满的因素则属于工作环境或工作关系方面。他把前者称为激励因素（motivate factor），后者称为保健因素（hygiene factor），据此提出双因素理论。

1. 激励因素

激励因素指使职工感到满意的因素，指那些能带来积极态度、满意和激励作用的因素，即能满足个人自我实现需要的因素，包括成就、赏识、挑战性的工作、增加的工作责任以及成长和发展的机会，这些因素能对人们产生更大的激励。双因素理论促使管理人员注意工作内容方面的重要性，特别是它们同工作丰富化和工作满足的关系。

2. 保健因素

保健因素指使职工感到不满意的因素，包括本单位政策、管理措施、监督、人际关系、物质工作条件、工资、福利等。当这些因素恶化到人们认为可以接受的水平以下时，就会产生对工作的不满意。保健因素的满足对职工产生的效果类似于卫生保健对身体健康所起的作用，它只能从环境中消除有害于健康的事物，是预防性的，并非治疗性的。因此，当人们认为这些因素很好时，它只是消除了不满意，并不会导致积极的工作态度，这就形成了某种既不是满意、又不是不满意的中性状态。

（二）双因素理论在护理管理中的应用

双因素理论不仅揭示了人的需要对于激励人的行为和活动的意义，而且指出不同需要所激励的深度和效果是不一样的。在护理管理中，护理人员的工作强度、工作环境和条件、薪金待遇以及人际关系等属于护理人力资源管理中的保健因素，是做好护理管理工作的前提和保证。物质需求的满足是必要的，没有保健因素，会导致员工不满，但保健因素的作用往往是有限的，且难以持久。

护理人员作为知识技术型人才，成就激励和价值激励的作用远大于金钱等物质激励的作用。护理管理中要充分利用激励因素，量才录用，各得其所，注意对护士进行精神鼓励，给予表扬和认可，提供成长、发展、晋升等机会，使护士的知识和才能得到提高和发展，这些内在因素能激发人的成就感、责任感等积极情感，能激励他们努力工作，不断追求上进。

四、X-Y 理论

道格拉斯·麦格雷戈（Douglas M. Mc Gregor），美国著名的行为科学家，是人际关系学派最具影响力的管理学家之一。麦格雷戈 1957 年在美国《管理理论》杂志发表《企业的人性面》一文中提出两大类可供选择的人性观，即著名的 X-Y 理论（theory X and theory Y）。他认为管理者应从两种不同的角度看待员工，并相应地采取不同的管理方式。

（一）X-Y 理论的主要内容

X-Y 理论阐述人性假设与管理理论的内在关系，动态分析人性假设的变化对管理理论的影响，提出"管理理论都是以人性假设为前提"的重要观点，即人性假设是管理理论的哲学基础。X 理论和 Y 理论对人性假设的主要观点和管理工作要点如表 2-1、表 2-2 所示。

表 2-1   X 理论和 Y 理论对人性假设的主要观点

X 理论对人性的假设	Y 理论对人性的假设
1. 人们生来好逸恶劳，常常逃避工作	1. 人并非天性懒惰，要求工作是人的本能
2. 人们不求上进，不愿负责任，宁愿听命于人	2. 一般人在适当的鼓励下，不但能接受责任，而且愿意担负责任后果
3. 人生来以自我为中心，淡漠组织需要	3. 人并非以自我为中心，只要管理适当，个人目标和组织目标可以统一
4. 人习惯于保守，反对变革，把个人安全看得高于一切	4. 外力的控制和处罚不是使人们达到组织目标的唯一手段，人们愿意通过实行自我管理和自我控制来完成相应目标
5. 只有少数人才具有解决组织问题所需的想象力和创造力	5. 一般人具有相当高的解决问题能力和想象力，只是智力潜能还没有得到充分发挥
6. 人缺乏理性，易于受骗，随时可能被煽动者当作挑拨是非的对象，做出一些不适宜的行为	—

表 2-2   X 理论和 Y 理论的管理工作要点

X 理论的管理工作要点	Y 理论的管理工作要点
1. 管理者应以利润为出发点来考虑对人、财、物等生产要素的运用	1. 管理者要通过有效地综合运用人、财、物等要素来实现组织目标
2. 严格的管理制度和法规，处罚和控制是保证组织目标实现的有效手段	2. 人的行为管理任务在于给人安排具有吸引力和富有意义的工作，使个人需要和组织目标尽可能地统一起来
3. 管理者要把人视为物，把金钱当作激励人们工作的最主要手段	3. 鼓励人们参与自身目标和组织目标的制定，信任下属并充分发挥下属的自主权和参与意识

（二）X-Y 理论在护理管理中的应用

X-Y 理论提出在管理活动中要充分调动人的积极性、主动性和创造性，实现个人目标与组织目标一体化等思想，对现代管理理论的发展具有重要的借鉴意义。到目前为止，没有证据表明哪一种假设更有效，无论是 X 理论还是 Y 理论，假设都是在特定环境下才是最有效的，并非普遍适用。

X-Y 理论不是管理策略，而是两种不同的有关人性的假设。每一种假设都会影响护理管理者履行管理职能和管理活动时的做法。X 理论强调客观因素，认为严管才能出效益；而 Y 理论强调主观因素，认为引导和统一目标是管理的正确对策。假设 X 理论和 Y 理论是统一价值杠杆上的两个不同端点，在这个价值杠杆上，左端是 X 理论式管理，右端是 Y 理论式管理，优秀的护理管理者应根据护士素质、医院管理要求和工作特点等灵活地滑动管理的标尺。

第三节　侧重于整体决策的现代管理流派

一、系统管理理论

美国管理学家弗里蒙特·卡斯特（Fremont E. Kast）和詹姆斯·罗森茨韦克（James E. Rosenzweig）等将贝塔朗菲（Bertalanffy）的一般系统论和诺伯特·维纳（Norbert Wiener）的控制论应用于企业管理中，形成了系统管理理论，并于 1970 年出版《组织与管理：系统方法与权变方法》一书。该学派应用系统理论的范畴、原理全面分析和研究企业和其他组织的管理活动和管理过程，强调对组织结构和模式的分析，并建立系统模型。系统管理理论的管理思想基础是一般系统理论，理论基础是系统科学。

（一）系统管理理论的主要内容

1. 系统观点、系统分析和系统管理

系统管理学派认为系统观点、系统分析和系统管理都是以系统理论为指导，三者之间既有联系又有区别（表 2-3）。

表 2-3　系统观点、系统分析和系统管理比较

	系统观点	系统分析	系统管理
观点	概念的	优化的	实践的
方法	思考	建立模型	综合
组织子系统	战略的	作业的	协调的
任务	把组织同环境结合起来	有效利用资源并实现目标	把组织内部各项活动结合起来

系统观点以一般系统理论为依据，其主要观点：①整个系统是主要的，其余各个部分是次要的；②系统中许多部分的结合是它们相互联系的条件；③系统中的各个部分组成一个不可分割的整体，整个系统中的某一部分变化势必影响到其他部分；④整体是一种力的系统、结构或综合体，各个部分围绕实现整个系统的目标而发挥作用；⑤系统中各个部分的性质和职能由它们在整体中的地位所决定，其行为则由整体对部分的关系所制约；⑥一切都应以整体作为前提条件，进而符合局部服从整体的基本原则要求；⑦整体通过新陈代谢使自己不断地更新。

系统分析的概念最初由美国兰德公司于 1949 年提出，指运用科学和数学的方法对系统中的事件进行研究和分析，其特点是解决管理问题时，要从全局出发进行分析与研究以作出正确的决策。观点和系统分析可以应用于各种资源的管理，把组织单位作为系统来安排经营时，称为系统管理。

系统管理学派对管理的定义：用系统论的观点对组织或企业进行系统分析、系统管理的过程(图2-2)。系统管理学派认为,成功有效的管理是要对企业系统的基本问题进行系统的分析,以便找出问题的关键所在。系统分析要求具有严格的逻辑性,即在拟订方案前要先确定方案的目的,实施的场所、地点、人员和方法。

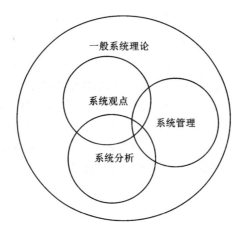

图2-2　系统观点、系统分析、系统管理关系图

2. 系统管理的特点

系统管理强调四个中心:①以目标为中心,始终强调系统的客观成就和客观效果;②以整个系统为中心,决策时强调整个系统的最优化,而不是强调子系统的最优化;③以责任为中心,每个管理人员都被分配一定的任务,能衡量其投入和产出;④以人为中心,每个工作人员都被安排进行有挑战性的工作,并根据工作成绩获取报酬。

3. 系统管理的过程

系统管理过程包括:①创建一个系统的决策;②系统设计,即把系统中的各个组成部分安排成一定的结构形式以便达到预期目标;③系统的运转和控制;④检查和评价系统运转的结果。

4. 系统管理理论的管理方法

该理论管理方法的一个重要特点就是采用模型分析方法。建立系统动态模型的步骤:①分析实际情况,找出管理中存在的问题;②系统地表述系统特有的各主要因素之间的依存关系;③建立"动态"程序设计系统;④用计算机对这个动态系统进行运算,并把运算结果同实际行为的数据进行比较;⑤依据比较结果对模型进行修改,以保证动态模型与行为尽可能一致;⑥运用模型来确定各个参数最适宜的变化幅度,以便改变企业的行为,并把这些变化从计算机语言变成管理者会使用的工具。

(二)系统管理理论在护理管理中的应用

护理管理工作是整个医疗系统管理的一个组成部分,是一项复杂的系统工程。系统管理理论在护理管理中的作用主要体现在以下方面。

1. 确立系统整体观,保证管理有序

要对护理实行科学有效的管理,就必须讲究整体效益。主要体现在充分利用人才、学科、设备、环境、信息等资源,求得各种资源的最佳组合,以产生最大的综合效应。

2.明确系统目的性,实行目标管理

护理管理要有一个整体长期、中期和近期的目标,即总目标以及为总目标的实现而必须达到的按系统结构排序的目标体系。

3.运用系统层次性,实现层次管理

系统管理是有层次的,管理中出现任何层次的混乱必将损害整个系统的管理效能。护理管理不可越级管理、越级指挥。

4.讲究系统效益,提高管理效能

护理管理活动的根本目的在于最大限度地提高护理系统对社会的贡献。护理管理者要充分发挥财力、物力效用,努力提高用人效率。

5.把握系统动态性,实行动态管理

护理管理应该是开放的,时刻都应与外界环境进行能量、信息的交换,及时完善护理系统的运转状态,充分发挥信息的功能和作用,让信息在现代护理管理的发展过程中转化为速度、效率和财富。

6.应用系统反馈,实行有效管理

护理系统具有自我调节的能力,关键在于建立准确、有效、快速的反馈系统。要善于捕捉信息,及时反馈,做到决策、执行、反馈、再决策、再执行、再反馈。如此循环反复使护理管理工作不断进步和完善。

二、决策管理理论

决策管理理论是以社会系统理论为基础,吸收古典管理理论、行为科学和计算机科学等内容而发展起来的一种管理理论。该学派的主要代表人物是诺贝尔经济学奖获得者赫伯特·亚历山大·西蒙(Herbert Alexander Simon)。

(一)决策管理理论的主要内容

1.管理就是决策

决策理论(decision theory)学派非常强调决策在组织中的重要作用,认为管理就是决策。传统的管理将组织活动分为高层决策、中层管理和基层作业,认为决策只是组织中高层管理的事,与下面的其他人员无关。但是决策管理理论认为,决策不仅仅是高层管理的事,组织内的各个层级都要作出决策,组织就是由作为决策者的个人所组成的系统。

西蒙也强调管理不能只追求效率,也要注重效果。决策管理学派认为,在"信息爆炸"的当代,重要的不是获得信息,而是对信息进行加工和分析,并使之对决策有用;今天的"稀有资源"不是信息,而是处理信息的能力。决策理论的核心概念和根本前提是人类认知能力的局限性。

2.决策是一个复杂的过程

传统的思维一般把决策认为是从几个备选方案中选择一个最优的行动方案。西蒙等学者认为决策包括搜集资料、拟定计划、选定和实施计划、评价计划四个阶段。这四个阶段中的每一个阶段本身都是一个复杂的决策过程。问题的确认需要决策,而拟定各种备选方案就使决策的性质更加明显。在决策的过程中,最重要的是信息联系,决策的各个阶段均是由信息来联系的。

3.合理性的决策标准

"有限理性"原理是现代决策理论的重要基石之一，也是对经济学的一项重大贡献。新古典经济理论假定决策者是"完全理性"的，认为决策者趋向于采取最优策略，以最小代价取得最大收益。西蒙认为由于信息的不完全性、预测的困难性等原因，"完全理性"事实上是做不到的，个人或企业的决策都是在有限度的理性条件下进行的。完全的理性导致决策者寻求最佳措施，而有限度的理性导致他寻求符合要求的或令人满意的措施。西蒙提出"管理人"假设，认为"管理人"是在有限合理性的基础上，不考虑一切可能的复杂情况，只考虑与问题有关的情况，采用"令人满意"的决策准则，从而可以作出令人满意的决策。可以说，"管理人"拥有"知识"的程度决定其决策和行动合理性和满意度的程度。

4.程序化决策和非程序化决策

一个组织的决策根据其活动是否反复出现可分为程序化决策和非程序化决策。一般来说，例行的、反复出现的决策，比如，企业中的订货、材料的出入、产品的生产等经营活动属于程序化决策；而对那些不经常出现的、非常规的事情做出的决策一般都是非程序化决策，例如，制定一个新的战略，对竞争对手的举动做出反应等，这些没有一定的章法可循，因此也就难以程序化。程序化决策和非程序化决策并没有截然的不同，在实际管理工作中，这两者很多时候都是混合在一起的，像是一个连续体，一端是非常高度的程序化决策，另一端是非常高度的非程序化决策，中间是过渡阶段。

(二)决策管理理论在护理管理中的应用

决策管理理论的系统结构可以向管理者提供一种分析、解决问题的系统方法，鼓励管理者发现和探寻各种潜在性的对策和可能发生的自然状态。有限理性准则对于企业管理决策具有相当的客观性、可行性和现实意义。

决策管理理论是护理管理理论的重要组成部分。从医院的实际情况看，无论是经费物资的分配与使用，护理质量标准的制订与贯彻，还是护士的选拔与编配，护理科研项目的计划与实施等，都要求护理管理人员适时作出科学正确的决策。护理管理中出现的许多问题，都不是因为技术问题，而是因为决策问题。因此，根据"管理就是决策"的理论，护理管理者应该做到：①建立决策的指导原则；②建立专门的决策机构；③建立决策的民主化机制；④严格遵循决策程序。

三、权变管理理论

权变管理理论发起于20世纪70年代的美国，众多管理学家从组织结构、人性假设、领导方式等不同侧面阐述了权变理论。权变理论(contingency theory)认为，在组织管理中要根据组织所处的环境和内部条件的发展变化随机应变，没有什么一成不变、普遍适用、"最好的"管理理论和方法。权变管理就是依托环境因素和管理思想及管理技术因素之间的变数关系发展的一种最有效的管理方式。1973年弗雷德·卢桑斯(Fred Luthans)发表《权变管理理论：走出丛林的道路》，1976年出版的《管理导论：一种权变学说》系统地介绍了权变管理理论。卢桑斯是权变理论学派的主要代表人物。

权变理论在心血管内科临床护理管理中的应用

　　垫江县人民医院心血管内科在临床护理工作中充分理解与运用权变理论进行护理管理,从而优化护理工作模式。主要内容:①合理用人;②弹性排班;③营造浓厚的工作和学习氛围;④充分了解护士的情绪状况及独立解决问题的能力。在权变理论指导下,科室医护配合良好,患者满意率提高,科室护理人员能力大幅提升,护士执业资格考试全部通过,在护士公开竞聘考试中科室护士连续三次获得县第一名,科室护士参加重庆市护士操作技能比赛获个人第二名,参加全国比赛获临床护理组第六名。科室连年被评为先进科室。

　　资料来源:李玉萍.权变理论在心血管内科临床护理管理中的应用[J].中华护理教育,2013,10(10):477-479.

(一)权变管理理论的主要内容

　　1.计划制订的权变论

　　权变学派认为计划是事先制订的,为了进行某项工作,应预先制定做什么和怎么做的程序。计划具有三个特点:①一定涉及未来;②一定涉及行动;③一定涉及个人或组织的参与因果关系。也就是说,未来的行动方案将由组织内拟订计划的人员或其他人员来实施。在拟订计划前要对以下四个方面加以分析:

　　(1)环境中的机会:组织可能做到些什么?

　　(2)组织的能力与资源:组织实际能做些什么?

　　(3)经营管理上的兴趣和愿望:组织要做些什么?

　　(4)对社会的责任:组织应做些什么?

　　制订计划的权变方法就是要对上述四个方面及其相互关系进行分析。对封闭式的机械组织和程序化的活动来说,明确目标是可行的,并能收到良好的效果。但是对开放式有机组织和非程序化的作业活动来说,明确目标以及达到目标而规定的效果就不会那么理想。

　　2.权变理论的组织论

　　权变学派认为每一种有着类似目的和类似工艺技术复杂程度的生产系统都有其独特的组织模型和管理原则。一个企业的目的指的是它的产品和市场,这些目的决定了它会有什么样的生产技术和组织的复杂性。可以把这种组织复杂性的结构因素分为五种:①工作的专业化程度;②程序标准化程度;③规划或信息正规化(以书面形式记录)程度;④集权化程度(由具有正式决策权力的等级层次数目来判断);⑤权力结构的形式(由管理幅度和等级层次数目来判断)。研究发现组织面貌同企业的规模大小和企业对其他单位的依赖程度密切相关。

　　3.权变理论的控制论

　　权变控制理论研究的是在动态领导过程中,领导者个性与领导情境之间的相互关系,构成权变模型的重要变量有以下两个:

　　(1)领导者的个性。领导者的个性即领导者的动机构成是通过其在领导情境中设定的主要目标来确定的。一种类型的领导者是"以关系为动因"的,其在领导的情境中是凭借良好的人际关系完成任务并以此来获得自我尊重。另一种类型的领导者是"以任务为动因",他们试图通过证明自己的才干来得到尊重和满足。在一些不确定的领导情境中,他们的注意力主要集中在完成任务上。当然，一旦"以任务为动因"的领导者在确信任务可以完成时，也会变得比较有人情味，会花费时间同下属结成良好的人际关系。

（2）领导情境。它包括三个指标：①领导者与成员的关系，指领导者得到或感到群体成员认可和支持的程度；②任务的结构性，指任务的明确性程度，上下级之间的关联性程度及对工作目标、程序、进度所作规定的详尽程度；③职位权力，指领导者实施奖惩的能力以及通过组织制裁的权威性。如果领导者得到群体支持，任务的结构性明确，职位权力强，则他对情境有高度的控制力。反之，如果领导者得不到群体支持，任务模糊不清且无结构性，职位权力弱，则他对情境的控制力就小。

（二）权变管理理论在护理管理中的应用

权变学派反对不顾具体的外部环境而一味追求最好的管理方法和寻求万能模式的教条主义，强调要针对不同的具体条件采用不同的组织结构、领导模式及管理技术等。该理论把环境作为管理理论的重要组成部分，环境或情境并不是一成不变的，当情境发生变化时，领导方式或个性就应当随之改变。因此，即使一个组织的领导目前的领导方式与情境一致，这种一致性也绝不是固定不变的。一旦情境改变，原先行之有效的领导方式也必须变更。

护理环境具有复杂性、多样性、多变性等特点，需要护理管理者运用权变理论去应对。任何领导方式的有效性都应与环境条件相适应。护理管理中的权变管理不是凭护理管理者的主观感觉对护理所处的环境进行判断，而要通过大量细致的调查研究和全面科学的深入分析，探究最适合的护理管理方法，要在复杂多变的环境中注重管理创新和弹性管理。

第四节　现代管理理论新趋势

一、人本管理理论

人本管理是 20 世纪 80 年代以来风靡全球的一种新型管理模式。它的兴起与繁盛表明管理学与伦理学的融合趋势。管理科学的伦理化趋向的实质在于从以物为中心的管理向以人为中心的管理转变。伦理化管理突出人的主体地位，尊重人，满足人的精神和心理需求，激发人的内在潜力、主动性和创造精神。人本管理是现代管理伦理化的根本趋势。

（一）人本管理的主要内容

1. 主观理性人假设

人本管理的人性假设是"主观理性人"。人的理性分为两种，一种称为客观理性，另一种称为主观理性。客观理性指人的行为的客观结果总是有利于最充分实现自身的利益。"主观理性"是指每一个人都依据自我偏好对各种事物作出独立的主观价值判断，并依照这种主观价值判断作出趋利避害的行为决策，力求最大化地实现自己的利益。也就是说，这个是否有利的标准是由行为者本人来制定并进行判断。

"主观理性人"假设的主要内容包括：①每个人具有特定的、与他人不同的偏好集，构成独特的自我价值判断体系，该体系的形成受到遗传和环境因素的影响，且处于不停的变化之中；②每个人之间价值不可比较或加总；③个人是自我价值判断的唯一源泉，每个人都具有特定的、与他人不同的自我主观价值参考系；④每一个人都是以自我为本位的，具有主观理性的人本主义者；⑤每个人都把自我感悟到的一切人生游戏放进自我存在的大本营中来处置，处置的规则是采取自以为最优的游戏策略，谋求尽可能充分地实现自我主观价值；⑥由于每个人能力的有限性与一些不可测因素，主观理性往往不一定取得客观理性的效果。

2. 人本管理的本质特征

人本管理把组织全体成员作为管理的主体，围绕如何充分利用和开发组织的人力资源，服务于组织内外的利益相关者，从而同时实现个人目标、组织目标和社会目标。人本管理的本质特征如下：

(1)人本管理的核心是"人"，是把"人"置于组织中最重要资源的地位。这意味着组织的一切管理活动都围绕着如何选人、用人、育人、留人、服务于人而展开。

(2)人本管理的主体是全体组织成员。人本管理是一种全员参与的管理，在实行人本管理的组织中，每位员工都是组织管理的主体。

(3)人本管理是实现组织目标的主要手段，是开发和利用组织人力资源的重要方式。

(4)人本管理的目标是多元化的，即个人利益、组织利益和社会利益三者相结合。

3. 人本管理的基本内涵

人本管理是一种以人为中心的管理，其中涉及情感管理、民主管理、自主管理、人才管理和文化管理。

(1)情感管理：即管理者通过与被管理者的情感双向交流和沟通实现有效的管理。其核心是激发员工的积极情感，消除消极情感。由于组织各个层次的员工都有情感需要，因此情感管理是人本管理的最低层次。这种以情感交流为主要特征的管理方式可以融洽员工关系。加强情感管理首先要掌握情感的特征，其次要掌握情感管理的技巧，如洞悉人的内心世界、协调人际关系的技巧，倾听员工的意见，诚心诚意表扬员工等。

(2)民主管理：在员工的情感需要得到满足之后，绝大多数员工都会产生参与管理的需要，在情感管理的基础上实行民主管理更有效。民主管理的实质是让员工参与管理，当家做主，调动员工的积极性和主体性，这也是现代管理的本质特征。一方面，员工之间要以平等的态度相互尊重，充分理解各自发展的需求，并尽可能支持。另一方面，就工作安排而言，又要以能力的大小、素质的高低安排工作。获取报酬则只能以能力和工作成绩为依据，平均主义绝对不是人本管理的要求。民主管理就是要求组织成员集思广益，随时随地听取他人意见，营造一种让员工自由表达的民主氛围。

(3)自主管理：自主管理是民主管理的进一步发展，是人本管理进一步发展的体现。这种管理方式主要是员工根据组织的发展战略和目标，自主制订计划、实施控制、实现目标，即"自己管理自己"。它可以把个人意志与组织的意志统一起来，从而使每个成员心情舒畅地为集体作贡献。"信任型"管理和"弹性工作时间制"都是自主管理的新型管理方式。

(4)人才管理：在自主管理的基础上加强人才管理，对于最大限度地调动人才的积极性，挖掘人才的潜力，促进组织发展具有十分重要的意义。人本管理的基本任务就在于发现、培养和合理使用人才，为此，应掌握人才管理的规律；创造条件给人才培养、学习和发展的机会。在使用人才过程中，建立人才信息管理系统，使人才的培养、使用、流动等工作科学化，真正实现人尽其才、才尽其用，使每个人才的能量都能充分发挥出来，即通过科学的、系统的管理实现以人为本。

（5）文化管理：从情感管理到文化管理，人才管理层次依次向纵深方向推进。文化管理是人本管理的最高层次。组织文化既要有共性，又要有鲜明的特色。文化管理就是通过培育现代管理的文化模式，使全体员工形成统一的价值观和共同的行为规范，让员工在价值观的约束下自主管理。

4. 人本管理的基本要求

（1）尊重人的价值和尊严：尊重人就是要求管理者尊重广大被管理者的价值和尊严。它要求把人看成是发展中的人、平等的人、独立发展的人。被管理者同管理者一样，都有自己作为人的价值、人格和权利。在组织中，被管理者为组织的发展做出重大贡献，创造重要价值，他们的权利与义务应该对等。同时管理者还应该创造条件帮助被管理者实现自我价值。

（2）重视人的需要和利益：在人本管理活动中，重视人的需要有三方面的内涵。①认识人的需要。人的需要的多样性和丰富性特点导致它与社会利益之间并不表现出完全的正相关关系，管理重视人的需要，就是要鼓励、支持和强化个人的那些符合社会利益的需要、愿望和追求，调节个人那些不符合社会利益的需要、为社会条件所不许可的愿望和追求。②尊重人，促进人的积极需要。人的需要不仅具有多样性，而且具有变动性。管理的重要任务就是不断唤起和促进积极健康需要的生成。③满足人的需要。人的需要具有对象性和目的性，它总是指向一定对象，以达到一定目的为宗旨。

（3）把人的全面发展作为管理的根本目标：从人与管理活动、组织目标的关系来看，良好的组织是人全面发展不可缺少的物质条件，也是人全面发展的重要保证，而人的全面发展是组织生存的基础和动力，因而组织应为人的全面发展创造条件，以促进人的全面发展为根本目标。

5. 人本管理的根本手段

人本管理的根本手段是激励。激励指激发人的动机、使人产生一种内在的动力，朝所期望的目标前进的心理活动和行为过程。激励的过程就是管理人员引导并促进工作群体或个人产生有利于管理目标行为的过程。

（二）人本管理理论在护理管理中的应用

人本管理理论将管理的目光放在"人"身上，把人作为最重要的资源，以员工的能力、特长、兴趣、心理状况等综合特性科学地安排工作，并充分考虑员工的成长和价值，这种科学的管理方法能够在工作中调动和发挥员工的工作积极性、主动性和创造性，从而提高员工工作效率、增加工作业绩，达成企业发展目标。

1. 发挥护士在护理管理中的主体作用

人本管理理论强调调动人的积极性，因此应重视护士的参与和创造意识，使护士的才能得到发挥，人性得到最完美的发展。

2. 营造有利于员工自我实现的心理环境

人本管理理论强调，在平等友爱、团结合作、相互尊重、积极向上的环境中，人们更能克服多种障碍达到自我实现的目的。

3.了解并满足护士的合理需求

人本主义认为人类行为的心理驱动力是人的需要，因此护理管理应充分了解并满足护士的合理需求，关注其在事业、生活、情感上的需要。

4.积淀深厚的多元文化底蕴

人本管理理论认为，管理不仅仅是一个物质技术过程或制度安排，而且和社会文化、人的精神密切相关；管理的根本因素是人。积淀深厚的文化底蕴是护理管理模式的保障体系，是一种软管理。

当然，人本管理理论在实施过程中受到企业价值观、人本身的复杂性、人力资源管理职能的局限性等现实条件的制约，真正贯彻落实人本管理，在现阶段的管理中具有一定难度，因此更应注重管理的科学性和艺术性相结合。

二、创新理论

(一)创新理论的主要内容

1.创新的含义

组织增强竞争力需要坚持不断创新。1912年，经济学家约瑟夫·阿洛伊斯·熊彼特(Joseph Alois Schumpeter)用德文出版了他的早期代表作《经济发展理论》，成为系统阐述创新概念的第一人。在该书中他开创性地论述了以技术创新为基础的经济创新理论，提出了"创新思想"并指出创新是经济发展的根本现象，包括产品创新、技术创新、市场创新、组织创新和资源配置创新。

2.创新理论的基本观点

创新理论主要观点：①创新是在生产过程中内生的；②创新是一种"革命性"变化；③创新的同时意味着毁灭，在竞争性的经济生活中，新组织意味着对旧组织通过竞争而加以消灭，尽管消灭的方式不同；④创新必须能够创造出新的价值；⑤创新是经济发展的本质规律。

3.阻碍创新的因素

现实当中阻碍创新的因素有：①信息不充分。在信息不充分的条件下许多事情处于不可知状态。②人的惰性。做新的事情在客观上比做已经熟悉的事情更加困难。③社会环境的反作用。这种反作用首先在法律上或政治上存在障碍而表现出来，其次在受到创新威胁的各个集团中表现出来，再次在难于找到必要的合作上表现出来，最后在难以赢得消费者上表现出来。

4.成功创新的决定因素

创新首先要进行观念更新。其次创新者必须具备一定的能力，如：①预测能力，能抓住眼前机会，挖掘市场中存在的潜在利润；②组织能力，指创新者善于动员和组织社会资源进行并实现生产要素新组合；③说服能力，指创新者善于说服人们，取得人们信任而实现创新。

(二)创新理论在护理管理中的应用

1. 创新是护理专业发展的必然需求

新时期医院护理工作的内外环境发生了巨大的变化，医疗制度的改革、编制体制的调整、医疗市场日趋激烈的竞争对医院的发展提出严峻的挑战。医院护理管理模式必须持续创新，使之适应内外环境的变化。

2. 护理创新的基本类型

护士可开展各类创新，包括以下几方面。

(1)自主创新：指护理组织通过自身的努力和探索产生技术或方法上的突破，并在此基础上依靠自身的能力系统推进创新的后续环节，实现创新成果的经济和社会效益。在自主创新过程中开发出来的技术成果通常具有独占性和专有性。

(2)模仿创新：指护士通过学习和模仿率先创新者的创新思路和创新行为，吸取率先者的成功经验和失败教训，引进、购买、破译、试验率先者的核心技术或方法，并在此基础上加以改进和进一步开发的一种创新活动类型。模仿创新实际上是一种在学习基础上的渐进性创新过程，是当前护理创新的主要模式。

(3)合作创新：指护理组织之间或护理组织与教学科研院所之间的联合创新行为。合作创新通常以参与合作各方的共同利益为基础，以资源共享和优势互补为前提，具有明确的合作目标、期限和规则。合作各方在合作创新过程中共同投入、共同参与、共享成果、共担风险。

三、文化理论

(一)文化管理理论的主要内容

在现代经济活动中，文化越来越突显出其内在、无形的支配作用。文化管理就是从文化的高度来管理组织，以文化为基础，建立组织文化，强调人的能动作用、团队精神和情感管理，用一整套集体共享的价值观和行为准则规范组织成员行为，管理的重点在于人的思想和观念。

1. 精神文化建设

任何一个国家、民族、团体及个体都需要一种精神力量作为前进的动力。精神文化是组织在长期的生产活动和实践中逐步形成的共同价值取向，它渗透在组织的基本信念、共同理想、奋斗目标、价值观念、竞争意识、道德规范和行为准则等方面，反映在全体员工的精神风貌中，在整个文化体系中居于支配的地位，对组织建设起着强大的推动作用。如大庆的"铁人"精神、海尔的"真诚到永远"都反映了他们的企业精神。

2. 制度文化建设

组织的信念、价值观会具体化为组织的管理制度和服务风格。制度既是保证组织目标实现强有力的措施和手段，又是凝聚和激发员工积极性和自觉性的行为规范。制度文化的特点是以技术"软件"(技术规范、岗位责任等)、精神"软件"(管理制度、行为准则等)的形式存在。

3. 行为文化建设

在规范的制定和制度的履行中会形成一定的行为文化。例如，在医院管理行为中，就会产生出医院的社会责任、医院对患者的责任、对内部成员的责任等问题。所以，行为文化是员工在工作、学习、娱乐中产生的活动文化，是企业精神和价值观的折射，也是组织精神面貌、人际关系的动态表现。行为文化建设直接影响组织活动成效。

4. 形象文化建设

组织形象是组织在社会中所处的地位和声誉。它包括组织的整体形象、领导形象、员工形象等。在文化管理中，要不断完善组织的视觉识别要素，包括医院的标识、院徽、院训、院歌、旗帜、广告语、信笺、各类人员的服装、印刷品统一模式等。这些与其他企业有明显区别的精心设计的文化形式都是表现企业文化的标志。

（二）文化管理理论在护理管理中的应用

文化管理以重视制度化、理性化为基础，又特别强调共同的价值观、和谐的人际关系、卓越的团队精神、高超的管理艺术以及精神的激励方式等，在这种管理理念指导下，尊重人、关心人、培育人、发展人真正成为医院护理管理的主题，凸显出人文精神在当代医院发展中的地位与作用。

1. 培养人文素质

人文素质是人类对自身精神世界的探索和追求的结晶，包括人文知识、人文方法和人文精神，是提高员工责任感、道德感的基础。在管理中应加强护理人文文化的建设。

2. 打造科学文化

科学文化包括科学知识、科学思维方法和科学精神等方面。科学知识是护士从事护理实践的产物；科学思维方法是护士在认识探索客观世界的过程中所运用的思维方式和工作方法，科学精神是在探索真理的实践中形成的一种精神，其核心是求真务实。

3. 建立制度文化

制度文化是护理管理文化的一种有形载体，它更多地强调外在监督与控制，是行业倡导的文化底线，是在医院内，要求护士必须做到的，往往以各种规章、条例、标准、纪律、准则等的形式表现出来。

4. 提升安全文化

"护理安全文化"指把安全教育融入文化的氛围之中，注入文化的内涵，使护理安全管理上升为一种全体护士共同自觉遵守和认同的价值理念、行为准则、道德观念。在护理系统内建立安全行为文化、安全管理文化和安全物态文化，构建一个充分体现"安全第一"的观念体系，形成互相监督、互相制约、互相指导的安全管理体系。

5. 更新服务文化

服务文化是以服务价值观为核心，以顾客满意为目标，以形成共同服务价值认知和行为规范为内容的文化。它是医院在服务管理经营中形成的群体意识、价值观念、思维方式和行为准则的总和。近年来医疗实践证明，在同一地区，规模、功能、技术水平相近的医院间竞争已相当激烈，服务文化中服务意识、服务态度、服务质量、服务艺术成为竞争的无形资产。

6. 重视速度文化

当今的竞争本质上是变革速度的竞争。彼得·圣吉（Peter M. Senge）认为"未来唯一持久的竞争优势，是有能力比你的竞争对手学习得更快"。因此要注意通过各种渠道快速收集信息，对不断变化的就医服务需求快速做出反应。

7. 融合多元文化

经济全球化的趋势使各国、各地区之间的文化交流日益频繁。护士要从本国实际出发，学习借鉴别国文化中的精华，通过学习、交流、合作，实现各文化间的优势互补。护理专业有了包容性的多元文化体系，就能更广泛地为不同文化背景的服务对象提供最佳护理。

当然，文化的内涵与外延较宽泛，甚至难以用十分明确的定义来框定"文化"的范围，因此，对文化管理的理解容易出现误区。如有人认为文化管理是"无为而治"，是管理的最高境界，因而可以取代必要的管理；有人把文化管理当成附庸风雅的摆设。护理管理者应该借鉴文化管理的理论，建立以集体价值观为核心的医院护理文化，通过医院的凝聚力留人，通过护理专业的长远发展育人。

 本章小结

本章重点介绍了侧重于效率效益和人性行为的经典管理理论，整体决策的现代管理理论以及管理理论新趋势。各种管理理论和思想的产生都有相应的历史社会背景，因而在管理领域作出巨大贡献的同时，一定有相对的局限性。护理管理实践中应合理运用各种管理理论，找准适合现阶段具体情形的指导理论，提高护理管理效益和效率，进一步推进管理理论发展。

 思 考 题

1. 经典管理理论有哪些流派？各自的侧重点是什么？代表人物是谁？有什么共同的局限性？

2. 如何应用管理原理指导护理管理实践？

 推荐阅读材料

1. 黎素萍，顾秀丽，钱海凤. 双因素理论指导家属陪伴模式在肿瘤患者 PICC 留置中的应用[J]. 齐鲁护理杂志，2021，27（2）：79-81.

2. 赵璐，乔文娟，王毅琦. 基于需要层次理论的术后康复干预模式在卵巢囊肿患者中的应用[J]. 中华现代护理杂志，2022，28（9）：1220-1225.

3. 李庆华. 管理思想史精讲[M]. 北京：北京大学出版社，2020.

第三章

计 划

学习目标

识记

1. 能陈述管理环境的概念及含义

2. 能列举管理环境的类型与特点

3. 能陈述计划的概念及含义

4. 能陈述管理决策的概念及含义

理解

1. 能理解组织与环境管理的相关理论

2. 能理解计划的特征及其主要作用

运用

1. 能运用 SWOT 模型和 PEST 模型进行护理管理环境分析

2. 能根据计划编制的原则与程序，制订合理的护理工作计划

3. 能灵活运用目标管理、项目管理、时间管理提升护理管理的有效性

4. 能运用管理决策的程序及方法，对护理管理问题做出科学决策

计划是管理工作最基本的职能，也是管理活动的第一步。计划是为了实现决策而确定目标及预先进行的行动安排，是工作或行动之前拟定的方案，既包含组织目标的确定，也包含实现目标的具体路径。因此，计划工作的核心问题即是通过对组织所处管理环境的全面分析，遴选最优的方案以实现组织目标。本章将紧密围绕管理环境分析、计划的编制与具体实施进行阐述。

第一节　管理环境分析

一、管理环境概述

（一）管理环境的基本概念

在管理学中，环境（environment）对于组织而言，是指对组织生存和发展起着显在或潜在影响的所有外部系统或力量。管理环境（management environment）则是指存在于组织内部和外部，影响组织绩效的各种力量因素的总和。

可以从两个方面加深对管理环境的理解。第一，管理环境与管理组织之间是密切联系、相互影响的。基于系统理论，任何组织作为一个开放系统，都是社会系统中的子系统，与所处环境相互作用、相互依存。环境与组织的相互作用是投入—转换和处理—产出不断循环的过程（图3-1）。因此，组织的管理活动必须考虑其环境问题，并应努力营造积极的环境。第二，管理环境是管理系统内部和外部一切相关事物和条件的集合体。进行管理活动必须具备一定的内外部条件才能实现管理目标，这些条件的总和就构成管理环境。管理环境是复杂的综合体，单一的某个事物或某个条件只是环境的组成部分或子系统，不等同于环境，只有针对某个特定的管理系统，与其相关的内外部条件集合体才能称为该管理系统的环境。

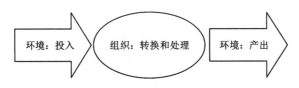

环境：投入　　组织：转换和处理　　环境：产出

图3-1　环境与组织的关系

（二）管理环境的类型

组织环境受诸多因素的影响，通常是复杂且难以预测的，区分不同的环境有利于识别和预测环境对组织的影响，从而做出正确的决策和规划。管理学上，通常从组织界限的角度，将环境分为外部环境和内部环境。

1. 外部环境

管理的外部环境（external environment）是指存在于组织之外，并对组织管理过程产生影响的外界客观条件的总和，包括宏观环境和微观环境。

宏观环境（macro-environment）又称为一般环境，是各类组织赖以生存的共同空间，并对所有组织均能产生影响的外部环境，主要包括政治法律环境、经济环境、科学技术环境、社会文化环境四个方面。

（1）政治法律环境：政治法律环境是指国家和地区的政治制度、体制、法律法规、政策等。目前我国的卫生体制处于不断变革过程中，医院的运营体制和管理机制也随之发生深刻的变化，政治、法律环境具有导向作用，能为医院的发展指明方向，同时也为医院的经营发展划定了不可逾越的红线。从护理管理的角度来说，现行与护理相关的政策法规主要包括医疗卫生法规、医疗机构及部门规章、诊疗护理规范等，其制定和实施为维护护士的合法权益、规范护理行为、保障医疗安全和促进人类健康提供了行为准绳，使广大护士在执业活动中有法可依、有章可循。管理者应全面了解与医疗护理相关的法律政策、指导方针，并依法运用法律保护医疗卫生组织的合法权益。

(2)经济环境：经济环境是指整个国家的经济状况和经济体系的总和，包括国内外的经济形势、政府财政、税收政策、银行汇率、物价波动、市场状况等。经济环境是组织赖以生存和发展的最深层次结构，也是外部环境中最基本的因素。护理管理者需对组织所处的经济环境有充分的理解和认识，科学分析服务过程中的需求供给及成本效益，合理评价护理服务的经济价值并配置护理资源。

(3)科学技术环境：科学技术环境指组织所处的社会环境中科技要素及与该要素直接相关的各种社会现象的集合，一般指国家和地区的科技水平、政策和科技转化能力。医疗卫生组织是一个极具技术含量的组织，技术和创新是组织发展的不竭动力。护理科学技术环境主要体现在以下两个方面：①各种高新技术的应用。如护理服务模式的革新，护理服务领域的创新，各种护理新技术、新材料、新设备的应用等，都为护理组织营造了良好的科学技术环境。②医疗信息化的快速发展。随着医疗信息化的快速发展以及全球互联网时代的到来，基于大数据、人工智能的智慧护理和"互联网+"护理服务成为发展趋势。护理管理者要从战略高度关注技术环境的变化，不断提升护理组织的科学技术创新能力，整合人力、物力、财力等优质资源，促进护理学科的长足发展。

(4)社会文化环境：社会文化环境指一个社会的民族特征、社会价值观、生活方式、社会结构等的总和，包括国家或地区的文化传统、风俗习惯、价值观念、道德伦理、宗教信仰、人口规模及教育水平等。

微观环境(micro-environment)也称为具体环境，是指某个组织在完成特定任务过程中面临的特殊环境因素。与一般环境相比，微观环境对特定组织的影响更加明显和直接，更容易被组织管理者识别和控制。一个组织发展的不同时期其微观环境因素也不同，管理者对本组织微观环境因素的了解和把握往往直接影响管理效益。

2.内部环境

管理的内部环境(internal environment)是指组织内部对管理活动发生影响的各种因素的总和。在一定条件下组织的内部环境是可以控制和调节的，如物理环境、心理环境、文化环境等。

(1)物理环境：主要指物质形态的各种实物，如医院建筑的空间布局，包括住院部、门诊、检查室的布置，医院道路和绿化的建设，标识系统的设计和使用，网络的建设，工作环境的调节，如光线、温度、色彩的布局、声音等。

(2)心理环境：心理环境主要是指组织的精神环境，它直接影响组织的管理。心理环境包括组织内部的人际关系，人事关系，组织成员的责任心、归属感、合作和奉献精神等。

(3)文化环境：组织内部的文化环境是指管理者确立和规定组织的价值取向和行为准则，为员工营造的组织文化氛围。主要包括两个层面：一是组织的行为制度文化；二是组织的精神文化，如价值观念、组织信念、经营管理哲学以及组织的精神风貌等。

(三)管理环境的特点

组织的管理环境具有不稳定性和复杂性，给管理者认知、适应和改变环境带来挑战。正确分析组织所面临环境中的各种要素及状况，是任何一个管理者进行成功管理活动必不可少的前提条件。

1.客观性

管理环境是客观存在的，不随组织中人们的意志而转移，而且它的客观存在制约着组织的活动，并在一定程度上起着决定性的作用。因此，组织无论是利用环境还是改造环境，都必须以正确认识环境、遵循环境的客观规律为前提。

2.系统性

组织环境是由与组织相关的各种外部事物和条件相互联系所组成的整体。组织所处的社会是一个大系统，组织系统的外部环境和内部环境构成不同层次的子系统。任何子系统均需遵循其所处大系统的运动规律，并不断进行协调和运转，任何系统的变化都可能会引起其他系统的连锁反应。

3.动态性

组织环境的各种因素是不断变化的。首先，组织需要从外部环境获得必要的人力、物力、信息等资源，同时又向外部环境输出自己的产品或服务，这种活动的结果使管理环境自身处于不断的运动变化之中，这就是环境动态性的表现。

二、组织与环境管理相关理论

组织作为一个开放系统，与其外部环境相互影响、相互渗透，这种互动关系使得众多管理学家从不同的学科背景、不同的研究层次和理论视角提出有关组织与环境关系的核心问题，形成了多个既竞争、又互补的理论学派。

(一)权变理论

权变理论又称情境理论，强调组织与环境的匹配。

(二)系统管理理论

系统管理理论学派是将组织视为一个有机整体，认为各项管理业务是相互联系的一种管理学派。其向社会提出了整体优化、合理组合、规划资源等管理新概念和新方法。

权变理论和系统理论(systems theory)的主要观点及在护理管理中的应用详见第二章第三节。

(三)资源依赖理论

资源依赖理论(resource dependence theory)指一个组织最重要的生存目标是要想办法降低对外部关键资源供应组织的依赖程度，并寻求可以影响这些供应组织、稳定掌握关键资源的方法。

1. 资源依赖理论的主要观点

资源依赖理论强调组织的生存需要从周围环境中吸取资源，需要与周围环境相互依存、相互作用才能达到目的；强调组织关注策略性的行为方式。

资源依赖理论与其他环境决定论的不同之处在于：①肯定组织为应对外部压力而形成适应性策略的可能性，强调组织克服资源约束的战略决策空间；②描述了组织通过内部结构和过程调整等政治性自主行动，追求组织自身的利益。因此，资源依赖理论更多的是一种观察组织间关系的视角和概念系统，而不是可以操作化的方法体系。

2. 资源依赖理论的主要贡献

资源依赖理论的重要贡献是揭示了组织与环境的依赖关系，使人们看到组织采用各种策略来改变自己、选择环境和适应环境的过程。资源依赖理论学派所说的组织环境，并不是一个客观存在的事物，而是组织及管理者通过自己的选择、理解、参与、设定而产生出来的，是组织和环境交互作用的结果。

3. 资源依赖理论在护理管理中的应用

资源依赖理论对护理管理者合理利用内部环境和外部环境资源，并将环境资源中对组织发展的制约性因素转变为有利因素具有重要的指导意义。

(四) 护理环境理论

护理环境理论由护理学创始人弗洛伦斯·南丁格尔 (Florence Nightingale) 提出，也是最早产生的护理理论。南丁格尔从环境管理的角度提出环境对于维护健康的重要性。

1. 护理环境理论的主要观点

南丁格尔理论的核心概念是环境，认为环境是影响生命和有机体发展的所有外界因素的总和，这些因素能够缓解或加重疾病和死亡的过程。南丁格尔提出，人、环境、健康、护理相互影响，但环境是主要因素。南丁格尔使用了通风、温暖、光线、食物、清洁和噪声等概念，提出物理、社会和心理是相互关联的，物理环境直接影响医院和社会环境的疾病预防和治疗效果，患者的心理状况也受到物理环境的影响(图 3-2)。

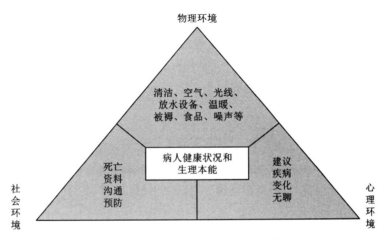

图 3-2　南丁格尔的护理环境理论

2.护理环境理论的主要贡献

护理环境理论强调环境是患者康复的基本条件，物理环境的优劣直接影响患者疾病的预防、发展与转归。护理环境理论促使护理人员关注患者所处的环境因素，努力营造和改善环境，促进患者健康。

3.护理环境理论在护理管理中的应用

环境理论是临床护理中应用最早、最广泛的护理理论。其最早应用于护理管理是1859 年南丁格尔在《医院札记》所提出的医院建筑设计、排污系统及患者统一登记和疾病分类的理念。现已全面应用于医疗机构实际管理中，如从医院的布局、各种标识的使用、病房的色彩、灯光设计、病室设施设备等方面，为患者提供一个整洁、舒适、安全的环境。同时，其应用也在不断拓展和深化，国内外管理者越来越重视护士工作环境对于保障患者安全的作用。如我国在国家卫生健康委员会医院管理研究所的领导下，国家护理专业质控中心每年组织进行"护士执业环境测评与分析"调研，以期针对性改善护士工作环境，稳定护士队伍，为患者提供优质服务。

三、管理环境分析的程序和方法

(一) 管理环境分析的程序

管理总是在一定环境中进行，管理环境分析目的之一就是使组织适应环境，与环境的变化保持协调。管理环境分析通常遵循如下程序。

1.收集信息

由于环境具有客观性、动态性和复杂性，管理者需要通过多渠道、多层面、多形式收集各种信息，尽量掌握第一手资料并认真研究其变化规律，以充分了解、认识和掌握环境。

2.研究分析

在了解、掌握各种环境因素的基础上，采用恰当的工具深入分析组织的内部条件和外部环境，明确各种环境因素对组织的具体影响及程度。环境具有动态变化的特性，因此，研究和分析方法也需要根据环境的变化及时调整。

3.预测环境

基于前期对环境的研究分析，利用一定的科学方法对环境的发展趋势和组织的发展态势进行评估。预测通常包括两个方面的内容：一是利用对有限资料的分析，找出变化趋势，预测环境在未来可能呈现的状况；二是根据对假设原因的验证及对组织活动影响因素的分析，研究采取对策后组织存在的问题是否能得到解决，预测组织未来的环境条件能否得到改善。

4.适应环境

在对环境进行分析和预测后，管理者需要对各种环境因素做出相应的反应，充分借助有利的环境因素，促使组织目标达成；而对于环境中不利于组织发展的因素，管理者需要及时进行组织内部变革使其与环境相适应，同时也可通过组织的行为去影响环境，使其朝着有利的方向转变。

(二) 管理环境分析的方法

管理环境分析需要采取科学的方法，以准确地评估和预测组织的外部环境。常用方法如下。

1. SWOT 模型分析

SWOT 分析即基于内外部竞争环境和竞争条件下的态势分析，由美国旧金山大学管理学教授海因茨·韦里克（Heinz Weihrich）于20世纪80年代提出，是一种常用的组织内外部环境分析技术。SWOT 是优势（strengths）、劣势（weaknesses）、机会（opportunities）、威胁（threats）分析法的简称。

（1）SWOT 模型含义：模型中优、劣势分析主要着眼于组织自身的实力及其与竞争对手的比较，而机会和威胁分析则将注意力放在外部环境的变化及对组织的可能影响上。①优势（S）：是组织机构的内部因素，主要是指相对于竞争者而言所具有的各种优势；②劣势（W）：也是组织机构的内部因素，指组织缺少或欠缺的方面；③机会（O）：是组织机构的外部因素，指组织面临的重大有利环境或影响组织战略的重大因素，具体包括新法律法规的推行、消费者新的需求或需求扩大、国际合作等；④威胁（T）：指外部环境中对组织可能产生的各种威胁和挑战，如出现新的竞争对手，替代产品增多，市场紧缩，经济衰退，消费者需求的变化，突发事件等。

（2）构建 SWOT 矩阵：管理者利用 SWOT 模型分析，将组织外部环境的机会与威胁，内部条件的优势与劣势同时列出来，构成 SWOT 矩阵分析表（表3-1）。其主要目的是帮助管理者厘清组织处境、确定发展战略。具体构建步骤为：①列出组织发展的关键外部机会；②列出组织的关键外部威胁；③列出组织发展的关键内部优势；④列出组织的主要内部劣势；⑤将内部优势与外部机会相匹配，填入 SO 战略；⑥将内部劣势与外部机会匹配，填入 WO 战略；⑦将内部优势与外部威胁匹配，填入 ST 战略；⑧将内部劣势与外部威胁相匹配，填入 WT 战略。

表 3-1　环境的 SWOT 矩阵分析

内部因素／外部因素	优势（S）：逐条列出优势	劣势（W）：逐条列出劣势
机会（O）：逐条列出机会	SO 战略 发挥优势 利用机会	WO 战略 克服劣势 利用机会
威胁（T）：逐条列出威胁	ST 战略 利用优势 回避威胁	WT 战略 减少劣势 回避威胁

（3）SWOT 矩阵分析结果分类：SWOT 矩阵分析结果可分为四大类。

优势-机会（SO）战略：是一种充分发挥内部优势并利用外部发展机会的战略，是最理想的局面。从护理管理的视角看，就是当医院整体处于良好的发展态势时，护理管理者首先要明晰护理团队自身的优势，并充分借助医院的大平台及各类资源与机会，创造护理业绩。

劣势-机会(WO)战略：该战略要求管理者要善于利用外部机会来弥补内部发展中存在的劣势。如某些医院可能存在护理人力资源短缺的现象，近期卫生行政部门对于加强医疗机构护理工作提出了明确要求并出台了评审细则，如列出实际床护比的最低标准等。此时，护理管理者可以采取 WO 战略，充分利用外部环境的优势和机会，进一步健全护理人力资源管理规划和发展机制，取得领导支持，增加护士数量，创造良好的执业环境。

优势-威胁(ST)战略：指利用组织的优势尽量回避或减轻外部威胁的影响。如大型三级甲等医院可利用自身在人才、技术、设备、管理、信息等方面的优势，采取与基层医院建立紧密型医联体的方式，克服病源流失、与其他医院竞争等外部环境带来的威胁。

劣势-威胁(WT)战略：是一种在减少组织内部劣势的同时，回避外部环境威胁的防御性战略。如某县级医院处于人力紧张、人才缺乏的困境，同时又面临区域同级医院竞争的威胁。此时，可以采取 WT 战略，通过引进优秀人才和新技术或与大医院建立联盟的方式，提高医疗护理质量和专业声誉，以改变自身劣势、减少竞争威胁。

(4)SWOT 分析使用要点：成功应用 SWOT 分析的要点有以下几个。①必须对组织的优势和劣势有客观的认识；②需要区分组织的现状和前景；③需要建立全盘考虑的视角；④需与竞争对手进行比较，明确威胁因素；⑤遵循简洁化原则，避免复杂化和过度分析；⑥因人而异原则。

(5)SWOT 模型分析在护理管理中的应用：SWOT 分析现已广泛应用于护理管理实践中，成为最常用的管理工具之一。其具备以下优点：①有利于护理管理者较全面地认识和把握当前管理环境，及时调整管理策略，谋求更好的发展机会；②促使护理管理者辩证地看待问题，优势和劣势、机会和威胁都是相对的，只有在对比分析中才能识别；③分析结果可以组成多种策略供护理管理者选择，并且可以在不同情境下选择出当前的最优策略，有利于提升管理者的决策能力。

护理人员多点执业的 SWOT 分析

为探讨我国开展护理人员多点执业所具备和面临的各种内部和外部条件，并提出相应发展策略，研究者运用 SWOT 分析法，就护理人员多点执业的内部环境(优势、劣势)和外部条件(机会、威胁)进行综合分析，结果如下：

优势(S)：有助于缓解我国长期存在的护理人力资源短缺压力、体现护理人员的劳动价值、满足广大患者的护理需求。

劣势(W)：护理人员可能会更加注重经济利益而忽视自身的使命、护理人员的时间和精力有限、加大了医疗风险。

机遇(O)：包括国家政策的大力支持、互联网助力护士多点执业、顺应世界发展潮流。

威胁(T)：有配套政策的空白、医院管理难度加大。

在此基础上提出促进护士多点执业实施的策略为：①加强护士多点执业监管；②改革人事管理制度；③建立医疗风险分担机制；④完善相关法律法规建设；⑤改进医院管理模式。

资料来源：张薇，李平，叶苓，等.护理人员多点执业的 SWOT 分析[J].护理学报，2018，25(21)：12-15.

---

2. PEST 模型分析

PEST 分析主要指对宏观环境的分析。宏观环境是组织发展的大环境，包括一系列影响组织战略计划和经营管理的外部要素。对宏观环境因素作分析，一般应对政治（political）、经济（economic）、社会（social）和技术（technological）这四大类主要外部环境因素进行分析，简称 PEST 分析法。

智慧医疗背景下三甲医院开展医养结合的 PEST 分析

智慧医疗以科技发展为基石，物联网技术发展为推动力，自提出以来受到各级政府和专家学者的重视，在发展的过程中，其内涵不断丰富和完善。本案例对智慧医疗背景下三甲医院开展医养结合进行 PEST 分析：

政治因素（P）：医养结合上升为国家战略；三甲医院政策导向不明显，行政管理交叉。

经济因素（E）：养老市场处于机遇期，市场需求将进一步扩大；三甲医院具有资金优势，为购买、安装智慧医疗软件和设备提供了财力支持；社会购买力不足，三甲医院开展医养结合的消费群体较为狭窄。

社会因素（S）：公众对三甲医院具有普遍的信任度，在选择上有明显的心理偏好和倾向；公众对购买养老服务行为持怀疑态度；同业竞争激烈。

技术因素（T）：三甲医院依托于专业医疗服务；智慧医疗行业内技术革新。

资料来源：刘玉竹，王净.智慧医疗背景下三甲医院开展医养结合的 PEST 分析[J].中国老年学杂志，2021，41（16）：3606-3610.

（1）PEST 模型含义：PEST 模型中政治（P）、经济（E）、社会（S）、技术（T）四个维度，其含义详见第三章第一节管理环境概述部分。

（2）PEST 模型分析使用要点：PEST 模型分析是一种思维框架，其价值更多地在于为组织战略制定者提供对趋势、机会和挑战进行判断的依据，而非结论。PEST 模型涉及的变量因素非常之多，不适宜进行量化分析，尤其是政治环境和社会环境部分，更适合定性分析。

（3）PEST 模型分析在护理管理中的应用：PEST 模型分析能够帮助护理管理者快速厘清宏观层面影响护理专业发展的各种环境因素，从总体上把握宏观环境，促进护理学科发展。

第二节　计划的编制与实施

一、计划概述

（一）计划的概念

计划是为实现组织目标而对未来的行动预先设计方案的过程，是未来行动的蓝图。计划是管理职能中最基本的职能，也是管理活动的第一步。

一个完整的计划需要说明六个问题，即"5W1H"。What：决定做什么？明确计划工作的具体任务和要求。Why：为什么要做？明确计划的宗旨和战略目标。When：什么时间开始做？明确计划开始时间及具体进度。Where：在什么地方做？确定实施计划的地点和场所。Who：谁来做？明确具体计划执行部门或人员。How：如何去做？制订实施计划的具体措施，明确实施计划的方法和手段。

(二)计划的特征

1. 前瞻性

计划是面向未来的，是在预测未来各种形势变化的基础上，对未来做出规划。计划工作是实施其他管理职能的前提，是一种创造性的管理活动。

2. 目的性

任何计划的制订都是为了实现组织的目标。计划具有明确的目的性，通过计划可以合理配置资源、规范组织行为、增强员工工作的目的性，促进组织目标的实现。

3. 科学性

制订计划，首先需要基于实际，要遵循事物发展的客观规律，不能脱离客观现实条件；其次要有科学的依据，如准确的信息、真实完整的数据等；最后，需采用科学的方法制订计划。

4. 经济性

计划的目的就是有效地利用资源，以最经济的手段达到预期目标。因此，任何计划均需要考虑投入与产出的问题。投入包括人、财、物、时间等各种资源的投入，产出包括经济效益和社会效益两方面。

5. 普遍性

计划是全体管理人员的基本职能之一。计划工作涉及组织的每位管理者及成员。为实现组织目标，从高层管理者到基层员工都要制订计划、完成计划工作。同时，计划渗透到其他各项管理职能中，它们既相互联系，又相互影响，共同发挥管理作用。

(三)计划的作用

1. 有利于实现组织目标

计划是管理者进行指挥与协调的依据，为各级管理人员提供方向和指引，有助于团队所有成员了解组织的最终目标，明确各自的责任和任务，并在思想和行动上保持高度一致，从而实现组织的共同目标。

2. 有利于组织适应环境的变化

组织处于动态变化的环境之中，计划能使管理者充分考虑内外环境因素变化及其可能带来的影响，预测环境潜在的风险，提前制定适当对策，减少环境变化的冲击，从而降低组织活动的风险。

3. 有利于提升管理效率

通过计划明确组织的工作目标和实现目标的最佳途径，使组织成员能够按照既定方案对人、财、物、时间和信息等资源合理分配与使用，最大程度地避免重复、浪费以及不协调的行为发生，提高管理效益和经济效益。

4. 有利于控制工作的开展

计划是控制的前提和基础。管理者通过计划工作设立组织活动目标和标准，从而对组织活动进行有效控制，当执行出现偏差时予以及时纠正，助力预期目标的实现。

事前规划，事半功倍

有一次，苏格拉底给学生们上课。他在桌子上放了一个装水的罐子，然后从桌子下面拿出一些正好可以从罐口放进罐子里的鹅卵石。当着学生的面，他把石块全部放到了罐子里。

接着，苏格拉底问全体同学："你们说这个罐子是满的吗？"

学生们异口同声地回答说："是的。"

苏格拉底又从桌子下面拿出一袋碎石子，他把碎石子从罐口倒下去，然后问学生："你们说，这罐子现在是满的吗？"

这次，所有学生都不作声了。过了一会儿，班上有一位学生低声回答说："也许没满。"

苏格拉底会心地一笑，又从桌下拿出一袋沙子，慢慢地倒进罐子里。倒完后，他再问班上的学生："现在告诉我，这个罐子是满的吗？"

"是！"全班同学很有信心地回答说。

不料，苏格拉底又从桌子旁边拿出一大瓶水，把水倒在看起来已经被鹅卵石、小碎石、沙子填满了的罐子里。做完这些，他又问："同学们，你们从我做的这个实验中得到了什么启示？"

话音刚落，一位向来以聪明著称的学生抢答道："我明白。无论我们的工作多忙、行程排得多满，如果要逼一下的话，还是可以多做些事的。"

苏格拉底微微笑了笑，说："你的答案也不错，但我还要告诉你们另一个重要经验，而且这个经验比你说的可能还重要，它就是如果你不先将大的鹅卵石放进罐子里去，你也许以后永远没机会再把它们放进去了。"

这个故事说明，事先的规划非常重要。在行动之前，一定要懂得思考，把问题和工作按照性质、情况等分成不同等级，然后合理安排完成和解决的顺序，这样才能收到事半功倍的成效。

资料来源：李原.墨菲定律[M].北京：中国华侨出版社，2018.

（四）计划的分类与形式

1.计划的分类

从不同的角度对计划进行划分会得出不同的分类（表3-2）。

表3-2 计划的分类

分类标准	具体分类
计划时间	长期计划、中期计划、短期计划
计划规模	战略性计划、战术性计划
计划范围	整体计划、专项计划
约束程度	指令性计划、指导性计划
计划层次	高层管理计划、中层管理计划、基层管理计划

2.计划的形式

计划的形式是指用文字和指标等所表述的，组织及成员关于未来行动的方向、内容和方式安排的管理事件。由于计划的内容很广泛，因此存在多种多样的形式。美国著名管理学家哈罗德·孔茨和海因·韦里克从抽象到具体,把计划划分为:使命或宗旨、目标、战略、政策、程序、规则、方案和预算(图3-3)。

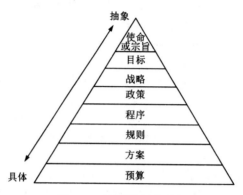

图3-3　计划的表现形式

二、计划编制

(一)计划编制的原则

1. 目标可考核原则

目标是计划内容的核心。组织目标是组织行动的方向和终点,是制定和评价考核标准的依据。因此,计划确定的目标必须是具体、客观、可测量或衡量的。一般来说,定量目标应该数量化,定性目标应该有具体的衡量标准。

2. 首位原则

计划是管理的首要职能。管理者在开展管理工作时,首先要做的就是制订计划。如果没有计划,管理工作就没有目标、没有标准,将会阻碍组织的发展。

3. 先进性和可行性相结合原则

计划的首要特征是面向未来,要求制订者在遵循客观事实的基础上,运用科学预测、系统分析、综合平衡、方案优化等方法,使制订的整体计划建立在科学的基础上,既要考虑计划的先进性,也要考虑实施的可行性。

4. 弹性原则

计划是对未来的预先安排。由于环境是不断变化的,计划的实施有可能偏离基准计划。因此,计划要随着环境和条件的变化进行弹性调整和修正。滚动计划法是保持计划弹性的一种较好的方法。所谓滚动计划法,是指根据现行计划执行情况和环境变化情况定期调整未来的计划,使短、中、长期计划有机地结合起来,其特点是"分段编制,近细远粗"。

5. "三维思想结构"原则

计划的"三维思想结构"是指计划的知识维、逻辑维和时间维。知识维是指制订计划要依据一定的科学知识,在科学理论的指导下制订计划;逻辑维是指计划在内容、方法、步骤和资源分配之间相互要有连贯性、合理性和系统性;时间维是指计划者应合理预测完成阶段目标的时间以及完成总目标的时间。

(二)计划编制的步骤

计划是一个连续不断的循环过程。科学、合理地制订计划需要遵循一定的步骤和程序。

1.评估现况

在制订计划前,管理者应评估组织现况、预测机会与威胁,全面了解组织内外部条件,并在此基础上预测、分析和把握组织现状并获取未来发展的信息。评估现况可以采用SWOT分析法。

2.确定目标

在评估组织现况的基础上,计划工作的第二步是要确定组织或个人的可行性目标。通常在确定组织的总目标后,组织中的各部门及成员按照总目标制定各部门的分目标和个人目标,通过总目标和分目标的相互协调,形成一个完整的目标体系。在确立目标时,需要明确:①目标的具体内容和优先顺序;②确定实现目标的时间;③确定目标的考核指标。

3.明确前提条件

前提条件是计划实施环境的可能条件,即执行计划时的预期环境。为使计划切实可行,计划制订者需要预测未来环境因素及可能发生的变化。按照组织的内外环境,可将计划的前提条件分为外部前提条件和内部前提条件。内部条件包括组织内部的人、财、物、政策、信息等;外部条件包括与组织外部环境相关的经济、技术、人口、政策、法律等因素。

4.拟订备选方案

根据当前形势和具有的前提条件,为实现组织目标制订可供选择的行动方案,要综合多种因素,运用创造性思维并集思广益。拟订备选方案需要考虑:①方案与组织目标的相关性;②可预测的投入与效益之比;③公众和下属的接受程度;④时间因素等。

5.比较并选定方案

采用专家论证、群众评定等方式对每一个方案的可靠性、科学性、可行性、合理性和效益性等进行评价。在评价、分析和比较的基础上,结合组织、部门、成员的实际情况对备选方案排列优先次序,选定当前情境下的最佳方案。

6.制订辅助计划

选定计划方案后,还需要制订一系列的辅助计划来帮助总计划的落实。辅助计划是以总计划为核心编制的分计划。此阶段,需要注意协调两方面的关系:①协调辅助计划与总体计划的关系,要把握总体计划的指导思想,防止追求部门目标而妨碍总体目标实现的情形,使辅助计划真正起到辅助的作用;②协调各种辅助计划之间的关系,使其方向一致,时间契合。

7.编制预算

编制预算就是使计划数字化,其实质是对组织资源的分配计划,包括人员、经费、物资、时间等方面的内容。成功的预算可以成为汇总各项计划的一种手段,也可以成为衡量计划完成情况的重要标准。

三、计划的组织与实施

(一)目标管理

1. 相关概念

目标(objective)是在目的和任务指导下,组织要达到的可测量的、最终的具体成果。目标与通常所说的指标既有联系又有区别。它们的联系是目标制约着指标,指标反映目标的具体内容;区别是目标是管理活动最终要达到的结果,而指标是目标最重要的组成部分,是衡量工作成效的主要尺度。

目标管理(management by objective, MBO)是以目标为导向,以人为中心,以成果为标准,以使组织和个人取得最佳业绩的现代管理方法。目标管理是把总目标进行有效地分解,转变为组织中各部门和成员的分目标,规定具体的职责与任务,并据此进行考核、评价和奖励的过程,能极大地激发组织成员的工作热情。

2. 目标管理的特点

(1)全员参与管理:目标管理是员工参与管理的一种形式。在目标的制定、实施和评估全过程,员工均参与其中,目标的实现者同时也是目标的制订者。这种方式充分肯定员工的工作责任心并激发员工的创造性,使员工的潜能得以充分发挥。

(2)强调自我控制:目标管理强调组织中各部门、个人确定自己的目标,明确其在组织活动中的责任和权利,按照目标自我管理、自我控制,促进目标的实现。目标管理的基本精神是以自我管理为中心,用"自我控制"的管理代替"压制性"的管理,变"让我做"为"我要做"。

(3)具有整体性:目标管理将组织的总目标逐级分解落实,各部门和组织成员的分目标以总目标为导向,与总目标方向保持一致。同时,分目标相互联系,相互促成,形成协调统一的目标体系,体现了组织管理的系统性和完整性。

(4)重视成果评价:传统的管理注重人的工作态度、工作过程或付出的劳动,而忽视目标实现的程度。目标管理则把工作重点放在工作成效上,更加关注结果,关注目标是否达成。工作成果成为评价工作绩效的标准,使评价更具有建设性。

3. 目标管理的程序

目标管理分为制定目标、组织实施、考核评价三个阶段。这三个阶段周而复始地呈螺旋形上升趋势,使组织不断达到更高的目标。

(1)制定目标:这是目标管理最重要的阶段。科学合理的目标是目标管理的前提和基础。目标的制定要符合 SMART 原则,即目标必须是具体(specific)、可以衡量(measurable)、可以达到(attainable)、和其他目标具有相关性(relevant)并具有明确截止期限(time-bound)的。此阶段可分为四个步骤:①制定组织的总目标。根据组织的长期规划和环境条件,管理者和下级经过共同充分讨论后制定组织的总目标。②审议现有组织结构和职责分工。在制定总目标后,需要重新审查现有组织结构是否合理及能否满足目标管理的要求,根据新的目标要求明确各项职责分工。③确定分目标。在总目标的指导下确定下级目标和个人目标。分目标与总目标要始终保持一致,个人目标应与组织总目标协调。④形成目标责任上下级。管理者和下级就实现各目标所需要的支持条件及实现目标后的绩效考核达成共识，并签署协议，授予下级相应的资源配置权力，实现责、权、利的统一。

（2）组织实施：目标体系形成后，即由各部门组织实施。各部门根据分目标制订具体落实方案，包括方法、进度及各项要求。在目标实施过程中，上级领导要定期检查并向下级通报，督促下级部门或员工按目标完成任务。检查过程中，发现问题应与下级共同分析原因，寻求解决问题的办法，确保目标运行方向正确、进展顺利。

（3）考核评价：一定时间或期限后，上下级应一起对目标完成情况进行检查、评价和考核。评价方式依目标的性质而异，可采取自我评价、上下级评价、同行评价等方式。目标考核应注意：①考评成果以目标及目标值为依据，对目标完成情况进行成果验证，评价成效。②根据评价结果实行绩效考核，做到奖惩分明。③重视经验总结，将目标管理中的经验及教训进行总结，如果目标没有完成，要及时分析原因，制定改进措施，修订目标，进入新的管理循环。上级管理者要主动承担责任，和下级共同探讨和分析原因，维持相互信任的工作氛围，为下一轮管理循环奠定基础。

4. 目标管理在护理管理中的应用

护理目标管理就是配合医院总体目标，将护理部的总目标按护理组织的层级层层分解，形成各级分目标，构成一个护理目标体系，最后落实到行动。目标管理应用于护理管理时应注意：

（1）做好教育和动员工作：目标制定和实施前应对各层级护士进行有关目标管理的知识教育，做好动员工作，取得员工支持。

（2）充分讨论，确定总体目标：护理部在制定总体目标时，护理部主任应根据情况与副主任、科护士长、病房护士长等一起充分讨论，协商确定。使目标既切合实际，又具有一定的挑战性。

（3）调动下属积极性：护理部应使下属充分了解护理部的总体任务、工作标准、资源及限制，拉近护理部与临床科室的距离，充分调动所有护士长和护士参与管理的积极性。

（4）合理分配资源：护理管理者必须考虑如何分配为达成管理目标所必需的资源，尤其是人力资源。

（5）定期评价与反馈：实施目标管理期间，管理者应注意了解工作进度，定期总结评价与反馈，肯定成绩，查找不足，发现问题及时协调解决。

（6）提前做好预备方案：在目标制定和实施过程中应充分预见可能影响目标完成的相关因素，如政策环境、患者需求、人力资源等方面的变动，提前做好预备方案。

（7）重视组织目标和个人目标的结合：根据激励理论，目标只有在符合个人需求的前提下，才能激发和调动个人的积极性。因此，护理管理者应创造机会，使每名护士在完成组织目标的同时实现个人目标，努力实现组织与个人双赢。

（二）项目管理

1. 相关概念

项目（project）是指在一定的条件下（主要是限定时间和资源），具有明确目标的一次性任务。具体可以是一项工程、服务、研究课题或活动等。

项目管理（project management，PM）是管理者在有限的资源约束下，运用系统的观点、方法和理论，对项目涉及的全部工作进行有效的管理。即从项目的投资决策开始到项目结束的全过程进行计划、组织、指挥、协调、控制和评价，以实现项目的目标。

2. 项目管理的特点

(1)一次性和独特性：项目有明确的起始和结束时间，也基于一定的情境，没有可以完全照搬的先例和完全相同的复制，所以项目具有一次性和独特性的特点。管理者在实施项目管理时，要勇于承担风险、敢于探索并发挥创造力。这是项目管理与一般性管理的主要区别。

(2)复杂性：项目管理的复杂性往往高于一般的生产管理。因为：①项目管理常涉及多个部门、机构或学科，团队成员具有不同背景和经验，管理难度大；②项目工作通常没有现成可直接借鉴的经验；③项目实施过程中存在很多不确定因素和风险。

(3)组织的临时性和开放性：为了项目的开展而设立的组织通常是临时性的，没有严格的边界，其成员、人数和职责是动态变化的。

(4)整体性：项目管理是实现特定目标而展开的多项活动的集合，是一系列相互联系的过程，构成一个整体。

3. 项目管理的程序

(1)提出项目：首先根据实际工作提出需求，再基于需求进行项目识别，即明确做什么项目可以满足需求。护理项目可源于临床护理或护理教学，也可源自护理科学研究或医疗体制改革的要求。

(2)选择项目：综合考虑多种因素，权衡利弊，对提出的项目进行比较、筛选和研究，最终确立项目的过程称为项目选择。项目选择应该遵循科学性、民主性、可行性、系统性和效益性原则。

(3)确定项目：由项目负责人或委托人确定拟执行的项目，并以书面形式说明项目目标、项目必要性、可产生的效益、需要投入的资源及预算等，呈报主管部门审批。书面文件包括项目建议书和可行性研究报告。

(4)制订项目计划：项目计划是项目组织根据项目目标的规定，对项目实施工作进程做出的周密安排，通常以项目计划书的形式呈现。在项目计划制订过程中必须明确五个基本问题：①明确项目的目标；②制定工作分解结构图，将技术目标分解到具体可实现的工作清单中；③明确人员使用计划，并在工作分解结构图中注明；④明确进度计划，如何时开始实施、具体时长、需要哪些资源等；⑤明确费用预算。

(5)项目执行和实施：实施项目是指开展项目所包含的相关活动，包括项目实施前的准备，如计划核实、计划签署、实施动员等；建立项目管理组织机构，进行人、财、物的组织协调，实施各项工作任务，激励项目团队完成既定工作计划；定期了解项目进展情况并提供项目进展报告等。

(6)项目的追踪和控制：为保证项目顺利完成，必须对项目进行控制。项目控制过程就是项目管理者在项目实施过程中，根据既定目标和计划，找出偏差，分析成因，研究纠偏对策，实施纠偏措施的全过程。

4. 项目管理在护理管理中的应用

项目管理是一种较新的管理方法，为护理管理提供了一种新的运作模式，其应用要点如下。

(1)掌握项目管理的内容：设定好项目管理内容是做好项目管理的基础和保障。包括范围管理、时间进度管理、成本费用管理、质量控制管理、人力资源管理、沟通管理、风险管理、采购管理、集成管理等。

（2）设置项目管理组织架构和人员：针对项目的规模、复杂程度、潜在风险等因素设置项目管理的组织架构及项目专职人员，必要时设置项目主管，对项目进行临时授权管理。

（3）明确目标和计划：项目的目标是实施项目的指南，理解和明确项目目标是首要任务。而周全的项目计划是项目成功的基础。

（4）加强团队建设与沟通：项目管理者通常由多个管理部门人员组成，故牵头的护理管理者应加强团队的建设与沟通，注重内部人员的分工与协作，形成一个有凝聚力的团队，才能有力保障项目的顺利实施。

（5）加强宣传，营造变革的环境：在项目的执行阶段，需要加强宣传，营造变革的环境，让工作人员了解项目管理，认识到项目管理是提升护理管理水平的有效途径。

（6）打破传统管理思路：在项目管理中应运用矩阵结构的组织形式，对项目进行综合管理。矩阵结构是由纵横两套管理系统组成的矩形组织结构，如图3-4所示。部门职能系统为纵向组织，项目系统为横向组织。在运行中，纵横系统互动交叉重叠，充分发挥矩阵组织的强大力量，使项目在牵头部门负责下，部门间相互沟通、协调，共同解决问题，确保项目的顺利完成。

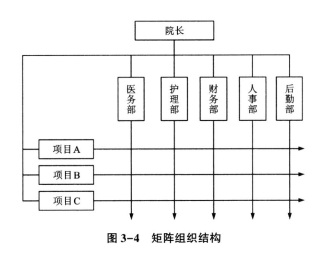

图3-4　矩阵组织结构

（7）加强监测，及时评估：定期监测项目进程，加强项目控制是有效完成项目管理的关键。项目完成后，护理管理者应针对项目团队和完成情况进行反馈，对项目绩效进行评估，总结经验，为后续的项目管理提供可借鉴的建议和意见。

(三) 时间管理

1. 相关概念

时间（time）的本质是一种有价值的无形资源。时间给予每个人的数量是固定的、公平的，也是有限的。在同样的时间消耗情况下，为提高时间的利用率和工作效率，必须进行时间管理。

时间管理（time management）是指在同样的时间消耗情况下，为提高时间的利用率和效益，而进行的一系列控制工作，包括对时间的计划和分配，以保证重要工作能顺利完成，并能够及时处理突发事件或紧急变化。

2. 时间管理的意义

(1) 提高工作效率：研究时间消耗的规律，认识时间的特征，探索科学安排和合理使用时间的方法，可提高工作效率。管理者做好时间管理，将各项工作按照轻重缓急排出主次顺序，可保证重要工作得到及时落实，并有时间解决其他问题。

(2) 提高时间价值：时间虽然是无形的，但是是有价值的，这种价值是以个人或群体在一定时间里取得的成果及对社会的贡献和作用来衡量的。学会科学管理时间的办法，合理地使用和安排时间，可创造更多的成就和业绩，获得最大的时间价值和效益。

(3) 激发员工的成就感和事业心：时间管理是促进生产力发展的客观需要，也是实现个人自身价值的需要。通过时间管理，可使管理者和组织成员收获更多成果和业绩，从而激发员工成就感和事业心，满足自我实现的需要。

3. 时间管理的程序

(1) 评估：包括评估时间使用情况、分析时间浪费的原因以及确认个人最佳工作时间段。

评估时间使用情况。了解自身时间的具体分配和使用情况是有效管理时间的第一步。管理者可有目的性地记录和评估时间的消耗情况，记录每一项管理活动需要的时间，计划时间与实际消耗时间的差距，每日工作效率最高和最低的时间段等，进而判断时间分配的合理性并掌握自己的效率周期，为下一步科学安排时间提供依据。

分析时间浪费的原因。花费的时间如果对实现组织和个人目标毫无意义即可视为时间浪费。引起时间浪费的因素很多，可分为主观因素和客观因素两个方面(表 3-3)。

表 3-3　常见时间浪费的因素

客观因素	主观因素
1. 计划外的来访、电话、会议、应酬等	1. 缺乏时间管理的意识、知识
2. 过多的社交活动	2. 缺乏决策力，处理问题犹豫不决
3. 会议过多或过长，耗时低效	3. 计划不周或缺乏计划
4. 信息不足、不畅	4. 工作目标不明确
5. 沟通不良，需反复澄清及确认	5. 不善于拒绝非本职工作
6. 合作者能力不足	6. 无计划地随时接待来访
7. 突发事件干扰	7. 文件、物品管理无序
8. 上级领导工作无计划	8. 授权不足
9. 政策程序要求不清晰	9. 工作松懈拖拉、专注力不够
10. 文书工作繁杂、手续过多	10. 工作不分轻重缓急

确认个人最佳工作时间段。充分了解个人最佳工作时间段是提高工作成效的基础。管理者要掌握自己身体机能的周期性，充分了解自己精力最旺盛和处于低潮的时间段，根据个体生物时钟安排工作内容。在精力最好的时段，安排需集中精神及有创造性的最重要的工作，而在精力较差的时段安排日常事务、人际交往活动等，以提高时间的利用率。

(2) 计划：①列出具体工作目标及重点；②按照重要程度对目标进行排序，决定事项的优先顺序；③根据事项的优先顺序，将时间适当规划，列出具体时间安排表。

（3）实施：此环节主要是指运用具体的时间管理方法实施时间管理。

1）ABC 时间管理法：美国管理学家阿兰·拉金（Alan Lakein）指出，为有效地管理和利用时间，建议管理者将自己的目标分为三个阶段，即五年目标（长期目标）、半年目标（中期目标）及现阶段的目标（短期目标）。然后将这些目标分为 ABC 三个等级，即 ABC 时间管理法。A 级为必须完成的、最重要的工作，B 级为很想完成的、较为重要的工作，C 级为可以暂时搁置的、较不重要的工作。

ABC 时间管理法的核心是抓住主要问题解决主要矛盾，保证重点工作，兼顾全面，有效利用时间，提高工作效率。ABC 时间管理法的特征及管理要点见表 3-4。

表 3-4 ABC 时间管理法的特征及管理要点

目标分类	占工作总量百分比/%	特点	管理要点	时间分配比例/%
A	20~30	最重要、最迫切 后果影响大	必须做好 亲自去做 立刻去做	60~80
B	30~40	重要、一般迫切 后果有一定影响	最好亲自做 也可授权	20~40
C	40~50	无关紧要，不迫切， 后果影响小	有时间再做 可拒绝或授权	0 或视情况而定

ABC 时间管理的步骤如下。①罗列清单：每天工作开始时，对全天工作日程列出清单；②工作分类：对清单上的工作进行归类，按程序办理；③工作排序：根据工作的特征、重要性以及紧迫性，确定 ABC 等级；④填写分类表：按 ABC 类别分配工作项目，并将工作项目、各项工作预计的时间安排、实际完成的时间记录于分类表中（表 3-5）；⑤实施：首先投入 A 类工作，完成后转入 B 类工作，尽量减少 C 类工作或授权他人完成；⑥总结：记录完成每项工作实际消耗的时间，填入分类表，每日进行自我训练并不断总结评价，提高管理效率。

表 3-5 ABC 工作类别安排表

管理者 _____ 职务 _____ 日期 _____ 起止时间 _____

工作类别	工作项目	时间分配	实际完成时间/h
A			
B			
C			

2）四象限时间管理法：四象限时间管理法是美国著名管理学家史蒂芬·科维提出的时间管理理论，即将工作按照重要和紧急两个不同的程度分为如下四个"象限"（图3-5）。①既紧急又重要的事情，如患者突发病情变化；②重要但不紧急的事情，如新护士培训工作；③紧急但不重要的事情，如接听某些电话；④既不紧急也不重要的事情，如日常事务的处理。

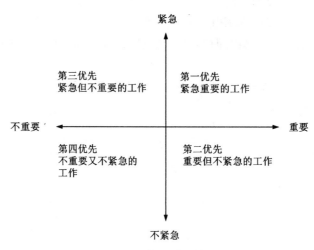

图 3-5　四象限时间管理法

四象限时间管理法的关键在于根据事件的紧迫性和重要性依序处理事件：首优处理的是既紧急又重要的事件，紧接着是重要但不紧急的，再是紧急但不重要的，最后才是既不紧急也不重要的事件。

（4）评价：时间管理评价针对时间的使用情况进行，根据人们时间管理的实际状况，通过定性和定量的鉴别与测定，对时间管理的效果进行综合分析、判断、系统评价，从而提高工作效率的过程。在时间管理评价的过程中，应着重注意以下原则：①评价是针对成果而不是活动本身的评价，评价的标准是工作成果与工作目标相比较的比率；②根据评价对象决定评价的重点。对于有形劳动的时间管理侧重评价效率和质量，而对于无形劳动则重视"效能"，即有效性和贡献性；③评价要重视效果，分析能否用最少的时间获得最大的效益和效果。

4.时间管理在护理管理中的应用

护理管理者要处理的问题往往琐碎繁杂，为达到良好的工作效益，在日常工作中应注意做好时间管理，常用技巧如下。

（1）确定优先处理的事项：护理管理者需根据工作任务，采用前面所述的 ABC 时间管理法或四象限时间管理法等确定最重要、最紧急的任务，排出先后次序，集中精力按次序完成工作。

（2）适当授权：授权是领导者授予下属一定的权力与责任，使其在领导的监督下有适当的自主权、行动权和完成任务的责任。作为一名管理者，没有时间或精力、也没必要亲自处理所有事情，这就需要通过授权他人来增加自己的工作时间。护理管理者通过授权不仅使自己的工作时间更充足，同时也为下属提供成长和锻炼的机会。

（3）学会拒绝：管理者掌握拒绝艺术也是有效使用时间的手段之一。时间对每个人都是均等固定的，管理者也不例外。因此，为了保证时间的有效利用，当要求完成的工作不符合个人职务、专业目标，不属于自己职责范围，或需要完成的工作会影响自己正常职责范围内工作完成时，应采取适当和巧妙的拒绝策略。

（4）养成良好的工作习惯：护理管理者应培养自身的时间成本观念和时效意识，提高掌控时间的能力，灵活应用时间管理的技巧。如加强工作的计划性；仔细分析任务，设定完成期限；充分利用自己的最佳工作时间段来解决最重要和最紧急的事务；简化流程，分工明确；减少不必要的会议，抓住中心议题控制会议时间，提高会议效率；谈话及打电话抓住要点，减少时间浪费等。

（四）管理决策

1. 相关概念

决策是管理最基本的职能之一，贯穿于管理全过程，是科学管理的核心。决策理论的代表人物是美国管理学家赫伯特·亚历山大·西蒙（Herbert Alexander Simon），他指出"管理就是决策""管理的关键在于决策"。决策是否科学，直接关系到工作的成败。因此，护理管理者应充分认识决策的重要性，掌握和提高决策水平。

管理决策（management decision-making）是组织为实现特定的管理目标，在系统地分析主客观条件下，将可能采取的各种行动加以比较并细致分析，用科学的方法拟定并评估各种方案，选择最优的方案并加以实施的过程。决策的重点是对组织内部资源进行有效的组织和利用，以提高管理效能。

2. 管理决策的基本原则

（1）信息准全原则：信息数据的真实性、全面性和准确性是科学决策的基础。只有信息正确才能得出科学、审慎的决策结果。

（2）目标明确原则：应明确组织要解决的问题及整体目标，且组织中每一项决策均应紧密围绕整体目标开展，才能做出明智的决策。

（3）科学可行原则：决策只有在可行的情况下，才能得以成功实施。决策者要充分评估决策方案中所涉及主、客观条件的可能性，预测决策结果及实施后的影响，权衡利弊，周密审定可行性后审慎选择。同时，要保证决策的可行性，决策者还需具备一定的科学知识，遵循事物发展的客观规律，体现决策思想科学化、决策体制科学化、决策程序科学化、决策方法科学化。

（4）分层决策原则：分层决策是指组织内不同层级的管理者，根据层级责任、决策难度及重要性作出不同层次的决策。一般来说，上层管理者作出对组织全局有影响的、长远的战略性决策；中层管理者在组织总目标下，根据自己的权限和部门特征，作出管理性决策；而基层管理者则主要作出与本职工作相关的技术性决策。

（5）对比择优原则：决策时需要综合考虑各种因素，对两种以上的方案进行选择和对比，针对各种影响因素及不可控因素进行权衡，择优选择。

3. 管理决策的程序

（1）发现问题：发现问题是科学决策的前提。决策是为了解决问题而做出的决定和采取的行动。管理者需要多途径调查研究全面掌握一手资料,善于发掘难题和发展机会,识别需要解决的问题及相关因素。

(2)确定目标:决策目标是决策者对于未来一段时期内所要达到目的和结果的确定。确定目标需注意:①提出目标的最低理想水平;②明确多元目标间的关系;③注意目标的可操作性,即应量化、有明确期限和确定的责任者。

(3)拟定备选方案:管理者需要从多角度审视问题,并使用决策技术和方法列出尽可能多的备选方案。拟定方案时,需要充分收集信息,全面分析和归纳信息,以便做出科学预测,拟定各种情况下的最佳方案。必要时,还可利用模型进行模拟试验,以增强决策的科学性。

(4)分析和评价备选方案:是对方案的论证环节。在进行方案比较时需要考虑组织的实施条件、方案的可行性、组织效益和可能产生的风险等,运用定量分析和定性分析的方法,综合权衡利弊。

(5)选定方案:在综合权衡的基础上,管理者要做出决策过程中的最终选择,即选定最佳方案。这是最为关键的一步,直接影响决策的有效性。最优化决策需符合以下三个标准。①全局性标准:即考虑全局效益;②适宜性标准:决策在考虑目标达成的同时,要注重过程合理适宜,符合实际情况;③经济性标准:力求以最少的投入获得最大的产出。

(6)实施决策:实施决策是领导活动的最终目的。只有将决策方案付诸实施,才能达到预期目标,决策方有意义。可采用目标管理方法,把方案落实到位,并建立方案进展反馈报告制度,有问题及时进行调整。

(7)检查评价:决策实施以后,需要检验和评价实施的效果,检查是否达到预期目标,如发现偏差,应及时修订方案纠正偏差,并不断总结经验教训,为今后的决策提供信息和借鉴。

4. 管理决策在护理管理中的应用

在决策过程中,为实现决策方案的优化,需要运用各种科学手段和技术。护理管理者可选用的决策方法及技术包括:头脑风暴法、德尔菲法、名义群体法、专家会议法及决策树等。

(1)头脑风暴法:头脑风暴法(brain storming,BS)是为了发挥集体决策的作用和创造性,提高决策质量所采取的一种常用方式。通常是将有兴趣解决某个问题的人集合在一起,在充分开放、轻松的氛围下,敞开思路,畅所欲言,以激发人的创新思想。头脑风暴法参加人数一般为5~10人,会议时间控制在1小时左右为宜,应遵循的原则为:①对他人提出的建议或想法均不予批判和评论;②提倡自由发言,畅所欲言,参与者不用考虑自己的建议是否适当可行,想到什么就说什么;③主张每个人独立思考,不私下交谈,以免相互干扰;④补充和完善已有的建议,使其更有说服力。

(2)德尔菲法:德尔菲法(delphi technique)也称为专家调查法,即采用通信方式分别将所需要解决的问题发送给专家征询意见,并经过反复征询、归纳、修改,最后形成专家一致性的内容。如在探讨临床专科护士的培养和管理体系时,研究者通过文献研究法结合临床实际构建初步函询问卷,然后通过德尔菲法确定具体的准入条件、培养路径、考核与认证方式、再认证、具体使用与绩效管理等内容,使之更具权威性。

德尔菲法的实施步骤如下:①确定调查主题,拟定提纲并准备调查主题的背景材料;

②根据调查主题和涉及面，成立专家小组，应包括理论和实践等方面的专家，以 10~50 人为宜；③向专家提出问题及相关要求，并附上背景材料，请各位专家根据自己的判断独立予以书面回复；④将各位专家的首轮判断意见进行汇总、分析、修改，列出图表，再发回给专家；⑤专家在首轮反馈结果的基础上，再提出修改意见和方案；⑥收集意见和信息反馈可进行多轮，直至专家间的意见基本一致。德尔菲法具有成本经济性、专家独立性和决策结果一致性的优点，但专家组的评价主要依靠直观判断，缺乏严格论证，且难以避免部分专家草率作答。

（3）名义群体法：名义群体法（nominal group technique，NGT）又称为名义群体技术，因为小组成员不在一起讨论、协商，故小组只是名义上的。具体方法为：管理者先召集小组成员，告知将要解决问题的关键内容，请组员针对要解决的问题进行独立思考，要求每个成员把自己的方案和意见写下来，并按次序逐一陈述自己的方案和意见，最后由小组成员对所有提出的备选方案进行投票，根据投票数量确定最后方案。

（4）专家会议法：是指选定一定数量的专家，通过组织专家会议来充分发挥专家群体的创造性思维和专业特长，群策群力，通过相互信息交流产生创造性思维活动，为决策提供有成效的成果。专家会议法的要点在于，要避免固执己见及对权威和大多数意见的附和与屈从。

（5）决策树：决策树（decision tree）是以树在生长过程中的不断分枝来象征事件发生的各种可能性，并利用概率分析原理，以分枝和修剪来寻优进行决策。其主要特点是整个过程直观、简要、层次清晰，便于决策者思考和集体讨论。

决策树的分析程序如下：①提出决策问题，明确决策目标。②绘制决策树图形。决策树由决策节点、方案分枝、状态节点、概率分枝和结果节点组成。决策节点通常用矩形框表示，放在决策树的左端，由此引出的分枝为方案分枝，用线段表示；圆圈表示状态节点，由它分出概率分枝；结果节点通常用三角形表示，在概率分枝的末端（图 3-6）。③明确各种结局可能出现的概率，并在决策树上表示出来。④对最终结局用适宜的效用值赋值。⑤计算每种备选方案的期望值。计算期望值是从右到左沿着决策树的反方向计算的。每个状态节点所用的结局效用值与其发生概率的乘积即为该状态节点的期望值；而每个方案分枝中，其状态节点的期望值分别与其发生概率相乘，其总和为该方案的期望值。⑥对比各方案的期望值大小，进行剪枝优选。期望值最高的方案为最终决策方案，其他的备选方案均予以舍弃即进行剪枝，并用"＝"记号隔断。⑦应用敏感性分析对决策分析的结论进行测

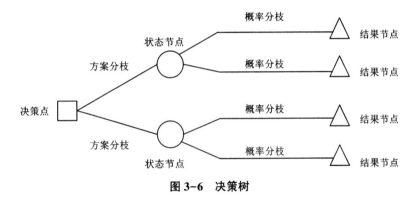

图 3-6　决策树

试。敏感分析的目的是测试决策分析结论的真实性和稳定性。敏感分析要回答的问题是当概率及结局效用值等在一个合理的范围内变动时，决策分析的结论会不会改变。通过敏感性分析，可以确定各因素容许变化的范围，有利于引起决策者注意，这对选择最优方案和对确定性因素事先拟定对策，是非常必要的。

应用决策树解决问题须注意：①应从决策树的末端起，从右向左，步步推进到决策树的始端；②在向前推进的过程中，应计算每一阶段事件发生的期望值；③在每一个决策判断时，须对其可能出现的所有情况进行全面分析，包括不同状态下各种决策方案的收益大小和所要承担的风险；④对决策树进行剪枝，即方案舍弃的过程，剪除除最高期望值以外的其他所有方案分枝，找到解决问题的最佳方案。

本章小结

本章重点介绍了管理环境与计划相关概念，管理环境分析的程序和方法，计划的编制以及目标管理、项目管理、时间管理、管理决策的具体应用。随着社会竞争的日益激烈和护理学科的不断发展，护理工作范畴越来越广泛，工作内涵不断延伸，为了更好地统筹各项工作，各级护理管理人员必须把握医疗护理行业的内外环境，结合组织实际制订合理的、高质量的计划并科学决策，为促进护理工作高质量发展奠定坚实的基础。

思 考 题

1. 如何进行护理管理环境分析？
2. 护理管理者应如何做到合理制订和实施计划？

推荐阅读材料

1. 刘玉竹，王净.智慧医疗背景下三甲医院开展医养结合的 PEST 分析[J].中国老年学杂志，2021，41(16)：3606-3610.

2. 张薇，李平，叶苓，等.护理人员多点执业的 SWOT 分析[J].护理学报，2018，25(21)：12-15.

3. (美)德鲁克.管理的实践(中英文双语版)[M].齐若兰，译.北京：机械工业出版社.2019.

4. 《中国职业医学》编辑部.《"十四五"卫生健康标准化工作规划》解读[J].中国职业医学，2022，49(1)：21.

5. 新华社.中共中央、国务院印发《"健康中国2030"规划纲要》[J].中华人民共和国国务院公报，2016(32)：5-20.

第四章

组　织

学习目标

识记

1. 能陈述组织管理的原则及方法
2. 能陈述组织设计的原则及方法
3. 能叙述组织变革的概念和影响因素

理解

1. 能理解并概括中国医疗卫生组织体系
2. 能理解组织管理幅度和管理层次
3. 能理解组织变革的模式和分类

运用

1. 能正确运用组织管理的方法
2. 能正确运用组织设计的方法
3. 能正确分析组织变革的动力及阻力

组织是指为达到某些特定目标，经分工与合作，由不同的权利和责任制度而构成的人的集合，是一种至少需两人的有意识地加以协调的活动或效力系统，该系统具有开放性、动态性等特点，由许多相互影响、共同作用的子系统组成。组织管理（organization management）是管理活动的重要组成成分，其目的在于确立组织结构，优化组织运行，最终实现组织目标。组织设计（organization design）是组织管理的重要手段，是使组织系统中各子系统相互协助、有机结合的动态过程。在护理管理中，建立科学、完善的组织体系，落实组织管理职能，不仅能促进各项护理活动有序进行，更是保障护理团队良性发展的重要基础。本章将围绕组织管理的原则和方法、组织设计的原则和方法、组织变革的概念和方法等内容，探讨组织管理与设计在护理管理实践中的意义。

第一节　组织管理

组织管理是指通过设计并维持组织内部的结构及相互之间的关系,是人们为了实现组织目标而有效协调工作的过程。组织管理是管理的职能之一,在现代管理中具有十分重要的作用,它是落实计划任务的必要条件,是统一组织成员行动的重要手段。

一、组织管理原则

有效的组织管理是一切活动顺利开展的基础。组织管理原则应综合考虑组织的责任、使命、宗旨,对活动质量的要求,对人的评价和看法,价值分配,员工的权利与义务,报酬与待遇,价值观和行为准则等纲领性的基本问题。组织管理原则包括以下几个方面。

1.人本原则

即以人为中心,在组织管理中强调尊重人、理解人、关心人、服务人、培养人,重视人力资源的开发与利用,建立科学的激励机制和价值评价体系,使员工在组织中得到全面发展,满足人的需要,实现人的价值,继而调动人的积极性、主动性和创造性。

2.民主原则

在组织管理中体现民主参与、民主管理。一方面,管理者应具有民主意识和民主作风,能广泛吸收各方面的意见和智慧,博采众长;另一方面,要求员工具有民主素质和参政能力,为组织管理积极献言献策。在组织中实行民主决策、民主协商、民主对话和民主监督。

3.公开原则

增加管理者与员工之间的管理透明度,增强上下级之间的相互了解和意见沟通,公开办事程序,公开评价标准,对涉及员工切身利益的管理制度、分配方案等应广泛征求意见。

4.公正原则

在组织管理中,对人对事要出于公心。在用人问题上,做到竞争机会均等,评价客观公正;在利益分配上,要克服平均主义,将按劳分配、多劳多得、优劳优酬与按生产要素分配结合起来;在任务分配上,要根据人的能力大小、工作水平高低,合理确定权重。

5.科学原则

组织管理须科学决策,规范管理。在管理过程中,吸收先进的管理经验、管理模式,优化管理程序,提高管理效率。

6.权责一体化原则

权力是指在规定的职位上行使的权力,不同职位有与之匹配的权力,才能更好地领导、指挥和管理组织活动。责任是在接受职位、职务之后必须履行的义务。权力和责任互相关联、互为条件、相互统一,各职位通过行使权力来完成工作职责;权力是责任的前提和基础,通过工作职责把权力具体化和落到实处,在享有权力的同时要承担责任。

7. 不干涉原则

各部门在职责范围内自主安排工作，不受其他部门的干涉。各级管理人员在安排工作时，要逐级下达，避免越级更改下级的安排。其他职能部门行使职能管理权、监督检查权等。

二、组织管理的方法

组织管理包括两个方面：一是组织内部管理，即从组织自身的角度对组织内的微观结构进行管理；二是组织外部管理，即从组织所处的宏观环境进行管理，以协调组织与外部及社会各相关系统之间的关系，也就是解决外部矛盾。

(一)组织内部管理

按照管理对象的规模，可分为对个人的管理、对群体的管理和对组织整体的管理三个层次。

1. 组织对个人的管理

任何一个组织都是由一定数量的人组成的，人不仅构成组织的结构，而且操纵组织的运行；人的目标决定了组织的目标，人的行为决定了组织目标实现的程度。因此组织管理的核心是对人的管理，人在组织管理中占据核心地位。在组织管理中，对个人的管理重点是以人为本，研究人的行为规律，激发人的积极性。

2. 组织对群体的管理

团体包括正式群体和非正式群体。在组织管理过程中这两部分同样重要。正式群体明确规定组织成员之间的职责范围和相互关系，组织的制度和规范、规则对组织成员具有权威的约束力，可以通过正常的制度和激励手段来进行管理。而非正式群体虽然没有特定的目标、章程和规范，结构也较为松散，但仍对组织有相当的影响力。这种影响力有时是有益的，有时也会产生对立和冲突。如果能及时有效地引导和控制，有利于成员之间的相互尊重、理解、信任、支持、关心等，增强组织凝聚力，也有利于提供更多沟通渠道。智慧的管理者应妥善处理好正式群体和非正式群体之间的关系。

3. 组织对组织整体的管理

按照系统理论的观点，系统的结构决定其功能，组织是由许多相互关联的部分组成的系统，某一部分的活动会对其他部分产生影响，作为管理者不能孤立地处理各个部门的问题，而应把它作为一个整体来对待。如组织内人事关系、人际环境和成员情绪等方面并非一成不变，需不断深入了解具体情况以作出调整。

(二)组织外部管理

组织外部管理主要解决组织与外部环境的关系问题。随着现代社会的发展，任何组织都不是与外界隔离而独立发展的，而是与外部环境构成了一个相互作用、相互影响的有机系统。组织的外部环境通常包括政治、法律、社会、科技及竞争对手等，这些因素是组织难以掌控的。因此，要实现组织的高效运作，需考虑外部环境变化对组织的影响，处理好组织与环境之间的关系。

(三)护理组织管理方法

护理组织管理水平直接影响医院的护理质量和护理工作效率,建立和完善护理组织管理体系需要一套行之有效的管理方法。

1.确定组织结构

通过确定组织结构,明确护理组织系统各层级人员组成、明晰分工,为落实各级人员职责、达到组织目标提供保障。护理组织结构应根据国家卫生健康委员会、省市级卫生行政机构和医院三个层面设立;医院应按院级、职能部门、临床科室三个层面确定护理组织结构,如医院内实行护理副院长—护理部主任—科护士长—病区护士长的垂直管理体系。各级护理组织结构均需根据上级要求和实际情况,负责制定护理工作的方针、政策、法规和技术标准,提出发展规划和工作计划,并检查执行情况、组织经验交流,研究解决存在的问题。

2.设立激励系统

通过设立激励系统进行目标导向,使组织成员按照组织所期望的方向行动,从而提高组织的整体效率,实现组织目标。从护理组织管理的角度出发,设立激励系统就是调动护士的工作积极性,以提高工作绩效。常用的激励方法有以下五个,可结合实际情况选择使用。

(1)引导激励:被激励者自觉接受而非管理者强加。护理管理者培养护士的慎独精神,并组织护士对自身角色进行探讨和反思,教育和引导护士热爱本职工作。

(2)按需激励:激励的起点是满足组织成员的需要。护理管理者首先要洞悉护士的需要层次,因人而异给予不同形式的激励。例如,对于年轻而上进心强的护士,护士长应为其提供展示才华和学习深造的机会。

(3)物质激励:是激励的基础,能满足人们的低层次需求,但应正确、适当地应用物质激励。

(4)精神激励:与物质激励相结合可以满足自尊、实现自我等高层次需求,但是要注意切勿"唯精神论"。

(5)正向与负向激励:正向激励就是对符合组织目标的期望行为进行奖励。负向激励就是对违背组织目标的非期望行为进行惩罚。正负激励都是必要且有效的,不仅作用于当事人,而且会间接地影响周围其他人。

3.建立控制系统

(1)制订计划:随着护理学科的发展,护理模式的改革,护士的角色范围与功能不断扩大,护理管理者应熟悉人力、物力和财力等资源,合理分配,做好管理规划,随时应对变化,妥善解决突发事件,使本单位及组织的护理工作更加完善。

(2)前馈:通过对现有资源的分析、情况的观察、规律的掌握、信息的分析、趋势的预测,预计未来可能发生的问题,在其未发生前制订相应的计划进行规避或采取相应的措施将影响最小化。

(3)控制:控制是保证计划实施所采取的必要的纠偏行动,包括事前控制、事中控制和事后控制。临床护理工作复杂多变,在制订和执行计划中均可能出现偏差,管理者可以不定期检查目标的落实情况,分析问题、查明原因,并找出方法予以解决。

（4）反馈：对实施过程中每一环节所产生的客观结果，能够及时做出反应，并据此调整、修改下一步的计划，使计划决策的实施与原计划本身在动态中达到协调。当然，反馈是对结果的反思，而已铸成的事实难以改变，且用新计划代替旧计划、用新决策代替原有决策需要一定的时间，这其中必然会造成部分损失。

三、中国医疗卫生组织

卫生组织（health organization）是指以促进、恢复和维护人群健康为基本目的的机构。国际卫生组织包括联合国世界卫生组织、国际红十字会与红新月会联合会、联合国儿童基金会、国际护士会（International Council of Nurses, ICN）等。我国医疗卫生组织体系是以行政体制建立为基础，在不同行政地区设置不同层次、规模的卫生组织，是实现卫生工作既定目标的组织保障，按其性质分为卫生行政组织、卫生服务组织和社会卫生组织（图4-1）。

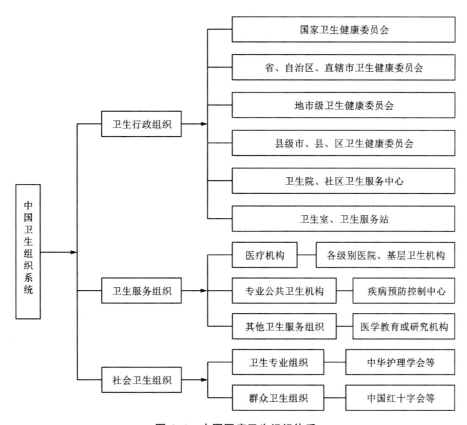

图4-1 中国医疗卫生组织体系

（一）中国医院组织系统

《医疗机构管理条例》指出，医院是治病防病、保障人民健康的社会主义卫生事业单位，必须贯彻党和国家的卫生工作方针政策，遵守政府法令，为社会主义现代化建设服务。

医院必须以医疗工作为中心，在提高医疗质量的基础上，保证教学和科研任务的完成，并不断提高教育质量和科研水平，同时做好预防、指导基层和计划生育的技术工作。从1989年开始，将全国各医院划分为三级十等，即一、二级医院分为甲、乙、丙三等；三级医院分为甲、乙、丙、特四个等级。根据不同的划分标准，可将医院划分为不同类型（表4-1）；目前我国暂无官方认定的三级特等医院。

表4-1　医院划分依据及类型

划分依据	类型
收治范围	综合医院、专科医院
特定任务	军队医院、企业医院、医学院校附属医院
所有制	全民所有制医院、集体所有制医院、个体所有制医院、中外合资医院
经营性质	公立医院、社会办医院
地区	城市医院(市、区、街道医院)、农村医院(县、乡、镇医院)
分级管理标准	一级医院(甲、乙、丙等)、二级医院(甲、乙、丙等)、三级医院(甲、乙、丙、特等)

根据医院分级管理标准，一级医院病床不少于20张；二级医院病床不少于100张；三级医院病床不少于500张。医院病床编设需要由当地卫生行政主管部门根据对医院的业务发展规划和本地区人群医疗服务需要，充分论证后申报上级卫生行政部门审定，不宜过少或过多，需充分考虑医院特色、所承担的任务、社会需求及实际效益等。

医院组织系统由多个子系统组成，包括党群组织系统、行政管理组织系统、临床业务组织系统、护理组织系统、医技组织系统。不同级别的医院各系统机构的设置有所不同，需根据医院特色等进行调整，各系统共同协作，促进医院的良性运作。

(二) 中国护理组织系统

护理组织系统是医疗卫生组织系统中的重要组成部分，在各级卫生组织中发挥着重要的管理作用。我国护理组织系统包括护理行政管理系统、护理学术组织系统、医院护理组织系统(图4-2)。

1986年，卫生部发布的《关于加强护理工作领导，理顺管理体制的意见》，要求县及县以上医院都要设立护理部，实行院长领导下的护理部主任负责制。根据医院的功能和任务，建立独立完善的护理管理体系。一般拥有30~50张病床的病区或拥有5名及以上护士的独立护理单元设置护士长。护理任务重、人员多的护理单元，可增设副护士长。

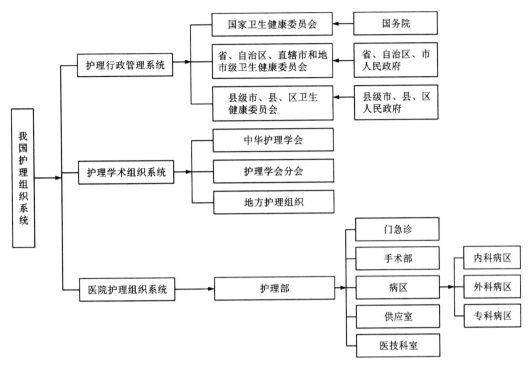

图 4-2　中国护理组织系统

第二节　组织设计

　　组织设计是一个动态的工作过程，包含众多工作内容，其根本任务是建立有益于管理的组织，以有效实现组织的各项目标。组织设计可能存在三种情况：新建的企业需要进行组织结构设计；原有组织结构出现较大的问题或目标发生变化时需要进行重新评价和设计；组织结构需要进行局部的调整和完善。科学地进行组织设计，要根据组织设计的内在规律有步骤地进行，才能取得良好效果。

一、管理幅度与管理层次

　　管理幅度(management span)与管理层次(management level)是组织结构的基本范畴，是影响组织结构的两个决定性因素。幅度构成组织的横向结构，层次构成组织的纵向结构，水平与垂直相结合构成组织的整体结构。管理幅度又称管理宽度，也称管理跨度、控制跨度，是指在一个组织结构中，管理人员所能直接管理或控制的下属数目。管理幅度的大小取决于组织结构的层级，并且受许多因素影响，幅度与层次呈反比关系，即组织层次越多，管理幅度就越小。管理层次是指从上级到下级建立明确的职责、职权和联系的正式层级。管理层次数以能保证组织结构合理、有效运转的最少层次为宜，一般从最高领导层到基层是 2~4 层。管理幅度的宽窄、管理层次的多少各有优劣。

（一）管理幅度

1. 管理幅度的特点

首先，管理幅度是有限的。其次，有效的管理幅度尚没有一种普遍适用的、固定的具体人数标准，其大小受各种影响因素的控制。此外，主管人员领导下的各部门或人员所执行的职能相似程度越高，则管理幅度越大。

2. 影响管理幅度的因素

管理幅度根据大小可分为窄幅度和宽幅度，影响管理幅度宽窄的因素各有特点（表4-2）。

表4-2　影响管理幅度的因素

窄幅度	宽幅度
1. 下属很少或没有培训	1. 下属有充分的培训
2. 不适当或不明确的授权	2. 明确的授权，并承诺明确的任务
3. 非重复性工作，计划不明确	3. 重复性工作，计划明确
4. 目标和标准无法考核	4. 目标和标准可以考核
5. 内外部环境的急骤变化	5. 内外部环境的缓慢变化
6. 不适当的沟通技术	6. 恰当的沟通技术
7. 上下级之间无实效的联系	7. 上下级之间有有效的联系
8. 无实效的会议	8. 有效的会议
9. 中低层存在着较多的专业问题	9. 较高一层存在一定数量的专业问题
10. 管理能力不强和未经过培训从事复杂工作	10. 管理能力强，受过培训从事简单工作
11. 下属不愿意承担责任或合理的风险	11. 下属愿意承担责任或合理的风险
12. 不成熟的下属	12. 成熟的下属

3. 宽窄管理幅度的比较

管理幅度越大，人与人之间的关系往往就越复杂。一个管理者如果管理的下属太多，就会造成复杂的人际关系环境，增加管理难度。因此，一方面要把管理幅度控制在适度的范围，另一方面要加强部门和人员之间的沟通，选择适当的管理幅度，充分考虑宽窄管理幅度的优缺点（表4-3）。

表4-3　宽窄管理幅度优缺点

	窄管理幅度	宽管理幅度
优点	严密的监控	迫使上级授权
	上下级间联络迅速	制定明确的政策

续表4-3

	窄管理幅度	宽管理幅度
缺点	上级过多参与下级工作	上级负担过重
	管理的多层次	容易成为决策的"瓶颈"
	多层次间管理的高成本	上级有失控的危险
	最低层与最高层之间的距离过长	要求管理人员具备特殊的素质

(二) 管理层次

管理者与被管理者关系比较简单,管理者直接领导所有人能有效实现目标。但随着生产力的发展,科技的进步,以及经济的增长,组织规模越来越大,管理者与被管理者的关系随之复杂化。管理层次,就是在职权等级链上所设置的管理职位的级数。当组织规模受限时,一个管理者可以直接管理每一位作业人员的活动,这时组织就只存在一个管理层次。而当规模的扩大导致管理工作量超出了一个人所能承担的范围时,为了保证组织的正常运转,管理者就必须委托他人来分担自己的一部分管理工作,随着组织规模的进一步扩大,受托者又不得不委托其他的人来分担自己的工作,依此类推形成组织的等级制或层次性管理结构。

1. 管理层次分工

在组织的纵向结构中,通过组织层次的划分,组织目标也随之呈梯状分化。一般来说,大部分组织的管理层次往往分为三层,即上层、中层、基层。

(1)上层:对于上层来讲,主要任务是从组织的整体利益出发,对整个组织实行统一指挥和综合管理,并制定组织目标及实现目标的大致方针。

(2)中层:主要任务是负责分目标的制定,选择实施方案,分配资源,协调下级的活动,以及评价组织活动成果和制订纠正偏离目标的措施等。

(3)基层:主要任务是按照规定的计划和程序,组织并协调基层员工开展各项工作。

2. 管理层次设计

(1)按照企业的纵向职能分工,确定基本的管理层次。如医院行政管理层次常为五层,即业务科室—职能管理部门—副院级分管领导—院长—院长办公会。

(2)按照有效管理幅度推算具体的管理层。一般中高层的管理幅度为5～8人,基层是10～15人。

(3)按照提高组织效率的要求,确定具体的管理层次。影响组织效率的因素除了领导者的管理幅度外,还有下属的积极性和完成任务的能力。

(4)按照组织不同部分的特点,对管理层次做局部调整。

二、组织设计的原则

组织设计是对组织活动和组织结构的设计过程,是把组织要素如任务、责权、工作程序组合并制度化动态设计的过程。进行组织设计时,应遵循以下基本原则。

1. 目标明确原则

在进行组织设计时，必须从组织目标出发，明确组织的发展方向、经营战略，防止"因人设职、因职找事"的现象。

2. 分工协作原则

组织分工时应当按照专业化的原则，分工合理、协作明确。一般分工越细，专业化水平越高，责任越明确，效率也越高，但也容易出现机构增多、协作困难的问题。分工粗犷，虽然机构可以减少，协调困难减轻，但是专业化水平和效率比较低，容易产生责任推诿现象。

3. 统一指挥原则

在管理工作中实行统一领导，建立严格的责任制，消除多头领导和无人负责现象，保证组织的有效领导和正常运行。

4. 层幅适当原则

在组织设计中，管理层级与幅度必须适当。管理幅度过小，管理层次过多，将导致机构臃肿、信息不畅等负面效应；管理幅度过宽而管理层次较少，则可能使管理者疲于应付、同级间沟通困难。

护理部是医院管理中的中层职能部门，在院长或副院长领导下，负责组织和管理医院护理工作。病区护理管理实行护士长负责制，护士长属于基层管理者，采用定责授权的方式，设立科室管理小组及组长，协助落实护理质量管理和实现护理安全目标。

5. 责权对等原则

责任、权利、利益三者之间不可分割，三者之间的协调、平衡和统一是组织高效运转的必备条件。在组织设计时，要做到有职就有责，有责就有权。有责无权和责大权小，会束缚管理人员的积极性、主动性和创造性；而责小权大，甚至无责有权，又难免造成滥用权力，产生官僚主义。

6. 精简高效原则

在保证组织目标实现的前提下，力求减少管理层次，精简管理机构和人员，保证队伍精干，并实现高效率。值得注意的是，精干是在保证组织需要的前提下做到机构和人员最少。

7. 稳定适应原则

组织的内部结构要相对稳定，才能保证组织工作的顺利开展。组织结构处在动态之中，随着内外环境条件的变化相应做出调整。如随着医学模式的改变，医院的重心从治疗急性传染病转向预防和治疗慢性疾病、心身疾病等，同时也开设心理咨询、健康保健、康复治疗等专科项目来适应新变化。

8. 弹性结构原则

组织结构、人员的职位和职责可以随着实际需要而变动，应按任务和目标需要设立岗位，而不是按人设岗。同时，岗位职责要根据不同时期的组织目标的特性进行调整。各级管理人员须定期更换，努力做到一专多能、一人多岗。还可以通过实行多种用工制度使人员安排富有弹性。如具有丰富科研经验的护士，可承担或兼职更多科室和医院的科研任务；临床经验丰富的护士，可承担更多的临床照护和带教工作等。

9.经济适度原则

指以一定投入获得最大的产出，或保证一定的产出使投入最小。在组织设计中，确保所有可利用资源发挥最大价值，切忌闲置和浪费资源。

基于管理现状调整组织设计

某医院的护理组织结构包括护理行政管理组织和护理管理委员会。行政管理组织为护理部主任—科护士长—病区护士长三级管理体系；护理管理委员会包括护理质量管理与持续改进、文书质控管理、消毒隔离监控等十二个管理委员会。在实际工作中，护理部张主任意识到医院护理组织结构存在以下问题：①护理管理委员会分工过细，职责分散，不利于统一协调；②护理行政管理组织和护理管理委员会的成员有相应专业资格要求，在一定程度上限制了普通护士的准入；③该护理管理组织体系导致护理部职能主要集中于业务管理，不便对人、财、物全面统筹。

随后，张主任根据医院管理现状，评估多元化医疗服务需求，紧跟护理学科发展，参考国内外优秀护理管理体系，对护理管理组织进行了三个方面调整：①重组护理专业管理组织，将原有的十二个护理管理委员会整合为五个，每个委员会下设不同工作小组，共组建二十五个工作小组，各管理委员会由主任委员、副主任委员、组长、副组长和组员组成；②调整护理管理委员会人员构成，规定各工作小组的临床一线护士比例须达25%~35%；③完善护理管理组织运行模式，定期举行护理管理委员会会议，各小组针对护理工作存在的问题进行讨论，在充分调查的基础上形成议题，并提出解决方案，制定相关制度。在张主任的带领下，医院护理管理组织改革取得了明显成效，提高了护士主动参与管理的积极性和责任感，提升了医院护理管理水平。

资料来源：姜小鹰，李继平.护理管理理论与实践[M].北京：人民卫生出版社，2017.

三、组织设计的方法

(一)组织设计的思路

根据组织设计的原则，充分考虑目标和任务进行层幅设计、部门划分、组建团队、设立岗位，再按照岗位需要选择合适的人员来担负责任、行使权力、落实工作，常见的组织设计方法有自上而下和自下而上的两种设计思路。

1.自上而下的组织设计方法

首先应明确组织目标，根据组织目标确定组织需要的基本职能。其次，依据对组织职能的细分和归类，开设相应的组织部门，并把各部门的任务和功能分解，设置具体职务。最后，为各种职务设计必要的职位，确定职位的数量，配置合适的人员(图4-3)。

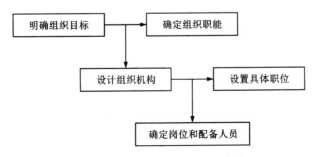

图4-3　自上而下的组织设计方法

2. 自下而上的组织设计方法

多适用于设计全新的组织。首先,根据组织目标具体分解情况进行职务分析和设计,确定所需的职务类别和人员数量,并根据岗位要求形成职务规范。其次,依据相关的原则和组织环境、资源等条件,根据各职务工作内容的性质和职务间关系,划分不同的部门。最后,调整和平衡各部门、各职务的工作内容和数量,使前两步设计进一步合理化,并根据各部门工作的性质、内容和需要,设计整体组织结构,并规定和划分责任、权利、利益,构成完整的组织结构网络(图4-4)。

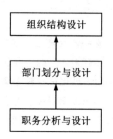

图4-4 自下而上的组织设计方法

(二)组织设计的类型

组织设计既是对新组建组织进行组织结构的设计,也是对原有组织结构进行调整和完善。无论是组建新组织还是完善原有组织,组织设计的基本程序均需按照一定要求进行。组织设计的类型如下。

1. 职能设计

根据组织目标和任务设置管理职能层次,并层层分解为具体业务和工作等。

2. 结构设计

结构设计是组织设计的重要内容,包括纵向的层次设计和横向的部门设计。根据对组织职能的划分,确立管理层次、部门、岗位。

3. 职务设计

根据各部门的任务和功能,确定责任、权利、利益,设计具体职务。

4. 岗位设计

设计必要的工作岗位,按照职位要求和职位数量配备相应数量和素质的人员。

5. 协调设计

协调设计是协调方式的设计,主要规定分工和协作。包括分工的各个层次、各个部门之间如何进行合理的协调、联系和配合等。

6. 规范设计

结构本身要落实到组织的规章制度上。管理规范应保障各部门、各职位服从统一的标准进行活动和组织运作。

7. 激励设计

激励包括正向激励和负向激励。根据员工的工作情况给予相应的回应,正向激励包括增加工资和福利,负向激励包括约束和相应处罚措施。

8.反馈设计

将组织运行过程中出现的新问题、新情况进行反馈,定期或不定期地对原有的组织结构设计进行修正,使其不断完善。

(三)组织设计的过程

组织设计是一个动态过程,并非一成不变,需要在具体实践中不断作出调整,即组织设计是一种具有连续性和周期性的活动。同时,组织设计是随机制宜和因地、因时、因人而异的。一般而言组织设计包含五个步骤(图4-5)。

(1)设计实现组织目标的计划。

(2)根据组织目标划分具体的工作任务。

(3)将主要工作任务层层细分,最终成为多个单人工作量的子任务。

(4)根据子任务的性质设置岗位并分配资源。

(5)审查组织目标的达成情况,并对原有计划进行调整。

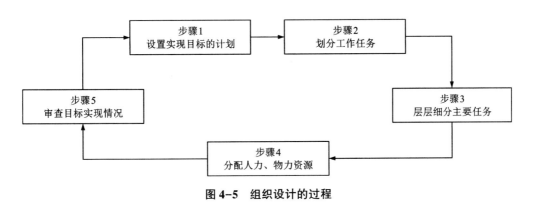

图4-5 组织设计的过程

第三节 组织变革

一、组织变革的概念

组织变革(organizational change)是指运用行为科学和相关管理方法,对组织的权力结构、组织规模、沟通渠道、角色设定、组织与其他组织之间的关系,以及对组织成员的观念、态度和行为,成员之间的合作精神等进行有目的、系统的调整和革新,以适应组织所处的内外环境、技术特征和组织任务等方面的变化,提高组织效能。

简言之,组织变革就是对原有组织结构和功能进行调整、革新和再设计。现代组织理论认为变动性与稳定性是组织的基本属性。美国著名系统管理学派代表人物弗里蒙特·卡斯特(Fremont E. Kast)和詹姆斯·罗森茨威克(James E. Rosenzweig)认为动态平衡包括促进组织良性发展,利于目标达成;刺激组织积极创新,使组织在适宜条件下富于主动性;改进组织行为模式和提高组织适应能力,对外界及内部变化做出及时反应。

二、组织变革的影响因素

组织变革的影响因素包括促进因素和阻碍因素。

(一) 组织变革的促进因素

1. 外部促进因素

(1) 社会政治因素：国家发展战略和创新思路等社会政治因素对于各类组织形成强大的变革推动力。如2010年卫生部决定在全国范围内开展"优质护理服务示范工程"活动，仅一年时间，在全国范围内创建了100所"优质护理服务示范医院"、300个"优质护理服务示范病房"，达到了"患者满意、社会满意、政府满意"的目标。

(2) 技术发展因素：科学技术的变化是促进组织变革的强大动因。计算机网络技术的临床应用提高了组织运作的效率，如移动护理技术的使用大幅度减少了护士往返病房与护士站的时间，在患者床旁就可完成护理的相关记录工作，增加了护士与患者接触的时间。

(3) 市场竞争因素：市场适应性是组织管理有效性的评价标准之一。医院的医疗安全和服务质量需满足市场需求，才能达到良性运作的目的。随着医疗体系的不断扩大，许多营利性医疗服务机构参与市场竞争，使护理服务市场需求呈现多样性和复杂性，这就要求护理管理者根据对医疗护理服务市场的现状、战略竞争特点的分析，制定变革战略。

2. 内部促进因素

(1) 组织结构因素：组织目标可以引领组织成员行动的方向，组织内部结构需动态适应外部环境的变化，包括组织结构、人力、整个组织管理程序优化和工作流程再造。

(2) 人员管理因素：人力资源管理是组织变革的重要推动力之一。由于劳动人事制度改革的不断深入，各级护理管理者和护士的来源和技能背景构成更为多样化，为了保证组织目标的实现，需要对组织的任务做出有效的预测、计划和协调，对组织成员进行多层次的培训。

(3) 团队工作模式：各类组织日益重视团队建设。组织成员的士气、动机、态度、行为等的改变，对于整个组织有着重要的影响。

(二) 组织变革的阻碍因素

随着时代日益向前发展，组织变革作为战略发展的重要途径，总会受到各种风险因素的阻碍。

(1) 个人因素：首先，个人需要从组织中获得职业认同感和安全感，组织成员长期处于一个特定的组织环境中并从事特定的工作，就会形成一套较为固定的想法，一旦通过组织变革，需要重新适应环境，往往会产生不适和抵触情绪。其次，是地位和经济上的考虑，变革往往会带来许多不确定性，尤其是对于薪酬降低等调整容易充满抵触情绪。

(2) 群体因素：包括群体规范和群体内聚力等。群体规范具有层次性，边缘规范容易改变，而核心规范由于得到群体一致性认同，较难改变。同样，内聚力很高的群体，也很难开展组织变革。

(3) 组织因素：在组织变革中，组织惰性是最主要的阻碍因素。组织惰性是一种结构惯性，组织固有的结构、机制、关系和规范一直发挥作用，阻碍组织变革。如医院护理部会定期选择部分护士外出学习新技术，这些新技术对旧岗位提出了更高的要求，而旧岗位的工作模式仍循规蹈矩，是阻碍新技术引入和开展的因素。

(4)文化因素：组织文化与群体规范具有根深蒂固的惯性。有时即使个体想改变自身行为，领导也力推改革，却可能因为固有的文化因素束缚，形成阻力。

(5)资源因素：任何组织在变革时都需考虑成本，有时会因为资源限制导致变革计划的推迟和搁置；有时也会因为组织结构的调整，造成原有部分资源被限制、浪费和损失。

中国抗疫经验之方舱医院

2020年2月，为应对武汉新型冠状病毒疫情，实现"宁可让床等人，也不要让人等床"的目标，国家卫健委及相关单位在武汉建立武汉火神山医院、雷神山医院等十六家方舱医院。从2月3日首家方舱医院开始建设，到2月27日出现"床等人"现象，历时仅二十多天，就彻底改变了"一床难求"的局面。到3月10日最后一家方舱医院休舱，这期间十六家方舱医院共收治患者1.2万余人，实现了"零感染、零死亡、零回头"。方舱医院的大规模使用，在我国医学救援史上具有标志性意义。

之所以能够达到这样的效果，离不开党和政府的坚强领导、医务人员的积极努力，特别是武汉市广大市民的配合与患者的理解支持。配套设备从简单到逐渐完备，医护人员从急缺到迅速到位，无不体现中国人民抗疫的速度与决心，用中国智慧创造防疫中国经验。

方舱医院的大规模使用，是一次成功的组织变革。首先，全体中国人民朝着同一个目标——抗疫而共同努力；其次，领导者制定符合疫情的变革策略，积极调动人力、物力等资源；再次，医务工作者等一线防疫人员勠力同心；最后，中华各族人民积极践行"一方有难，八方支援"的传统。正因如此，才能在短期内迅速扩充了医疗资源，解决了大量患者入院治疗的问题，避免了疫情以更快的速度扩散。方舱医院在将来设计国家应急体系乃至世界应急体系的时候，都有一定的借鉴意义。

资料来源：《湖北日报》、中国共产党新闻网. http：//cpc. people. com. cn/n1/2020/0311/c431601-31627235. html.

三、组织变革的模式与分类

(一)组织变革的模式

国内外许多学者对组织变革的程序进行了大量的研究，提出了不同的组织变革模式，随着国内外医疗行业不断发展，医疗体制的改革不断深化，越来越多组织变革的模式运用于医疗及护理管理中。

1.三阶段变革模式

由美国心理学家库尔特·莱温(Kurt Lewin)提出，以组织变革的不同阶段为线索，着重分析组织变革前期、中期、后期的变动形式，把握组织变革的动态过程，包括解冻、变革和再冻结，不同的时期有不同的任务。

(1)解冻阶段(unfreezing)，即组织变革初期，主要是创造变革的动力和启动变革，通过重新思考组织内部和外部的构造，以及与环境相矛盾的部分，清醒地认识到新的现实，承认旧的做事方式不再被接受，明确组织变革动机。促进解冻的主要方式有：①增强推动力，即增强改变现状行为的力量；②减弱制约力，即减弱阻碍行为，打破现有平衡状态的力量；③以上两种方式的结合，当变革阻力很大时，往往双管齐下以减弱制约力，增强推动力，确保解冻成功。

（2）变革阶段（changing），即组织变革中期，指明改变的方向，实施变革，使成员形成新的态度和行为，主要通过认同和内化两种方式来实现。认同是组织向组织成员提供态度和行为的新模式，使员工不断地实践新模式，修正旧模式。内化是组织成员将形成的态度和行为运用并解决实际问题，形成稳定的新态度和行为。

（3）再冻结阶段（refreezing），即变革后期，主要任务是稳定变革，当新的态度、行为与标准等运用于组织时，它们必须被"重新冻结"或固化。再冻结即把组织稳定在一个新的均衡状态，目的是保证新的工作方式不会轻易改变并得到强化。该阶段还需要重新检验变革后的工作状态、行为、模式，并通过有序调整使之成为持久的行为模式，建立良好群体氛围。强化包括连续强化和间断强化：连续强化是在被改变的员工每次接受新的行为方式时，就予以强化，如当即给予肯定和鼓励；间断强化是间隔一定的反应次数就予以强化一次，如有规律的奖励。

例如美国跨市合作关系模式社区卫生保健网络的三阶段变革模式（图4-6）。

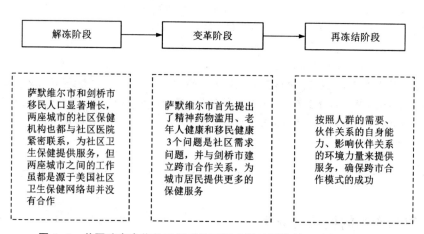

图4-6   美国跨市合作关系模式社区卫生保健网络的三阶段变革模式

2. 计划变革模式

吉普森（Gibson）提出的计划性模式，认为变革可以通过周密的计划和严格的逻辑步骤有效进行。它分为九个步骤：①要求变革的压力来自组织的内部和外部两个方面；②对问题的察觉与识别，关键在于掌握组织内部信息；③对问题的分析，包括需要纠正的问题，问题产生的根源，需要哪些变革，何时变革，变革的目标及衡量的方法等；④识别限制条件，即分析变革中的限制因素，包括领导作风、组织结构和成员特点等；⑤对各种方案和技术的了解；⑥选择方案，根据对现状不满的程度，对变革后可能达到目标的把握，实现的起步措施等与变革的花费和代价进行比较；⑦贯彻方案，主要考虑三方面的问题，即实施的时机、发动的地点和变革的深度；⑧评价变革的效果；⑨反馈，即将评价结果分别反馈给上述第一步和第七步，促使变革者了解所采取的变革措施和深度是否合适，是否达到预期的改革目标（图4-7）。

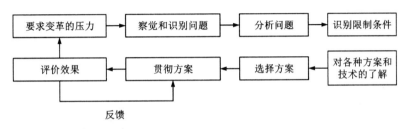

图 4-7　计划变革模式的三阶段变革模式

3. 组织变革过程模式

由系统管理学派代表人物卡斯特提出。该模型认为稳定性和适应性对于组织的生存和发展都是必要的，在此基础上将组织变革分为六个阶段：①对组织本身、组织的优势和缺陷进行回顾、反省和检查，分析研究组织所处的内外部环境，为组织变革做准备；②总结组织中存在的问题，明确进行变革的必要性；③将组织的现状与所期望的状态比较，进一步探寻问题，明确变革的方向；④确定解决问题的方法，对可供选择的多种方法进行讨论及评定，做出最佳选择；⑤试行变革，按照选定的方法进行变革的具体行动；⑥评价变革效果，不断完善改进途径，不断循环，以便使组织不断地得到完善和适应(图 4-8)。

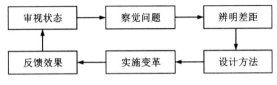

图 4-8　组织变革过程模式

4. 组织变革规范模式

该模式由领导研究与变革管理专家约翰·科特(John P. Kotter)提出，又称科特模式。科特的研究表明成功的组织变革 70%~90% 归因于变革领导的规范组织，10%~30% 归因于管理部门的努力。科特模式分为八个步骤：①创建危机意识，建立急迫感；②组建坚实的变革团队；③开发愿景与战略；④沟通变革愿景；⑤实施授权行动，授权员工为愿景而努力；⑥巩固短期得益，鼓励员工；⑦巩固成果，推动组织变革；⑧深植新的企业文化(图 4-9)。

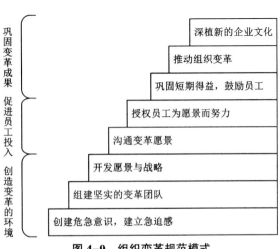

图 4-9　组织变革规范模式

5. 系统变革模式

(1)哈罗德·莱维特(Harold Leavitt)的系统变革模式:美国学者莱维特认为组织变革的模式由以下四个变量构成。①结构:包括对领导者及组织成员所担负的责任、权力及相互关系进行调整,包括重新划分和合并相关部门、协调各部门工作、调整管理幅度和管理层次、重新设计工作流程等。组织结构变革是完成组织变革的一种最直接和最基本的方式,可以更高效地促进组织结构的更新,使组织发生根本改变。②任务:包括对各部门的工作重新分配和任务重新设计,改变原有各部门之间的合作方式、交流形式和工作流程等,如扩大工作范围和丰富工作内容。③技术:包括完成组织任务的技术工具、方法和手段,根据组织变革的方向,改变解决问题的机制和研究解决问题的方法以及采用这种新方法的程序。④人力:是实现所有变革的基础,无论是组织结构的变革,还是任务和技术变革,都离不开人的重要作用。以人为重点的变革主要是知识的变革、态度的变革、个人行为的变革以及整个群体行为的变革。

这四个变量在组织中的关系为互相依存、缺一不可,任何一个变量的变动都会导致其他变量的变化,所以在变革中要从以下四方面入手:重新设计组织的结构;改变组织的工作任务;改变完成任务的机制、方法和技术;改变人的态度和价值观、人的行为和组织成员之间的沟通状况。

(2)黑尔里格尔(Hellriegel)的系统变革模式:美国学者黑尔里格尔将莱维特的系统变革模式进行扩充,主要因素扩大为六个,即人员、文化、任务、技术、设计和战略。其中任何一个变量的变化可能会导致其他一个或多个变量的改变。进行有计划的组织变革时,可以从六个环节中选准一个变革点,同时兼以其他要素的变革,从而系统地推动组织变革的完成。

云南省玉溪市人民医院优质护理服务示范工程改革

国家卫生健康委员会(原卫生部)于2010年1月提出开展"优质护理服务示范工程"活动以来,全国医院积极响应,云南省玉溪市人民医院正是其中的一个佼佼者。这家地处高原边疆的医院,虽然没有大城市医院的地理和资源优势,但其优质护理服务的水平却跻身国内第一方阵,护士和患者的满意度都大幅提升。

首先,是医院领导认识到位,高度重视。优质护理服务的开展在玉溪市人民医院被提升到医院战略的高度,成为名副其实的"一把手"工程,从而对护理改革提供了人、财、物的大力支持,并协调医院其他职能部门充分配合,使全院形成合力,为推动优质护理服务共同努力。其次,医院管理者能够正确理解优质护理服务的内涵,最终将改革目标确定为责任制整体护理,并正确地选择了排班改革作为从"功能制"护理改革为"责任制"护理的切入点,落实扁平化护士包干负责患者的工作模式,紧紧抓住岗位管理的实施,从而使改革走上了正确的轨道。最后,是得益于医院护理队伍的良好执行力。医院领导导向清晰、支持到位、总体护理工作改革制度设计科学。与此同时,医院拥有一支富有职业道德、拥有高效执行力的护理队伍,能够认真落实医院领导的部署与制订的实施计划。

由于这三方面的努力,使得玉溪市人民医院的优质护理服务工作稳步前行,在开展优质护理服务前期为其他医院做出了榜样,取得了可喜的成果。

资料来源:陈晋.护理样本[M].北京:光明日报出版社,2014.

(二) 组织变革的分类

1. 适应性变革

适应性变革又称"改良性变革",是指为应对组织内外部环境的不断变化和发展,采用较为成熟且组织成员熟悉的管理实践对组织进行小幅度的调整,力求通过一个渐进的过程,实现初态组织模式向目标组织模式的转变。适应性变革属于复杂性程度较低、确定性较高的变革,对员工影响较小,潜在阻力也较少。

2. 创新性变革

创新性变革又称"革命性变革",是指引入全新的管理实践,进行组织内外的全面调整。创新性变革是一种比较彻底的变革,在组织做重点调整时常常采用,促进组织结构的全面转化并影响整个体系。如某医院组建没有医疗主任和医生的外科综合病房,护士长和专科经营助理全面负责病房管理,这种变革促进了学科交叉融合,提高了管理效能,为患者带来实惠,但这也对管理理念、组织结构、工作流程、科室管理模式等提出了极大挑战。创新性变革往往具有较高的复杂性和不确定性,容易引起员工的思想波动和担忧。

3. 激进性变革

激进性变革是一种能够以较快的速度达到目标状态的变革方式,是对组织进行大幅度、全面、快速的调整。"全员下岗,竞争上岗"是激进性变革的典型特点。通过全员下岗,粉碎长期形成的关系网和利益格局;再通过公平、公正、公开的竞争上岗,激发员工的工作热情和对组织的关心,形成新的吸引力,把组织引向新的稳态。这类变革如果能成功,其成果具有彻底性。

4. 计划性变革

计划性变革是一种有前期计划、适合组织长期发展的变革方式。这种变革方式是通过对组织结构的系统研究,制订出理想的改革方案,再结合各个时期的工作重点,有步骤、有计划地加以实施,员工有较长时间的思想准备,因此阻力较小。

本章小结

本章重点介绍了组织和组织管理的相关概念,重点阐述了组织管理、组织设计的原则和方法,组织变革的影响因素及模式等。中国医疗管理体系在不断发展和改进中,其中组织管理与变革是举足轻重的一环,而我国护理组织管理仍有许多需要改进的地方。如何遵循组织管理的原则和方法,设计符合我国护理现状的组织结构、管理幅度和管理层次、人员配置,改进护理质量,提升管理效率是护理组织管理的永恒主题。同时结合不同组织变革模式的优势不断对组织进行调整,以期更加适应我国医疗环境。

思 考 题

1. 组织设计的原则有哪些?

2. 分析护理组织变革的动力和阻力具体有哪些? 如何克服组织变革的阻力?

推荐阅读材料

1. 孟庆跃，杨洪伟，陈文，等. 转型中的中国卫生体系［EB/OL］.（2015-12-09）［2022-08-17］. https：//apps. who. int/iris/bitstream/handle/10665/208229/9789290617280_eng. pdf？ sequence＝1&isAllowed＝y.

2. 张中南. 唤醒护理［M］. 北京：光明日报出版社，2013.

3. 陈晋. 护理样本［M］. 北京：光明日报出版社，2014.

4. 国务院办公厅. 关于印发深化医药卫生体制改革2021年重点工作任务的通知［EB/OL］.（2021-06-17）［2022-08-17］. http：//www. gov. cn/zhengce/content/2021-06/17/content_5618799. htm.

第五章
领　导

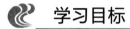 学习目标

识记

1. 能解释领导、管理、领导力的概念

2. 能描述领导力的构成要素

理解

1. 能理解法约尔的十四条管理原则

2. 能理解费德勒权变理论、路径—目标理论和领导生命周期理论的主要内容和理论体系

3. 能理解领导力"五力"模型及各自的构成要素和特点

4. 能理解领导力"21 法则"

运用

1. 能结合护理管理实践,提出提升护理管理者领导力的方法

2. 能结合护理管理实践,选用恰当的管理理论和方法运用于管理实践中

成功的管理者都非常注重他们作为领导者的领导效果,一个管理者只有敏锐地觉察到自己在他人心中的位置如何,才能更好地发挥领导力,才有能力在需要完成组织目标的人群中唤起信心和支持。护理领导是护理管理职能的组成部分,护理领导者应精通管理理念,艺术地运用领导者的才能,当好管理者。护理管理者应该掌握哪些知识、策略和能力来领导和管理不断变化的护理和卫生服务将是本章探讨的问题。

第一节　领导者与管理者

一、领导和管理的基本概念

1. 领导

领导(lead)一词可以是名词,也可以是动词。名词性的领导是指领导者(leader)。这里描述的是动词性的领导,指领导活动(leadership)。领导活动是指领导者在一定的环境下,在一定的社会组织或团体内统率或指引被领导者为实现既定目标而进行的一种高层次的社会管理活动。不同学者对"领导"一词的解释不同。管理学的鼻祖彼得·德鲁克(Peter Drucker)认为:领导就是创设一种情境,使人们心情舒畅地在其中工作。著名学者哈罗德·孔茨(Harold Koontz)等人将领导定义为"一种影响力,是引导人们行为,从而使人们情愿地、热心地实现组织或群体目标的艺术过程"。他认为领导是管理的一个重要方面,有效的领导是有效管理的必要条件之一。综合各方对领导定义的表述,作为管理职能之一的领导是指管理者通过影响下属实现组织和集体目标的行为过程,其目的是使下属心甘情愿地为组织目标而努力。

2. 管理

管理是一种实践。管理和管理者是所有机构的特殊需要,是所有机构的特殊器官。管理的最终检验标准是绩效,管理的目标和标准,仍然是成绩而非知识,但管理实践必须以知识和责任为基础。

3. 领导与管理

"领导"与"管理"既密切联系,又有重要区别。领导是"影响、指引方向、过程、行动、提出意见";管理意味着"带动、实现、负责、指挥"。领导意味着有效的愿景和决断,管理意味着熟练的日常业务运营。两者的联系主要体现在以下三个方面:①领导是管理职能之一,即管理是领导的母体。领导是高层次、战略性和超脱型管理。②管理和领导具有复合性,表现在一方面是主体身份复合,在组织中,管理者和领导者的身份往往重叠复合;另一方面是行为性质复合,两者都是一种在组织内部通过影响他人的活动,来实现组织目标的过程。③领导与管理相辅相成,领导活动的目标只有在有效管理活动的支持下才能实现,而管理活动的效益也只有在正确的领导决策指导下才能产生。

领导与管理两者的区别主要体现在以下五个方面(表5-1):①目标和意义不同;②基本职能不同;③活动方式不同;④实践对象不同;⑤评价标准不同。

表5-1　领导与管理的区别

	领导	管理
目标	抽象的、宏观的社会目标,主要表现为战略性	具体的、微观的工作目标,主要表现为战术性

续表5-1

	领导	管理
意义	对路线、方针、政策的引导和确定	在路线、方针、政策已经确定的前提下,采取各种有效措施,使既定的方针政策得以落实
基本职能	制定决策和推动决策的执行,实现最大的社会效益,重点是联合群众,宣传,形成影响力,使相信愿景目标和战略的人们形成联盟,并得到他们的支持,充分发挥他们的积极性和创造性	主要是管理人、财、物等资源,使各种资源得到合理配置,充分提高管理效能
活动方式	制定战略决策,具有一定的灵活性和随机性	贯彻实施领导决策,必须具备规范性、程序性和模式化
实践对象	特定的组织成员	特定的规则程序
评价标准	领导效能,既包括领导活动的效率和效益,也包括领导过程中的用人效能、时间效能和整体贡献效能	一般是效率和效益,可以采用较为客观的、数据化的测评方法评价

二、领导者与管理者的基本概念

1. 领导者

领导者是一种社会角色,指在正式的社会组织中经合法途径被任用而担任一定领导职务、履行特定领导职能、掌握一定权力、承担某种领导责任的个人和集体。领导者一般具有的品质包括专业技术能力、概念能力、业绩表现、人际能力、鉴赏力、决断力和品格等。

护理部门领导者以自身影响力改变护理人员的行为,使其全心全意为患者提供优质服务。护理领导者应具备充足的能力来支持自己的领导,这些能力包括:领导知识、沟通交流能力、组织变革能力、专业能力、循证能力、资源获取和应用等,护理领导者还应具有良好的职业素养,为人处事公平合理,以身作则;注重人才意识,以人为本,善于发现人才,能将不同类型的人才放在最合适的位置,最大限度地发挥护理人员的才能。护理领导者更应熟悉医院文化及管理体制,具有掌舵者的气概,敢于承担责任,具有勇于实践、开拓思维、不断改革创新的精神,能给护理人员指明正确的方向,使其做正确的事。

2. 管理者

管理者是指在组织中行使管理职能,承担管理责任,指挥协调他人活动,与他人一起或者通过他人实现组织目标的人,其工作绩效将直接关系到组织的兴衰成败。

护理管理者(nursing manager)是从事护理管理活动的人或人群的总称。护理管理者在管理过程中承担计划、组织、协调和控制、人才培养等各项工作事宜,这些工作相互联系、相互影响。

三、领导过程与管理过程

领导过程和管理过程侧重点不同。

1. 领导过程

领导过程是领导者制定决策、实施决策和实现目标的过程。它由四个要素构成（图 5-1）。①领导行为的主体，即实施领导行为的个人或集体，在领导行为中起关键作用；②领导对象，即领导者的下属、追随者或被影响者，可以是个人或者群体；③领导目的及实现目的的手段，目的是目标的预期，实现的手段主要有授权、激励、沟通等领导艺术；④领导力量，指领导者具有影响下属的能力，领导力量是领导过程的四要素之一。

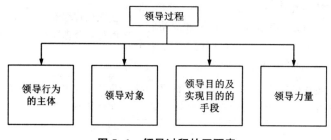

图 5-1　领导过程的四要素

领导过程主要体现为两个层面：一是在决策过程中体现出来的科学化过程；二是在实施决策、实现目标和用人过程中体现出来的艺术化过程。

领导过程大致分为五个阶段（图 5-2）：

（1）调查研究阶段：通过调查研究，利用新技术、新手段及时获取信息，为正确决策提供基础。

（2）进行决策阶段：通过调查研究，对所获得的信息进行加工处理，提取对组织有意义的信息，并以此确定组织的总目标和做出科学决策。

（3）制订方案阶段：制订实施方案，制订方案的过程实际上也是方案的选择过程，应充分发扬民主，选出最佳方案。

（4）实施方案阶段：实施方案过程中做好指导和解释工作，及时组织经验交流。

（5）检查总结阶段：及时总结，具体问题具体分析，及时了解工作进行情况，及时补充完善实施方案并适当地修正目标。

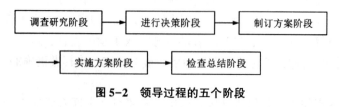

图 5-2　领导过程的五个阶段

决策、用人、动员、指挥、组织、沟通、协调、团结、控制和反馈等就是领导过程的各个具体行为方面，这些领导行为方面构成具体的领导过程，亦即构成了领导，它们就是领导的真实内容和本来面目。这些领导内容在时空上总是按一定顺序组合在一起，实际上是以链条或环节的形式表现出来的系列整体。这些行为方面在实际展现过程中就构成了领导过程的诸多环节，也称为领导环节。

总之，领导过程既是运行性领导职能运作过程，也是履行所有领导职能职责、产生领导结果的一系列活动。

2. 管理过程

管理过程的基本环节包括计划、实行、检查、总结四个环节(图5-3)。

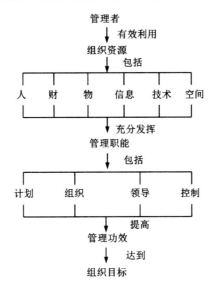

图 5-3 管理过程的基本环节

护理工作是团队化工作,强调团队成员之间的和谐统一与通力合作,因此必须要有一个正式的护理组织管理体系与架构给予保障,每一层级和岗位的人员都各司其职,每一个人在各自岗位上都需要权责对等,分工合作。

实施"人本"管理,实现团队管理成效

某省三级甲等肿瘤专科医院,拥有3000余张病床,护士3500人。近年来,医院的投诉及医疗纠纷增多,医院内部收集到的调查数据显示部分护士存在职业倦怠,工作积极性较低,对患者及家属态度欠佳。新上任的护理部主任了解到肿瘤专业的护士面临着多种身心健康隐患。她意识到改善此现状就需要引入现代化管理理念,加强对肿瘤专业护士的人文关怀,促进其身心健康。

护理部每季度开展医院"护理服务之星"评选活动,通过微信公众号深入宣传、展示护理人优秀的职业形象。对于在护理岗位工作30年以上的护理人员颁发"护理奉献奖",发挥了高年资护士示范引领作用。为了增进护士的心理健康,护理部开展医院心理帮助服务实践,定期组织开展同理心训练工作坊或巴林特小组活动,通过实操培训和感受性训练,提升了护士的沟通技能和同理心技巧。除此之外,为了提升护士职业安全,在护理部的提议下,医院出台《医务人员职业安全防护制度》。每年对护士进行体检,保证了护士的合法权益。同时,医院还开展危害药品防护技能培训,如抗肿瘤药物破碎、溢出应急预案教育和演练等,提高了护士应对突发事件的能力。医院的护士通过参与活动及培训,工作的积极性大大提高。

护理部通过运用人本管理理念、调查研究,决定加强对护士的人文关怀(进行决策阶段),制订方案,实施一系列人文关怀举措,及时总结举措效果,实现了对护士的激励,改善了护士工作环境,提高了护士综合素养及能力,有效的领导实现了团队管理成效。

文献来源:张莉莉.肿瘤专业护士的人本管理——访河南省肿瘤医院护理部主任徐晓霞[J].中国护理管理,2021,21(10):1468-1469.

第二节　领导理论

领导理论是管理学理论研究的热点之一。从 20 世纪 40 年代起,西方管理学家和管理心理学家对领导者的特征、领导的行为和领导环境因素等方面进行了大量的研究,多年来,有关领导力及其类型的理论研究和描述方法不断发展,三大主要理论依据:领导特质理论、领导行为理论和领导权变理论,从不同的方面阐述了有效领导者所应具备的特质和领导力。

一、领导特质理论

领导特质理论(trait theory)重点研究领导者应具备的人格特质,该理论认为领导工作效率的高低与领导者的素质、品质和个性有密切的关系,由此确定优秀管理者应具备的特质。领导特质理论按照领导品质和特性来源认识的不同,分为传统领导特质理论和现代领导特质理论。传统领导特质理论认为领导的品质和特征是人先天就存在的,它来自遗传。现代领导特质理论认为领导的品质和特征是在后天学习、实践过程中培养形成的,是一个动态的过程。领导特质理论的主要代表理论有:斯托格笛尔(Ralph M. Stogdill)的领导个人因素论,埃德温 · 吉塞利(Edwin. Chiselli)的领导品质论和威廉 · 鲍莫尔 (Willian Baumol)的领导品质论。

二、领导行为理论

领导行为理论(behavioral theory)的重点在于分析领导者的领导行为和领导风格对组织成员的影响,由此确定最佳的领导行为和风格。该理论根据研究方向不同,分为两个方面:一方面按照领导行为的基本倾向进行划分,形成描述领导行为的模型;另一方面,根据领导的行为模式,研究这些行为与下属人员的表现、满意度之间的关系。领导行为理论的主要代表理论有领导风格理论、领导行为四分图理论、管理方格理论、管理系统理论等。

1. 领导风格理论

美国著名心理学家库尔特 · 莱温(Kurt Lewin)和他的同事们进行了关于团体气氛和领导风格的研究。研究发现,团体的领导者并不是以同样的方式表现他们的领导角色,领导者们通常使用不同的领导风格,这些不同的领导风格对团体成员的工作绩效和工作满意度有着不同的影响。研究最终提出了领导风格理论(average leadership style, ALS),确定出三种极端的领导风格:独裁型、民主型和放任型。三种领导风格各具特色,适用于不同的环境,其中民主型领导风格的工作效率最高,不仅可以完成工作目标,而且成员间关系融洽,工作积极主动,有创造性;独裁型领导风格虽然达到了工作目标,但成员没有责任感,士气低落,情绪消极;放任型领导风格工作效率最低,只达到社交目标而达不到工作目标。领导者应该根据所处的管理层次、工作性质和下属的条件等因素灵活选择主要的领导风格,并辅以其他领导风格。

2. 领导行为四分图理论

该理论由美国俄亥俄州立大学的领导行为研究者在 1945 年提出。研究人员收集了大量的下属对领导行为的描述，罗列了一千多种刻画领导行为的因素，并将其归纳为两类，一类是任务型领导，另一类是关心型领导。任务型领导以工作任务为中心，领导者通过设计组织结构、明确职权、相互关系和沟通渠道，确定工作目标与要求，制定工作程序、方法和制度，来引导和控制下属的行为表现。关心型领导则以人际关系为中心，关心和强调下属的需要，尊重下属意见，给下属较多的工作主动权，体贴下属，乐于同下属建立相互信任、相互尊重的关系。

上述两种不同的领导行为，互相结合形成四种基本的领导风格，即高任务低关心人、高任务高关心人、低任务高关心人、低任务低关心人，称为领导行为四分图，也称二维构面理论(two dimension theory)(图5-4)。众多研究发现高任务高关心人的领导风格，相对于其他三种领导风格，更能使员工在工作中取得高绩效并获得工作满足感。

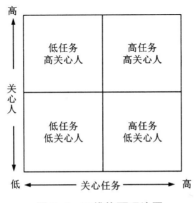

图5-4 二维构面理论图

3.管理方格理论

在四分图理论基础上，美国心理学家罗伯特·布莱克(Robert R. Blake)和简·莫顿(Jane S. Mouton)于1964年构造了管理方格图(图5-5)，提出管理方格理论。该理论纠正了当时管理界中或以工作为中心，或以关心人为中心的错误认识，指出关心工作和关心人的两种领导方式之间可以进行不同程度的结合，形成五种不同的管理行为模式：①贫乏型(1，1)；②乡村俱乐部型(1，9)；③团队型(9，9)；④专制型(9，1)；⑤中庸型(5，5)。其中，团队型(9，9)被认为是最有效的管理行为模式。管理方格理论提供了一个衡量管理者所处领导形态的模式，可适用于领导者的培养、选拔和评估。

4.管理系统理论

20世纪40年代后期，美国密歇根大学伦西斯·利克特(Rensis Likert)领导的研究小组对工厂、医院、政府机构的管理者及其下属进行领导行为对工作绩效影响的研究。该研究根据领导、激励、沟通、交往、相互作用、政策、目标设定、工作指标等八个方面设计量表，用以测量和判断管理者属于哪种领导形态。经过广泛分析，他们把领导者分为以工作为中心和以人为中心两大类。研究者认为领导者与下属之间的沟通方式是影响领导风格的重要因素，也是评判领导风格的标准。在此基础上提出了四种领导形态：①专制式的集权领导；②仁慈式的集权领导；③协商式的民主领导；④参与式的民主领导。利克特构建的管理系统测定表归纳了各类型领导者在上下级关系和工作激励问题上的特征(表5-2)。

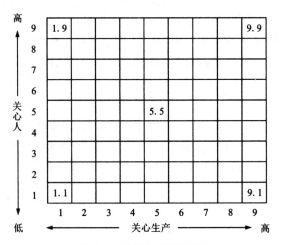

图5-5   管理方格理论图

表5-2   利克特的管理系统测定表(部分)

组织变数		形态1 专制式的集权领导	形态2 仁慈式的集权领导	形态3 协商式的民主领导	形态4 参与式的民主领导
上下 关系	信任 程度	对下属缺乏信心	有主仆之间的信赖关系	上下级之间有相当但不完全的信任	有完全的信任
	交往	极少交往或交往在惧怕和不信任下进行	交往是在上级屈就,下属惶恐的情况下进行	适度的交往并在相当的信任下进行	深入友善的交往,有度的信赖
	沟通 程度	上下级之间不沟通	有一定的沟通	适度沟通	上下左右意见完全沟通
工作 激励	奖惩 程度	恐吓、威胁和偶尔的报酬	报酬和有形无形的惩罚	报酬和极少的惩罚	优厚的报酬启发自觉
	参与 程度	下层极少参与决策	上层制定决策,某些方面先由下层拟定	重大决策上层制定,下层对具体问题有决定的权力	下层参与决策,控制过程分布在组织中,低层完全参与控制

利克特的管理系统认为,具有高成就的领导者主要关心点是团队中的人性问题,并设法组成一种有效的工作群体,着眼于建立高绩效的目标。领导者的领导方式对生产率的高低有极为重要的影响,领导方式越民主、合理,团队成员参与度越高,生产率就越高。

三、领导权变理论

领导权变理论的重点在于强调有效的领导行为应根据情景因素的变化而做出适当的调整。领导行为模式与环境和团队成员的需要越一致，越能达到管理的目标。领导的效率取决于领导者所处的具体环境，如团队成员的素质、工作性质、时间要求、团队气氛等。领导权变理论主要有：权变理论、情境领导理论和路径-目标理论。

1. 权变理论

美国管理学家弗雷德·菲德勒(Fred E. Fiedler)是权变理论的创始人，他将人格测量与情景分类联系起来研究领导效率。菲德勒设计了一种评价工具，被称为"最难共事者"问卷(least-preferred coworker questionnaire, LPC)，主要用于测量领导者的基本领导风格属于哪种领导方式类型，是任务导向型还是关系导向型(表5-3)。问卷包括16组对照的形容词，如"快乐—不快乐""友善—不友善""拒绝—接受"等，让被测试的领导者回想与自己共事过的所有同事，并找出一个最难共事者，在16组形容词中按1~8级(1指向消极的一端，8代表积极的一端)对该同事进行评估，在标尺上勾选出最能准确描述最难共事者的分值，并把分值相加，所得分数就是LPC值。一般情况下，如果LPC得分为64~144分，则说明领导者能以相对积极的词汇来描述最难共事者，领导者乐于与同事形成友好关系，属于关系导向型领导。LPC得分为57分或更低，则属于任务导向型的领导。如果得分为58~63分，则为中间状态领导风格。

表 5-3　LPC 问卷

对照形容词	评分等级								对照形容词
快乐	8	7	6	5	4	3	2	1	不快乐
友善	8	7	6	5	4	3	2	1	不友善
拒绝	1	2	3	4	5	6	7	8	接受
有益	8	7	6	5	4	3	2	1	无益
不热情	1	2	3	4	5	6	7	8	热情
紧张	1	2	3	4	5	6	7	8	轻松
疏远	1	2	3	4	5	6	7	8	亲密
冷漠	1	2	3	4	5	6	7	8	热心
合作	8	7	6	5	4	3	2	1	不合作
助人	8	7	6	5	4	3	2	1	故意
无聊	1	2	3	4	5	6	7	8	有趣
好争	1	2	3	4	5	6	7	8	融合
自信	8	7	6	5	4	3	2	1	犹豫
高效	8	7	6	5	4	3	2	1	低效
郁闷	1	2	3	4	5	6	7	8	开朗
开放	8	7	6	5	4	3	2	1	防备

　　菲德勒认为个体的领导风格是稳定不变的，用 LPC 问卷评估了个体基本领导风格之后，还需评估情境，并将领导者与情境匹配。菲德勒的研究提出情境因素的三项权变维度：领导者与成员的关系、任务结构、职位权力。领导者与成员的关系指下属对其领导人的信任、喜爱、忠诚、愿意追随的程度，以及领导者对下属的吸引力。任务结构指下属担任工作的明确程度，是枯燥乏味的例行公事，还是需要一定创造性的任务。职位权力指与领导者职位相关联的正式职权以及领导者从上级和整个组织各个方面所取得的支持程度。

　　根据这三项权变变量对每一种领导情境进行评估，形成八种可能的情境，领导者可以从菲德勒的研究模型（图 5-6）中找到自己所在的情境，其中Ⅰ、Ⅱ、Ⅲ类情境对领导者非常有利；Ⅳ、Ⅴ、Ⅵ类情境在一定程度上对领导者有利；Ⅶ、Ⅷ类情境则对领导者不利。

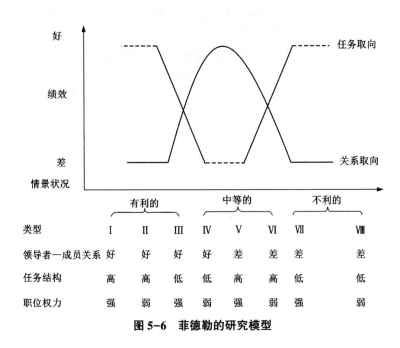

图 5-6　菲德勒的研究模型

类型	Ⅰ	Ⅱ	Ⅲ	Ⅳ	Ⅴ	Ⅵ	Ⅶ	Ⅷ
领导者—成员关系	好	好	好	好	差	差	差	差
任务结构	高	高	低	低	高	高	低	低
职位权力	强	弱	强	弱	强	弱	强	弱

　　任务导向型领导在非常有利的组织环境或非常不利的组织环境中效率较高，而关系导向型的领导在中间状态的环境中效率较高。有效的群体绩效取决于领导者与下属相互作用的情境对领导者的控制和影响之间的合理匹配，而不能单纯评价领导方式的好与不好，不同的情况适合不同的领导方式。提高领导者的有效性，第一种方法是选择领导者以适应情境。如将群体所处的情境评估为十分不利的关系型领导者，替换成一个任务导向型的领导有助于提高群体绩效。第二种方法是改变情境以适应领导者。可以通过重新构建任务或改变领导者可控制权力来实现。

　　2. 情境领导理论

　　由管理学家保罗·赫塞（Paul Hersey）和肯尼思·布兰查德（Kenneth Blanchard）于20 世纪 60 年代提出，该理论认为领导者的风格应适应下属的"成熟度"，应在评估下属成熟水平的基础上选择正确的领导风格，才能成为成功的领导者并使管理有效。当下属的成熟程度不断提高时，领导者不但可以减少控制活动，而且可以不断减少关系行为，使领导行为方式由高任务低关系型向高任务高关系、高关系低任务、低任务低关系型等逐步转变。情境领导理论具有一种直觉上的感染力，它承认并强调下属的重要性。在领导有效性方面对下属的重视反映了这样一个事实：下属可能接纳也可能拒绝领导者。

情景领导理论在病房护理管理中的运用

内科消化病房护士长应用情景领导理论进行护理管理，护理人员受学历和工作年限等因素影响而致其成熟度不一；Ⅰ型：不成熟，水平较低，不能自觉承担工作责任；Ⅱ型：初步成熟，有一定业务能力和信心，但缺乏工作技能；Ⅲ型：较成熟，具有一定业务修养和技术，工作经验丰富，工作自觉且积极，可独立工作；Ⅳ型：成熟，已发展到成熟阶段，具备丰富的理论知识和专业技能，可独当一面。护士长根据护理人员实际情况来综合安排任务，并运用观察法来掌握护理人员成熟状况，并选择合理的领导方式。对Ⅲ型、Ⅳ型护理人员采取参与、授权管理方式让护理人员充分发挥其能力，对Ⅱ型护理人员采取推销、授权方法来激发其工作热情。对Ⅰ型护理人员采取传帮带方式，严格要求，让其打好基础，充分发掘其潜能，并给予鼓励和指导，以促进其成长，必要时安排Ⅳ型护理人员给予带教，促使其不断成熟，提高内科消化病房护理质量。

内科消化病房护士长运用情景领导理论实施日常护理管理，护理管理者可通过合理的方式来正确引导护理人员，促进其不断成长，对提高医院整体护理质量具有积极作用。

资料来源：曹燕红，周红意.情景领导理论在病房护理管理中的运用[J].中医药管理杂志，2019，27(1)：113-115.

3.路径-目标理论

路径-目标理论(path-goal theory)是由英国卡迪夫大学教授马丁·约翰·埃文斯(Martin Evans)首先提出，其同事罗伯特·豪斯(Robert House)和华盛顿大学教授特伦斯·米切尔(Terence Mitchell)予以扩充和发展。该理论认为领导者的任务是协助下属实现他们的目标，并提供所需的指导和支持，以确保他们的目标与团队或组织目标相契合。路径-目标理论认为，有四种领导方式可供同一领导者在不同环境下选择使用：

(1)指导型领导：指导型领导(directive leader)让下属明确任务的具体要求、工作方法、工作日程，领导者为下属制定明确的工作目标，并将规章制度明确告知下属。

(2)支持型领导：支持型领导(supportive leader)与下属友善相处，领导者平易近人，关注下属的福利和需要，公平待人，尊重下属，能在下属有需要时提供真诚帮助。

(3)参与型领导：参与型领导(participative leader)与下属商量工作，征求下属的建议，允许下属参与决策。

(4)成就导向型领导：成就导向型领导(achievement-oriented leader)对下属提出有挑战性的目标，要求下属有高水平的表现，鼓励下属并对下属的能力表示充分的信心。

路径-目标理论提出领导方式要适应情境因素，并提出影响领导方式选择的情境因素有二类：一是下属的个人特质；二是下属面对的环境特点。个人特质主要包括下属对自身能力的认识和控制轨迹，如受教育程度、对参与管理和承担责任的态度、对成就的需要、领悟能力、对独立性的需求程度等。如下属认为自己能力不强，则喜欢指导型领导方式。相信内因决定事情成败的下属喜欢参与型领导方式，而相信外因决定事情成败的下属则倾向指导型领导方式。下属面对的环境特点主要包括任务结构、正式权力系统和工作群体的特点。环境特点决定在确保下属绩效最大化时的领导行为类型。当任务明确时，领导者应使用支持型领导方式为下属提供缺少的"营养"。当任务不明确时，参与型领导效果最佳，因为参与活动可以明确目标和澄清达到目标的路径。

四、有关领导理论的其他研究

世界的急速变化给各行业管理者和领导们带来了极其严峻的挑战和考验。在当今越来越趋于全球化、信息化与多元化的时代背景下，管理学家相继提出了一些领导理论，如交易型领导理论、变革型领导理论、领导归因理论、魅力型领导理论、愿景领导理论等。

1. 交易型领导理论

交易型领导理论基于社会交换理论，于 1978 年由贺兰德（Hollander）提出。贺兰德认为，在一定的体制和制度框架内，领导者和被领导者总是不断进行着交换，在交换的过程中领导者的资源奖励（包括有形资源奖励和无形资源奖励）和下属对领导者的服从作为交换的条件，双方在一种"默契契约"的约束下完成获得满足的过程。

当管理者权力的运用表现为提供奖励、惩罚或威胁等，迫使下属工作时，该类型领导风格被称为交易型领导风格。交易型领导者（transactional leader）注重下属提供的工作绩效，下属以此换取领导者对他们不同的回报。在交易型领导（transactional leadership）主持的组织中，一般具有以下特征。

（1）明确的界限：在角色和功能、技术流程、控制幅度、决策权以及影响力范围等方面都有划分清晰的界限，所有的因素及其相互作用都被置于管理和控制之下，以期达到预想的结果。

（2）井然的秩序：任何事情都有时间上的要求、地点上的规定以及流程上的实用意义。

（3）规则的信守：对工作的每一层面都设定具体的操作标准与方式，任何违反程序、方法和流程的行为都被视为"问题"。

（4）执着的控制：交易型领导力图使组织获得有序结构，厌恶混乱的、不可控的环境。因而领导方式往往是强力型的，强调控制。

交易型领导十分强调绩效，组织性强，公平，公正，努力，具有责任心。其工作风格决定了交易型领导的三个基本特征：①领导者用成功后才给予下属的业绩报酬来激励下属；②领导者与团体成员之间存在着相互交易；③领导者重视任务完成，强调下属的遵从。交易型领导交换的过程是以下属对领导者的顺从为前提，下属难以产生内在的工作热情和动力，还可能会在强大的压力和过分的奖惩之下堕入非理性的误区。因此交易型领导难以充分调动员工的积极性和开发员工的创造性，使组织获得更大程度的进步。

2. 变革型领导理论

变革型领导理论是继领导特质论、领导行为论、领导权变论之后 20 世纪 80 年代由美国政治社会学家詹姆斯·麦格雷戈·伯恩斯（James MacGregor Burns）提出的一种领导类型。"变革"（transformation）一词就其字面而言，是指重新构成，即从某一状态系统蜕变为另一状态系统，或为另一状态系统所取代，并显示出不同的质的情形。伯恩斯将这种变革理念应用在领导学研究上形成了变革型领导理论，该理论强调领导者使下属的思想和行为发生质的变化。

伯恩斯将领导者描述为能够激发追随者的积极性从而更好地实现领导者和追随者目标的个体，进而将变革型领导（transformational leadership）定义为领导者通过让员工意识到所承担任务的重要意义和责任,激发下属的高层次需要或扩展下属的需要和愿望,使下属将团队或组织的利益置于个人利益之上。变革型领导者(transformational leader)主要的领导行为如下。

(1)理想化影响力:理想化影响力(idealized infuence)指能使他人产生信任、崇拜和追随的一些行为,它包括领导者成为下属行为的典范,得到下属的认同、尊重和信任。这些领导者一般具有公认较高的伦理道德标准和个人魅力,深受下属的爱戴和信任,有高度的个人信誉,大家认同和支持他所倡导的愿景规划,并对其成就一番事业寄予厚望。

(2)鼓舞性激励:鼓舞性激励(inspirational motivation)是领导者向下属表达对他们的高期望值,激励他们加入团队,并成为团队中同心协力的成员。在实践中,领导者往往运用团队精神和情感诉求来凝聚下属的力量以实现团队目标。在不确定的环境里有效地指引大家团结协作,使所获得的工作绩效远高于下属为自我利益奋斗时所产生的绩效。

(3)智力激发:智力激发(intellectual stimulation)指鼓励下属创新、挑战自我,包括向下属灌输新观念,启发其发表新见解和鼓励下属用新手段、新方法解决工作中遇到的问题。通过智力激发,领导者可以使下属在意识、信念以及价值观的形成上产生激励作用并使之发生变化。

(4)个性化关怀:个性化关怀(individualized consideration)指关心每一个下属,重视个人需要、能力和愿望,耐心细致地倾听,有效地处理与工作相关的需求,以及根据每个人的不同情况和需要区别性地培养和指导下属,帮助他们在应对挑战的过程中成长。

3.领导归因理论

领导归因理论(attribution theory of leadership)由特伦斯·米契尔(Terence R. Michel)于1979年提出。该理论认为领导者对下属的判断会受到领导者对其下属行为归因的影响。归因(attribution)是指个体对他人或自己行为的原因进行理解的过程。通过归因,个体能够清楚他人行为是基于内因还是基于外因,从而有助于理解、评价、影响他人的行为。领导归因理论指出,领导者对下属行为原因的解释,尤其是对下属工作绩效的归因影响着管理措施的采用。领导者对下属行为归因的偏见,将影响领导者对待下属的方式。同样,领导者对下属行为归因的公正性和准确性也将影响下属对领导者遵从、合作和执行领导者指示的意愿。领导者典型的归因偏见,是把组织中的成功归因于自己,把工作的失败归因于下属。克服领导者的归因偏见是有效领导的重要条件之一。该理论的主要贡献在于提醒领导者要对下属的行为作出准确判断和评价,才能实现有效管理。

4.魅力型领导理论

魅力型领导理论指领导者利用其自身的魅力鼓励追随者并作出重大组织变革的一种领导理论。20世纪初,德国社会学家马克斯·韦伯(Max Weber)提出"charisma",即"魅力"这一概念,指领导者对下属的一种天然的吸引力、感染力和影响力。尽管在稳定的工作环境中,交易型领导表现得有能力、绩效高,但在快速变化的环境中,组织更期待的是魅力型领导。

领导魅力并非天赋,需要在领导实践过程中培植。魅力领导与传统领导不同的关键在于其影响力的来源,它不是依赖职权使他人服从,而是领导者自身影响力和魅力,激发起他人强烈追随的愿望。

现代领导科学认为,领导魅力是建立在个人吸引力、灵感和情感基础之上影响与激励他人的能力，通过影响和激励，使下属主动地成为领导者的追随者。魅力型领导（charismatic leadership）就是基于对个人超凡的、英雄主义或者模范性品质的热爱，以及由他揭示或者颁布的规范性形态或者命令的权威。成为魅力型领导一方面取决于领导者品质的高低，另一方面取决于领导者采用什么样的策略影响下属。魅力型领导者（charismatic leader）通过各种方法与团队成员相互作用，激励人们的信心和斗志，善于授权，努力让下属保持非常高的道德水平、动力来完成工作，获得高绩效。而在这一过程中魅力型领导体现出的特征如下。

（1）具有远见：这是领导能力最重要的特质。要成为一个有魅力并且被下属所追随的领导者，必须具备高瞻远瞩的真知灼见，能够看到未来潜在的机遇，远见卓识显现出的魅力使其会吸引更多的追随者。

（2）感召力：有魅力的领导者应通过出众的沟通交流技巧，向下属传递宏伟的规划与前景，这些规划和前景会得到下属的认同，并积极为下属提供具有挑战性的机会，鼓励下属成长并追求卓越。具有对实践、态度、政策和法律进行变革的能力，以一定的方式作出判断和决策，给他人以信心，引领追随者向关键目标前进。

（3）赢得信任的能力：有魅力的领导者应有高度的个人信誉，有效地处理与工作相关的需求，在组织处于劣势和威胁的环境下，将困难和挫折视为自己有责任战胜的挑战。通过始终如一、坚持不懈地追求他们的目标，表现勇于负责的正直品质，赢得追随者的人心。

（4）自尊：魅力型领导者对自己的判断力和能力充满自信，他们了解自身的优势并致力于克服劣势，努力使他人感到领导者的重要，这种强烈自尊的需要有着重要的威力，可以使之成为组织或团队的中心。相对于魅力型领导而言，魅力型领导下属的主要特征为：①对领导者高度尊重与敬仰；②对领导的忠诚度高；③愿意奉献；④高绩效预期；⑤对领导无条件服从。

杰伊·康格（Jay Conger）认为领导者对下属的影响起源于下属对领导者模仿的愿望。魅力型领导者富有战略眼光、坚定的信念、高度的自信、不循规蹈矩的行为和充沛的精力，使下属对领导者极其崇拜并且希望像他们那样。魅力型领导对下属的影响力还在于他们成功地说服下属相信自己的工作业绩会对组织产生重要影响，使下属意识到个人的发展与成就的需要，以至于创造超越期望的绩效。

第三节　领导力

一、领导力的构成要素与模型

（一）领导力的构成要素

领导力不等同于领导，并非每一位领导者都具备领导力。有人认为，领导力是一个人先天具有的，是由能够引导他人完成任务的特点和性格合成的。也有人认为，领导力与领导者及其下属之间的权力关系有关，领导者具有权力，并运用权力影响他人。还有人认为，领导力是支撑领导行为的各种领导能力的总称，关注点是领导过程。领导力可以被概括为一系列行为的组合,而这些行为将会激励人们跟随领导者去实现组织目标,而不是简单的服从,由此来看,领导力就是影响力。领导力的基本内涵可以归结为三个方面:授权、激励和培训。

1. 授权

授权是一个特定的概念,在职责上已经拥有的权力是不需要授权的,授权最根本的原因是需要完成特定的任务,因此进行授权的前提是有特定的责任需要承担,也正因如此,授权在更大的意义上是用来锻炼下属的。授权所需要的先决条件是责任,如果授权不是权、责同时下放,就会导致权力泛滥和失控。

2. 激励

管理者的基本责任就是激励下属发挥绩效。如何激励有能力的人去创造性地工作,是管理者最困难的问题。之所以感到困难,是因为激励需要一些基本条件,但是这些条件被很多人忽略。激励的基本条件是重要性、可见度、公平感。不管你运用何种激励措施和技巧,这些措施本身对于被激励者是否具有重要性是至关重要的,如果这些措施对于他们来说无关紧要,将得不到激励的效果。激励需要可见度来强化效果,所以激励需要表达可见度,没有可见度就没有激励的效果。此外,激励是否在一个公平、合理的环境下实施是第三个基本条件。

3. 培训

因为竞争的变化、知识的不断更新以及创新的要求,人们需要不断得到提升。一个有效的管理者应该能够培养接班人,对于下属的培养是管理者的职责。培养下属一方面能够产生工作绩效,更重要的是,管理者能够让自己有更多的时间和空间去处理更为重要的事情。所以在大部分情况下将管理者描述为一名教练、老师。

(二)领导力模型

关于领导力的内容,早期的领导特质理论就表明了领导者必须具备的多种能力。查普曼(Chapman)和奥内尔(O'nell)提出了领导力形成模型(图5-7),该模型包括六个要素:①充满理想色彩的使命感;②果断而正确的决策;③共享报酬;④高效沟通;⑤足够影响他人的能力;⑥积极的态度。领导力是前五个要素之和与第六个要素的乘积。

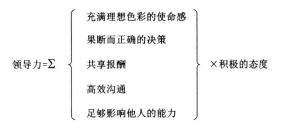

图 5-7 查普曼和奥内尔提出的领导力形成模型

国内研究者基于领导过程构建了领导力"五力"模型,即领导者必须具备感召力、前瞻力、影响力、决断力、控制力(图5-8)。

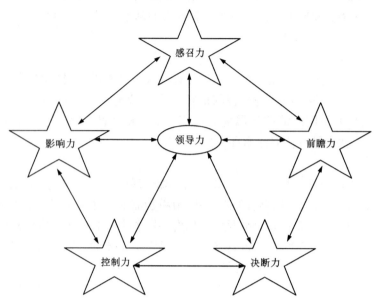

图 5-8　领导力"五力"模型

1. 感召力

感召力是吸引被领导者的能力，是最本色的领导能力。感召力主要来自五个方面：①坚定的信念和崇高的理想；②高尚的人格和高度的自信；③代表一个群体或组织的价值观和良好的修养；④超越常人的智慧和丰富的阅历；⑤乐于挑战的激情。

2. 前瞻力

前瞻力是着眼未来、预测和把握未来的能力。前瞻力的形成与领导理念、组织利益相关者的期望、组织的核心能力、组织所在行业的发展规律、组织外界宏观环境的发展趋势有关。

3. 影响力

影响力是领导者积极主动地影响被领导者的能力，主要体现在：①对被领导者需求和动机的洞察和把握；②和被领导者之间的正式和非正式的关系；③平衡各种利益的行为和结果；④沟通的方式、行为与效果；⑤拥有的各种权力。

4. 决断力

决断力是针对战略实施中的各种问题和突发事件进行快速和有效决策的能力，主要体现在：①运用各种决策理论、方法和工具的能力；②快速和准确评价决策收益的能力；③预见、评估、防范和化解风险的意识和能力；④拥有实现目标必不可少的资源；⑤把握和利用最佳决策及其实施时机的能力。

5. 控制力

控制力是有效控制组织的发展方向、战略实施过程和成效的能力。有效的控制力：①确立组织的价值观并使组织的成员接受这些价值观；②制定规范并通过法定力量保证组织成员遵守；③合理选用干部实现组织的分层控制；④建立强大的信息力量以了解和驾驭全局；⑤控制和有效解决各种现存和潜在的冲突以控制战略实施过程。

领导力五力模型中的五种领导能力对领导者而言都非常重要，但这些领导能力并不处于同一层面，在五种领导力中，感召力是最本色的领导能力；前瞻力和影响力是感召力的延伸或发展，是处于中间层面的领导能力；决断力和控制力是处于实施层面的领导能力。"五力"模型是对一般领导者领导能力的概括，大多数领导者都拥有这五种领导力，但通常发展不均衡，会在某一种或几种领导力方面存在薄弱环节，只有少数杰出领导者才能在五个方面都达到极高水平，真正实现领导者的全面发展。

二、领导力 21 法则

约翰·马克思维尔(John Maxwell)被誉为全球领导力大师，他通过分析他最敬佩的领袖的品质，找出他们的共同之处，并征求其他领袖们的想法，再度检验历史上知名的领导者，归纳出伟大领袖具有的 21 项气质，形成领导力 21 法则，并编纂成《领导力 21 法则》。领导力 21 法则如下。

1. 盖子法则　领导力决定一个人的办事效力。
2. 影响力法则　衡量领导力的真正尺度是影响力。
3. 过程法则　领导力的提升是日积月累的结果，而非一日之功。
4. 导航法则　谁都可以掌舵，唯有领导者才能设定航线。
5. 增值法则　领导力为他人提升价值。
6. 根基法则　信任是领导力的根基所在。
7. 尊重法则　人们通常愿意追随比自己强的领导者。
8. 直觉法则　领导者善用领导直觉评估每件事情。
9. 吸引力法则　你只能吸引和你相似的人。
10. 亲和力法则　领导者深知，得人之前必先得其心。
11. 核心圈法则　一个领导者的潜力，由最接近他的人决定。
12. 授权法则　有安全感的领导者才会授权予人。
13. 镜像法则　看到别人怎么做，大家也会怎么做。
14. 接纳法则　人们先接纳领导者，然后才接纳他的意愿。
15. 制胜法则　领导者为他的团队找出一条制胜之路。
16. 动势法则　动势是领导者最好的朋友。
17. 优先次序法则　领导者明白：忙碌不一定等于成效。
18. "舍得"法则　领导者必须先"舍"后"得"。
19. 时机法则　掌握时机和善用策略同样重要。
20. 爆炸性倍增法则　培养追随者，得到相加的效果；培养领导者，得到倍增的效果。
21. 传承法则　一个领导者的长久价值由其继承者决定。

三、领导力法则在护理管理中的应用

根据相关研究理论和护理管理实践经验，护理管理者可以从以下几方面努力，提升其领导力。

1. 注重品格，以身作则

护理管理者应首先明确自己的指导原则，能清晰地传达、愉快地和他人分享自己的价值观；护理管理者要言行一致、知行合一、真诚领导、树立榜样、建立信誉，才能真正影响和带动他人。

2. 明确目标，共启愿景

护理管理者需要牢固树立全局观念，掌握团队整体情况，全面分析影响团队发展的多种因素，抓住关键环节、展望未来、找到激动人心和富有吸引力的奋斗目标，和团队成员形成强烈的共识和共鸣，感召他人为共同的愿望奋斗。

3. 勇于挑战，敢于创新

护理管理者需要通过捕捉创意和从外部获取创新的方法寻求改进的机会，以成长型的思维寻求突破，冲破旧有的观念、制度、惯例和行为等约束，开放思维、勇敢创新、鼓励冒险、积小胜为大胜，从错误和失败中学习成长。

4. 管理情绪，调动积极性

护理管理者要能克服前进中的困难、挫折和失败带来的心理压抑，采取多种富有创造性的激励方式。如：营造平等和谐、互助宽容的权力关系状态，通过加深信任，增进关系，授权赋能，分享信息，表彰个人的卓越表现，创造集体主义精神等。

5. 把握全局，科学决策

护理管理者既要有胆量魄力，带领组织或团队及时避开风险，抓住机遇，敢于决断，勇于担当；又要有学识智慧，能把握科学规律，科学决策。

陷入困惑的新护士长

护士甲，大学毕业后，分在某医院普通外科病房工作，10年后医院护理部进行护士长聘任，领导决定派她到急诊科担任护士长。急诊科的老护士长因年龄大，任期满，而继续留在原科室工作。老护士长在本科室工作了20多年，颇有管理成绩，只因任期已满被迫卸任，心里难以接受，为此在新护士长上任时，她没有仔细交接及带教。新护士长上任后面临很多困难，业务不熟、管理工作经验缺乏、护士之间不了解、与科主任的关系生疏，但任命已经下来，只好硬着头皮接下了这份本应高兴却实在令人担忧的工作。新护士长所面临的情况：自己31岁，科室里还有10位护士年长于她，其他13名较年轻的护士，性格较为内向，没有协助管理工作的经验。平时，老护士长管总务的工作，经常在护士们面前指出他们工作的不足。一天，科里护士在背后议论道："都已经退下护士长岗位，还管这么多的事情，也不嫌多事！"不巧，这话被传到老护士长耳朵里，老护士长心情郁郁不乐。

新护士长发现老护士长不开心后，主动与科室护士进行了沟通，告诉护士们科室的发展与每个人息息相关，科室有今天的成绩是前辈们努力奋斗的结果，值得被大家尊重，大家需要在各自的岗位上充分发挥自己的重要作用。虽然开始对新护士长有所不信任，但老护士长听到这一席话后深受感动，看到了新护士长格局高、做人谦逊、待人诚恳、做事务实，工作态度认真的好品格，便将自己多年的管理经验和新护士长交流，新护士长在遇到科室的问题时也会主动请教老护士长，她们共同为科室的发展出谋划策。

资料来源：湖南省某三级甲等医院护理部。

 本章小结

本章阐述了领导、管理和领导力的概念，重点分析了领导者与管理者的区别、领导过程与管理过程的区别。通过相关领导理论的分析，明确与领导联系最紧密的特质，辨别领导者的行为。最后从什么是领导力,如何提升领导力入手,旨在帮助护理管理者围绕领导力的构成维度,在领导力法则指引下,多角度多维度努力,有效提升领导力。

 思 考 题

1. 你认为怎样才能成为一名优秀的领导者?

2. 从所学的领导理论中,你得到了哪些启示?

3. 如何才能在护理管理过程中做到有效激励?

 推荐阅读材料

1. 姜小鹰,吴欣娟. 护理管理案例精粹[M]. 北京:人民卫生出版社,2015.

2. 罗宾斯,库尔特. 管理学[M]. 刘刚等译. 13 版. 北京:中国人民大学出版社,2017.

3. 麦基. 管理学:聚焦领导力[M]. 赵伟韬,译. 上海:格致出版社,上海人民出版社,2017.

4. 马克斯维尔. 领导力 21 法则:如何培养领袖气质[M]. 施铁,译. 上海:文汇出版社,2017.

5. 德鲁克. 卓有成效的管理者[M]. 北京:机械工业出版社,2018.

第六章

控　制

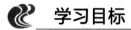 **学习目标**

识记

1. 能陈述控制的概念及必要性

2. 能陈述控制系统的概念及其要素构成

3. 能陈述控制对象的构成

4. 能列举控制的方法

理解

1. 能理解控制的类型及相互关系

2. 能理解控制的基本原则

3. 能理解控制的过程及关键步骤

运用

1. 能运用控制的原则和方法，基于控制过程进行护理风险管理

2. 能运用控制的原则和方法，基于控制过程进行护理安全管理

3. 能运用控制的原则和方法，基于控制过程进行护理成本控制

　　控制职能是管理活动四大基本职能环节中的最后一环，在管理的各项职能中起关键作用，贯穿于管理活动全过程，是完成一个管理周期的重要保证。有效的控制能够使整个管理过程顺利运转，循环往复。控制的范围十分广泛，它涉及组织目标实现过程的方方面面，关系到组织每一个层级的人员，也体现在组织活动过程的每一个环节。本章将重点围绕控制的基本概念、类型和实施过程进行讨论，主要介绍控制在护理风险管理、护理安全管理和护理成本控制中的应用。

第一节 概述

一、控制的概念及必要性

(一)控制的概念

控制是亨利·法约尔(Henri Fayol)管理理论中提出的除计划、组织、领导以外的又一管理职能,指按照既定的计划、目标和原则,对组织活动进行衡量、监督、检查和评价,进而采取相应措施纠正各种重要偏差,防止偏差继续发展或再度发生,使各项活动按原定的计划进行,或适当地调整计划,使组织目标得以实现的过程。

这一概念包含三个关键点:①控制是一个过程,在这一过程中,所有的管理者都应承担控制的职责,保证实际工作与计划及目标一致;②控制主要是通过"衡量、监督、检查、评价"和"纠正偏差"来实现;③控制有很强的目标性,即确保受控对象沿着计划所指定的方向发展,使预期目标和计划得以实现。一个有效的控制系统可以保证各项计划的落实,保证各项工作朝着既定的目标前进。

(二)控制的必要性

1. 控制与管理系统

控制工作通过纠正偏差的行动与计划、组织、领导等职能紧密结合在一起,使管理过程形成一个相对封闭的系统。

2. 控制与计划

控制与计划职能相互影响、相互促进。计划是控制的基础,起指导性作用,管理者在计划的指导下领导、控制各方面工作以便达成组织目标。控制则是实现计划的手段,科学的计划有赖于管理者对整个组织各方面信息的全面掌握,而这些信息绝大部分是通过控制过程获得。管理者要进行有效的控制,必须制订计划来指明控制的方向和目标,拥有自身的组织机构,并给予正确的指导和领导。计划和控制都是为了实现组织目标,二者互相依存、密不可分。

3. 控制与授权

进行控制才能实现授权。有效的控制系统可以向管理者提供被授权下属工作绩效的信息和反馈,降低授权的风险,是实现授权的前提。控制系统越完善,管理者实现组织的目标就越容易。

二、控制的类型

按照不同的标准,可以将控制划分为不同的类型。按照控制点位置(即纠正偏差的环节——输入环节、过程环节和输出环节),可以分为前馈控制、过程(同期)控制和反馈控制;按照控制活动的性质,可以分为预防性控制和更正性控制;按照控制手段,可以分为直接控制和间接控制；按照控制的方式，可以分为正式组织控制、群体控制和自我控制；按照实施控制的来源，可以分为内部控制和外部控制。

　　这些分类方法并非孤立存在，有时一个控制活动可能同时属于几种类型。下面重点介绍按照控制点位置的不同而划分的前馈控制、过程控制和反馈控制，三者的关系见图6-1。

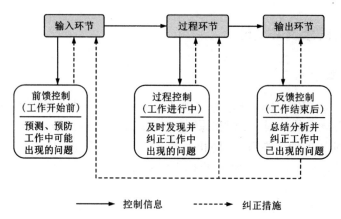

图6-1　前馈控制、过程控制和反馈控制关系示意图

(一) 前馈控制

1. 定义

　　前馈控制(feedforward control)又称预防控制(preventive control)或基础质量控制，是在实际工作开始之前，管理人员运用最新信息(包括上一个控制循环中所获得的经验、教训)，对可能出现的问题和偏差进行预测，并与计划进行比较，从而在必要时调整计划或控制影响因素，以确保组织目标的实现。

2. 前馈控制的应用

　　前馈控制属于未来导向，着眼于管理行动的输入环节，防止所使用的各种资源在质和量上产生偏差，强调"防患于未然"，将偏差消灭在萌芽状态。前馈控制是针对条件的控制，不针对具体的工作人员，易于被接受并实施，是管理者最渴望采取的一种控制类型。在护理管理中，前馈控制的实例很多，如为保证护理服务的基础质量，对急救物品、医疗器械、环境、护士素质的要求、规章制度、服务流程、护理计划等所进行的控制；为保证护士选拔录用的效果，对应聘者进行材料审核、面试、体检、试用期考察等，都属于前馈控制。由于前馈控制具有复杂性，管理者想要实施有效可行的前馈控制，必须对整个计划和控制系统进行透彻、仔细的分析，及时准确地掌握大量有关未来的信息，充分估计各种因素对计划的影响，并建立清晰的前馈控制的系统模型。

前馈控制在护理管理中的应用

　　某医院外科针对持续腹腔冲洗中存在的冲洗管堵塞、滑脱、冲洗液滞留、出血、感染等风险进行前馈控制。首先，选拔具有丰富质量管理经验的医务人员进行文献检索和病历资料查阅，并对不同层级的医生和护士进行访谈及考核，总结问题、分析原因，完成初步风险评估。并以此为基础采取以下七项重点控制措施：①成立前馈控制专项管理小组，成员包括护士长、质控护士、带教护士和健康教育护士；②根据护士专业能力考核结果，进行分层级培训考核；③使用视觉识别标识和腹腔冲洗安全查检单，查检单每名患者每日一张，护士每四小时评估一次并记录，质控护士每周进行收集、分析；④基于现况-背景-评估-建议（situation-background-assessment-recommendation，SBAR）的沟通程序构建标准化护理交接班模式；⑤完成应急处理流程的制订与演练；⑥分阶段开展患者健康教育；⑦效果评价结果显示，实施前馈控制有效降低了冲洗过程中各项风险的发生概率。

SBAR 沟通程序应用举例

S	某患者，胰腺癌术后 11 天，胰肠引流管行 0.9% 氯化钠溶液 500 mL/h 腹腔冲洗，8：00—16：00 共冲入 4050 mL，冲出带絮状物黄色液 4150 mL
B	冲洗原因为胰十二指肠切除术后 9 天并发胰瘘
A	患者生命体征正常，腹部平软，冲洗管管口敷料清洁干燥，管道滑脱危险评估 4 分，疼痛评分 2 分，患者配合良好
R	应加强管道挤压，必要时间歇快冲预防堵管

　　资料来源：沈鸣雁，卢芳燕，卢婕楠.前馈控制在外科持续腹腔冲洗安全管理中的应用[J].中华护理杂志，2016，51（3）：280-283.

（二）过程控制

1.定义

　　过程控制（process control）又称同步控制、现场控制或实时控制，是在工作进行过程中实施的控制，即管理者持续监督下属的行动和实际工作情况，使其与绩效标准保持一致，并在发现问题时马上采取纠正措施，从而避免偏差、减少损失。过程控制具有指导和监督两项职能。指导是管理者根据自己的知识和经验，对下属的工作方法和程序给予技术性指导。监督是按照预定的标准检查正在进行的工作，确保目标任务的完成。

2.过程控制的应用

　　过程控制中管理者的技术性指导起到培训员工的作用，能够提高员工的工作能力和自我控制能力。例如护理部主任查房时，发现治疗室内清洁区和污染区划分不清；护士长巡视病房时，发现护士操作不规范或违反操作规程，及时予以纠正并提出改进措施。由于过程控制是针对具体人员的特定行为，所以比较容易形成控制者和被控制者之间的心理对立，例如：对护士不良行为的纠正效果与护士长的行为和态度密切相关，因此，要做好"言传身教"，确保控制的有效性，管理人员必须加强自身学习，努力提高自身素质，不断提高管理艺术。

(三)反馈控制

1. 定义

反馈控制(feedback control)又称事后控制,指在工作结束之后,对计划执行结果进行回顾、总结和评价,找出已发生的偏差并分析原因,及时采取相应的防范措施,是一种最传统、最常用的控制类型,其主要目的是"惩前毖后",防止偏差继续发展或再度发生,提高下一次工作的质量。

2. 反馈控制的应用

通过反馈控制对已发生的偏差进行总结、评价和分析,针对偏差产生的根源制定相应措施,可避免下次工作中发生类似问题,有助于实现组织的良性循环,提高工作效率。在护理管理中,护理部每月的护理质量检查结果反馈,护理差错、事故的分析均属于反馈控制。同时通过反馈控制对以往的工作进行回顾分析,总结事物发展变化的内在规律并进行把握和利用,进而消除以往偏差对后续工作的影响,为进一步改进工作,更好地实现目标创造条件。在护理质量控制中,"住院患者跌倒发生率""院内压力性损伤发生率""置管患者非计划拔管发生率"等护理敏感质量指标都属于反馈控制指标。分析这些指标能够为提升各项护理质量以及做好各级人员绩效考评提供科学的依据。

三、控制的原则

控制必须针对具体任务由控制者与受控对象按实际情况共同设计控制系统,建立控制系统时应遵循以下基本原则。

1. 与计划相一致的原则

控制是使实际活动与计划活动相一致,从而更好地完成计划,实现组织目标的过程。计划是实现控制工作的依据,因此,控制标准和控制方法的制定与使用须以计划为基础,反映计划所提出的要求。

由于计划内容与要求的不同,所需的控制信息也不相同。例如,检查临床护理服务质量和检查护理教学计划落实以及检查护理科研计划的执行情况,所需要的信息是不相同的。因此,在设计控制系统、运用控制技术、确立控制方法等进行控制活动之前,必须分别制订计划,且要保证控制系统与计划相一致。例如,临床护理服务质量的控制标准与方法要反映临床护理工作计划的特点和要求;护理教学的实施要依据教学计划和教学质量标准予以推进和控制;护理科研则要根据不同层次的科研计划与要求设计控制系统。总之,越是具有针对性、能反映计划要求的控制系统,越有助于组织目标的实现。

2. 确定标准的原则

有效的控制要求客观、准确、标准适当,从而降低或避免管理者主观因素的影响。若标准太高或不合理,起不到激励作用;若标准不准确,则无法测量,控制就会失效。客观的标准可以是定量的,也可以是定性的,但都应可测定或可考核,如各项护理技术操作标准、消毒隔离标准、护理文书书写标准等反映护理质量的控制标准均可采用定量考核方法,护理人员素质考核则可采用定性标准或定量标准。

3. 组织结构健全的原则

控制是带有强制性的管理工作,要实现有效的控制,必须有健全的、强有力的组织机构作保证。首先，信息是实施控制工作的基础，而健全的组织机构有助于保障信息沟通渠道的畅通，及时迅速地上传下达，避免控制过程中的时滞现象，提高控制效率。其次，组织结构越完整明确，所设计的控制系统越符合组织结构中的职责和职务的要求(责权分明)，越有助于明确和纠正偏差。最后，健全的组织机构是职、责、权三者统一的保证。在护理质量控制过程中，全院成立护理部—科护士长—护士长三级质量控制体系，形成三级护理质量控制组，不同组拥有不同层次内的监督、指导和奖惩等权力，从而确保每一个单位、岗位甚至个人都能切实负起自身的责任。否则，在执行过程中出现了问题或差错，就无法找到问题的责任者和差错环节，偏差就难以纠正，控制就难以实现。

4. 控制关键点的原则

在控制过程中，对影响计划实施及目标实现的关键因素、问题和环节须进行重点控制。坚持控制关键点的原则，不仅可以扩大管理幅度，降低管理成本，还可以改善信息沟通效果，提高管理效率。关键点的选择是管理艺术的体现。护理工作项目繁多、涉及面广且要求准确细致，管控工作难以面面俱到，这就要求管理者善于把握护理工作的关键点，如针对基础护理，疑难危急重症患者的病情观察，护理安全管理，核心制度和护理常规的落实等进行重点而精准的管控，进而把握护理工作的全局。

5. 例外情况的原则

管理者对计划执行过程中由于突发事件或较大的环境变化而引起的执行偏差应进行控制。计划和控制标准的制订往往是以环境相对恒定为前提，但整个管理过程实际上始终处于不断变化的内外环境中，突发事件、环境变化或者计划执行过程中的重大偏差随时可能发生，这就要求管理者注重例外情况的影响，及时调整控制标准和计划，提高管理效能，取得较好的控制效果。需要注意的是，例外情况原则与控制关键点原则是相对应的。控制关键点原则针对系统内部，强调关键点的选择，而例外情况原则侧重系统外部的变化，强调关键点上所发生的异常偏差，二者应当结合运用，从而产生事半功倍的效果。

6. 控制趋势的原则

对控制全局的管理者来说，控制的重点是现状所预示的趋势，而不是现状本身。控制变化的趋势比仅改变现状要重要得多，也困难得多。一般来说，趋势是多种复杂因素综合作用的结果，是在一段较长的时期内逐渐形成的，并对管理工作的成效起着长期的制约作用。趋势往往容易被现象掩盖，控制趋势的关键在于从现状中揭示倾向，特别是在趋势刚显露苗头时就觉察，并给予有效的控制。

7. 及时控制的原则

控制效率关系到管理效率，及时有效的控制对实现组织目标、提高管理效率至关重要。控制的及时性体现在及时发现偏差和及时纠正偏差两个方面。及时发现偏差需要及时收集、传递信息，使管理者及时掌握实时信息，提高控制时效；在此基础上通过适当的计划调整、组织安排、人员配备、现场指导等措施及时纠正偏差，保证组织目标的实现。

8. 灵活控制的原则

控制的灵活性是指控制系统本身能适应主客观条件的变化，持续地发挥作用。灵活控制原则要求管理者一旦发现计划失常，应及时上报真实情况，快速纠正偏差并修正计划，重新确立控制标准。遇到突发事件时，应果断采取应对措施，保证对运行过程的管理和控制。此外，管理者必须掌握灵活控制原则的使用条件，必要时合理运用。

9. 经济控制的原则

控制的经济性是指控制活动应该以较少的费用支出来获得较多的收益，主要从以下两个方面把握：①适度控制。考虑整个控制系统的成本以及时间、精力和资金等资源的占用量，并根据组织规模的大小和控制问题的重要程度，分析费用支出及收益增加的情况。②纠偏方案的双重优化：第一重优化是指纠偏的成本要小于偏差可能造成的损失；第二重优化是基于第一重优化，对各种纠偏方案进行比较，从中选择成本效益好的方案来组织实施。

蝴蝶效应

蝴蝶效应是美国麻省理工学院气象学家洛伦兹（Lorenz）在 1963 年提出来的。为了预报天气，他用计算机求解仿真地球大气方程式，意图利用计算机的高速运算来提高长期天气预报的准确性。一次试验中，他把一个中间解取出，提高精度后再送回去。而当他喝了杯咖啡以后，回来再看时竟大吃一惊：本来很小的差异，结果却偏离了十万八千里！洛伦兹发现，由于误差会以指数形式增长，在这种情况下，一个微小的误差随着不断放大会造成结果的巨大偏差。此后，他在一次讲演中提出：一只蝴蝶在巴西扇动翅膀，有可能会在美国的德克萨斯引起一场龙卷风。

蝴蝶效应说明，在混沌系统中，初始条件的极小偏差，可能会引起结果的极大差异。这告诉我们初始条件下十分微小的变化经过不断放大，对其未来状态会造成极其巨大的差别。

资料来源：吴欣娟，王艳梅. 护理管理学[M]. 北京：人民卫生出版社，2017.

第二节   控制的实施

一、控制系统

控制系统（control system）指组织中具有目的、监督和行为调节功能的管理体系，包括受控和施控两个子系统。一个组织的控制系统主要由以下四个要素构成。

（一）控制目标体系

控制体系与组织的目标体系是相辅相成的。控制服从于组织发展的总体目标，并以总目标派生出的分目标及各项计划指标为依据。

（二）控制的主体

组织中控制系统的主体是各级管理者及其所属的职能部门，主体的控制水平高低决定着控制系统能发挥多大作用。我国医院内部护理管理的施控系统（即控制的主体）有两种常见的类型：三级医院大多采取的院、科、病区（护理部—科护士长—护士长）三级护理管理组织形式；二级医院一般采用的院、病区（护理部或总护士长—护士长）二级护理管理组织形式。

(三) 控制的客体

组织控制系统的客体，即控制对象(control object)，是整个组织的活动，可从不同角度进行划分。从横向看，一般包括人、财、物、时间、作业、信息和组织的总体绩效等；从纵向看，组织中的各个层次，如医院内的护理部、病区、科室等都是控制对象；从控制阶段看，组织内不同的业务阶段和业务内容也是控制对象。

1. 人员

管理者通过有效整合资源，组织他人的工作来实现组织目标。想要实现组织目标，管理者就必须依靠员工，对人员进行控制，把握他们的工作方向和效率。对人员进行控制最常用、最简明的方法是直接巡视，发现问题后马上纠正。另一种有效方法是系统化评估员工，通过评估，对绩效好的人员给予奖励，如评先或增加工资等，以维持和强化其良好表现；对绩效差的采取相应措施，如进行业务培训，根据偏差的程度给予不同的处分。

对人员的控制可以分为硬管理控制和软管理控制。职务设计、工作纪律、岗位管理、直接监督、绩效评估、劳务报酬等属于硬管理控制方法；而职业培训、继续教育、组织文化建设等则属于软管理控制。

2. 财务

要保证医院各项工作的正常运作，必须进行财务控制，主要包括审核各期的财务报表和进行常用财务指标的计算，找出与目标之间的差距，分析形成差距的具体原因以降低成本，保证各项资产都得到充分有效的利用等。这部分职能主要由财务部门完成，对护理管理者来说，主要的工作是进行护理预算和护理成本控制。

3. 作业

指从劳动力、原材料等物质资源到最终产品和服务等的转化过程。相对于人员控制，作业控制的对象是"事"。对护理工作而言，作业就是指护士为患者提供各项护理服务的过程，作业控制就是通过对护理服务过程的控制，来评价并提高护理服务的效率和效果，从而提高医疗服务质量。护理工作中常用的作业控制手段有：护理技术控制、护理质量控制、医疗护理所用材料及药品购买控制、库存控制等。

4. 信息

管理者对信息本身的控制十分重要，他们依靠信息来完成控制工作，因此，信息的数量、质量、来源和时效性直接关系整个控制工作的成效。信息控制就是建立一套有效的管理信息系统，使之完成对各类信息的获取、加工、传递和存储，为管理者提供及时、可靠的信息。护理信息系统包括护理业务管理、行政管理、科研教学三个信息系统。护理业务管理系统又分为患者信息系统、医嘱管理系统和护理病例管理系统等。

5. 组织绩效

组织绩效是反映组织效能的一系列指标体系，是高层管理者的控制对象。对组织绩效实施有效控制的关键在于以组织目标设置的标准为依据，科学地评价、客观地衡量组织绩效。一个组织的整体绩效很难用单一指标来衡量，如患者对医院工作的评价，需将医疗水平、服务水平、医疗费用、住院时间等都纳入考虑，其中任何一个单一指标都无法等同于组织的整体绩效。护理工作的绩效可用护理服务中患者满意度、护理技术操作合格率、护理质量达标率、护理仪器设备完好率、护理人员成长等情况进行综合评价及衡量。

(四)控制的手段和工具系统

主要包括控制机构、控制工具、信息系统、控制的运作制度等几个方面。

二、控制过程

控制过程(control process)又称"控制基本程序",是指由一系列管理活动组成的完整的监测过程,包括建立控制标准、衡量偏差信息、评价并纠正偏差三个关键步骤,它们相互关联,缺一不可(图6-2)。

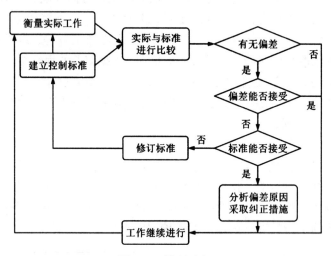

图6-2　控制过程

(一)建立控制标准

1.确立控制对象

控制的最终目的是确保实现组织目标。然而,在实际管理工作中,影响组织目标实现的因素很多,需要分析这些因素对目标实现的影响程度,并从中挑选出具有重要影响的因素作为控制对象。护理管理的重点控制对象主要是护理工作者、服务对象、时间、护理行为、岗位职责和规章制度、工作环境和物资设备等。

2.选择控制关键点

确定重点控制对象后,还需要选择控制的关键点,以确保整个工作按计划执行。目标、计划、标准和控制的关系见图6-3。

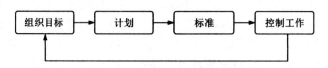

图6-3　目标、计划、标准和控制的关系

按照控制点位置的不同，选择的控制关键点也不同。在选择控制的关键点时，要考虑以下三个方面的因素：①影响整个工作运行过程的重要操作和事项；②能够在重大损失出现之前显示出差异的事项；③能够反映组织主要绩效水平的时间和空间分布均衡的控制点。

护理管理控制的关键点：①查对制度、值班交接班制度、危重患者抢救制度、消毒隔离制度等护理核心制度的落实；②新入职护士、实习护士、近期遭受重大生活事件的护士等重点人群；③疑难急危重症、新入院、大手术后、接受特殊检查和治疗、有自杀倾向的患者以及年老体弱者或婴幼儿等高危人群；④特殊耗材、急救器材和药品、重症监护仪器设备、剧毒药品、麻醉药品、高渗药品以及高腐蚀性药品等设备和高警示药品；⑤急诊科、手术室、供应室、监护室、新生儿病房、血液透析室、产房、高压氧治疗中心等高危科室；⑥交接班时间、节假日、中晚夜班等高危时段；危重患者外出检查等高危环节。

3.确定控制标准

控制标准分为定量和定性两大类。定量标准是控制标准的主要形式，而定性标准则是服务质量、组织形象等难以量化的标准，在实际工作中也需尽量采用可度量的方法进行量化处理，以保证控制的准确性，如患者满意度、健康教育知晓率、护理措施落实率等就是对护理服务质量的衡量。护理工作中常用的标准见图6-4。

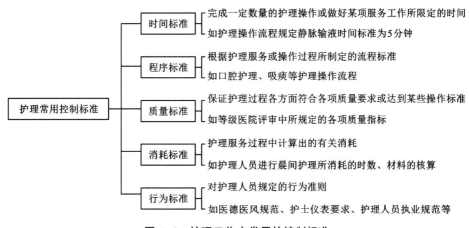

图6-4 护理工作中常用的控制标准

(二) 衡量偏差信息

衡量偏差信息是控制过程中的重要环节。首先，需提前选择适宜的衡量方式，护理管理中常用的有观察法，各种报表、报告，抽样调查，召开会议等。有效的控制要求根据具体考查内容动态制定适宜的衡量频次。其次，为了保障大量实际工作状况的信息及时被掌握和反馈，需建立有效的信息反馈系统，护理管理者可进行实地考察，或应用现代化信息系统查看历史档案，同时也可建立通讯工作群等方便、及时、灵活地进行反馈。管理者也可建立监督小组，组织安排任务，进行定期或不定期的监督检查，让管理者及时了解真实而全面的信息。对执行结果进行控制不仅是衡量成效的过程，同时也是检验标准客观性和有效性的过程，如果没有偏差，应分析控制成功的原因，存在偏差应进行校正或更新检验标准。

(三) 评价并纠正偏差

纠正偏差是控制过程中的最终实现环节，也是控制工作的关键。首先，确定检验标准，评价偏差及其严重程度；其次，分析产生偏差的主要原因，可从控制系统内部组成和外部环境等入手；再次，明确恰当的纠偏对象和选择合适的纠偏措施并实施；最后，管理者应进行总结分析，以防偏差反复出现。在纠偏的过程中，要比较纠偏工作的成本和偏差可能带来的损失，选择投入少、成本低、效果好的方案组织实施，同时，要考虑各方利益，消除疑虑，使纠偏工作得以顺利实施。

三、控制方法

1. 目标控制方法

目标控制是管理活动中最基本的控制方法之一，就是将总目标分解成不同层次的分目标，形成一个目标体系，并根据环境变化不断进行调整，对每个分目标分别进行管理和控制。

2. 质量控制方法

指为达到所规定的质量要求所采取的技术和活动。例如，各类护理工作质量管理标准、各种护理技术操作规范、各项规章制度以及各项质量检查标准等属于护理质量标准的范畴。护理质量控制要始终坚持预防为主、全员参与的对策，注重前馈控制、过程控制和反馈控制的有机结合，并贯穿在护理工作基础质量、环节质量和终末质量形成的全过程，实施从护理服务质量到护理工作质量的全方位综合性控制。

3. 人事管理控制方法

人事管理控制的核心是对组织内部人力资源的管理，一般可分为人事比率控制和人事管理控制。人事比率控制就是分析组织内各种人员的比率。人事管理控制是对组织成员，包括管理者在工作中的德、能、勤、绩等进行客观公正的考核和评价。

4. 组织文化与团体控制方法

组织文化和团体控制不是通过外部约束强制发挥作用，而是通过护士内化价值观等，进而自我要求并约束行为。例如对新护士进行授帽、举行宣誓等仪式均属于此种控制。

5. 预算控制方法

预算不仅仅是一种数字化的计划，还是一种控制技术。预算控制是组织中使用最为广泛和有效的控制手段，它通过制定各项工作的财务支出标准，对照该定量标准进行比较和衡量，并纠正偏差，以确保经营财务目标的实现。

6. 审计控制方法

审计控制是对组织中的经营活动和财务记录的准确性和有效性进行检查、检测和审核的方法，可分为外部审计和内部审计。外部审计是指组织外部的专门审计人员和机构对组织财务程序和财务往来账目等进行有目的的综合审查，以监督各项活动的合法性和真实性。外部审计对于控制过程的作用是间接的，而且是有局限的。内部审计是为内部控制提供一种手段，其主要职责是审查评核其他各项控制的效能，以确定各项政策和标准是否贯彻，资源是否有效利用，组织目标是否达到等，是对其他控制形式的总控制。

四、有效控制系统的特征

1. 目的性

目的性是有效控制系统的一个实质性标志，控制工作受目标指引，为目标服务。管理者应当能够在众多的目标中，挑选出一个或几个最关键、最能够反映工作本质和需求的目标，加以控制并确保实现。

2. 准确性

有效的控制系统可以使管理者及时快速地获取准确而客观的信息，从而对组织和员工行为进行及时的监督和纠正。

3. 适度性

管理控制必须适度，以避免过度控制或控制不足导致的组织机能障碍。管理者必须选择对组织绩效有着重要影响的关键因素和例外情况进行控制，并授权团队进行自我控制，从而提高控制效率，降低控制成本。

4. 灵活性

有效控制应具备灵活性，评价标准、考核指标、纠偏行为等，在特定情况下可以根据客观情况和现实条件进行调整。

5. 预防性

有效控制系统应以未来发展为导向，能够预测计划执行过程中可能出现的问题和偏差，进而预先采取防范措施。如加强急救物品的管理、制定完善的护理规章制度和护理技术操作规范等。

6. 促进自我控制

有效控制系统应是被员工理解和认同，能够充分调动员工自觉性，促进员工进行自我管理和自我控制的系统。它不仅可以激发员工的聪明才智，还可以减少控制费用，提高控制的及时性和准确性。

第三节 控制在护理管理中的应用

一、护理风险管理

护理风险管理是护理管理的一项重要内容，也是高品质护理的根本要求。护理工作中任何一个环节出现问题或偏差，都会直接或间接危害患者的健康甚至生命，也将承担由此造成的经济和法律风险，因此必须进行护理风险管理。

(一)相关概念

1. 风险

风险(risk)指可能会发生的危险。

2. 护理风险

护理风险(nursing risk)是一种职业风险,即护理工作人员需要承受的且具有一定发生频率的不安全事件,包括经济风险、政治风险、法律风险和人身风险。

3. 风险管理

风险管理(risk management)是研究风险发生规律和风险控制技术的一门新兴管理学科。通过风险辨识、风险评价,并在此基础上选择有效的方式,主动、有目的、有计划地对风险进行控制和处理,以最少成本实现最大的安全保障目标。

4. 护理风险管理

护理风险管理(nursing risk management)指对患者、医务人员、医疗护理技术、药物、环境、设备、医疗护理制度和程序等风险因素进行识别、衡量、分析和控制的活动。

(二)护理风险管理的重要性

护理风险管理的目的是尽早识别并控制风险,用最小的代价使护理风险系数降到最低,保障患者及护理人员的安全,其重要性体现在以下几个方面。

1. 风险管理水平直接关系到患者的安全

护理风险与护理安全是相并存的概念,护理风险系数较低时,护理安全系数就较高,反之则护理安全系数降低。通过风险管理可以降低护理活动的风险。

2. 风险管理水平直接影响医院的社会效益和经济效益

护理风险管理不当会导致患者的病程延长和治疗护理复杂化,增加物资消耗,提高医疗成本,增加经济负担,同时损害医院形象。

3. 风险管理水平直接影响医院功能的有效发挥

医疗场所的各种污染、放射性危害、各种药物和化学试剂的毒性作用等会对从事医疗工作的人员构成危害,影响医疗护理工作的顺利开展。

4. 风险意识和管理水平直接影响医院和医务人员的自身安全

在医疗护理活动中如因风险意识不强、管理不当导致事故和医疗纠纷,医院和医务人员将承担相应风险,如经济风险、法律风险、人身安全风险等。

(三)常见护理风险的环境因素

常见护理风险的环境因素包括外部环境因素和内部环境因素。

1. 外部环境因素

(1)患者因素:包括患者病情的严重性、紧迫性、复杂性等,是决定护理风险概率的客观因素,如危重患者病情变化快、合并症或并发症多,存在着高护理风险。

(2)医源性因素:指医院公共设施、医疗设备、器械、水电等可能影响护理技术的有效发挥,从而延误患者病情或护理的因素,如氧气装置故障、医疗设备性能不良、耗材质量低劣或规格不匹配等,都会降低护理质量,影响护理效果。

(3)医院感染因素:主要指患者或医务人员在院期间获得的感染。防范医院内交叉感染是医院管理中的重要课题,也是护理风险管理的重要任务。

(4)组织管理因素:指在组织领导、人力资源管理、设备环境管理、安全保障制度等方面的直接或间接给患者、护士的健康造成损害的因素。如规章制度不健全或流程不清晰、业务技术培训滞后等安全隐患的存在，可直接或间接影响患者治疗和康复护理的全过程。

（5）药物相关因素：指因药物配伍禁忌、使用存在质量问题的药物或错误用药、无效用药等导致患者出现药物不良反应或引起病程延长，甚至危害患者生命。

2. 内部环境因素

（1）护士素质：护士自身缺乏责任心和使命感，语言、行为不当或过失是导致护理纠纷、医疗事故的直接风险因素。

（2）护理技术因素：护士知识和技术水平低、临床经验不足或团队配合不良可直接或间接危害患者健康。

（四）护理风险管理的程序

护理风险管理包括风险识别、风险评估、风险控制和风险管理效果评价四个阶段。这四个阶段周而复始，构成风险管理的周期循环过程（图6-5）。

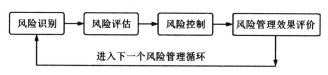

图6-5　风险管理周期循环过程

1. 风险识别

风险识别（risk identification）是风险管理的基础，即对护理活动中客观存在及潜在的各种风险进行系统的识别和归类，明确风险来源（如人员、物品、器械、环境、程序等）及发生环节，并分析产生的原因。风险识别是一个动态监测过程，常用的护理风险识别技术有：①临床资料研究法，分析和明确各类风险事件的易发部位、高危环节和重点人群等；②工作流程图法，包括综合流程图及高风险部分的详细流程图；③调查表法，设计调查表调查关键人员，掌握可能发生风险事件的信息。

2. 风险评估

风险评估（risk measurement）是在风险识别的基础上进行定量分析和描述，对易出现风险的护理项目进行性质、程度（低、中、高）和发生频率（低、中、高）的评估。对发生频率高及高风险项目及时进行讨论研究，制定有效解决方法，持续跟踪纠正。

3. 风险控制

风险控制（risk handling）是风险管理的关键和核心。控制手段较多，如制定护理标准、程序及风险管理制度；建立风险管理组织；进行护理质量督查；带教老师对实习护生进行临床督导；护士长中晚夜间总值班和查房；进行临床业务和安全知识培训、沟通技巧培训等。

4. 风险管理效果评价

风险管理效果评价（risk management evaluation）是对风险管理手段的效益性和适用性进行分析、检查、评估和修正，为下一个周期提供更好的决策。如分析护理文书合格率是否提升、护士法律意识和风险防范意识是否增强等。风险管理组织须定期或不定期督察护理风险，包括临床监督与考核、差错事故及安全隐患的报告等。

护理风险管理防控精神科封闭病房医院感染的效果

将护理风险管理应用于精神科封闭病房医院感染防控的研究结果显示，护理风险管理有利于提高精神专科感染风险防控水平，落实防控技术标准流程，降低医院感染率。管理实施内容如下：

1. 组建风险管理小组：包括病房主任、护士长、质控护士、质控医生、药剂师和营养师。

2. 风险识别：系统分析感染发生的原因，绘制感染风险因素鱼骨图。

3. 护理风险管理：①护理人员培训，包括规范防控技术标准操作规程，督查风险因素控制落实率；②高危人群感染控制，包括分级护理、基础护理、糖尿病护理和低蛋白血症护理；③易感环节感染控制，包括标准预防、感染暴发或疑似感染暴发防控措施；④强化落实感染控制标准操作规程。

4. 效果评价：包括医院感染发生的情况、医院感染高危人群护理质量与医院感染防控技术核查合格率。

资料来源：方萍，王玲，张蔚，等.护理风险管理防控精神科封闭病房医院感染的效果[J].护理学杂志，2021，36(16)：77-80.

二、护理安全管理

护理安全管理与患者的生命安全和身体健康息息相关，是防范和减少护理差错事故及纠纷的重要环节，在整个医院安全管理中占据重要地位。

(一) 相关概念

1. 安全

安全(safety)指不受威胁，没有危险、危害、损失。

2. 护理安全

护理安全(nursing safety)指在实施护理服务全过程中，个体不发生法律和法定的规章制度允许范围以外的心理、机体结构或功能上的损害、障碍、缺陷或死亡，包括护理主体(护理人员)和护理对象(患者)的安全。

3. 护士安全

护士安全(nurse safety)指将护士遭受不幸或损失的可能性最小化的过程，属于医疗机构职业健康与安全的范畴，主要涉及护理工作场所中的各类安全问题。

4. 患者安全

患者安全(patient safety)指患者避免遭受事故性损伤，规避、预防和改善健康服务导致患者不良结果或损伤的过程。

5. 护理安全管理

护理安全管理(nursing safety management)指以创建安全的工作场所为目的，主动实施一系列与安全以及职业健康相关的各种行动措施与工作程序。

(二) 患者安全管理

患者安全管理的目标是通过构建一种能使临床失误发生率最小、临床失误拦截率最大的健康服务系统，最大程度地规避、预防和改善健康服务导致的患者不良结果或损伤，包括预防错误、偏差与意外。

1. 常见患者安全问题

护理过程中常见患者的安全问题见图 6-6。

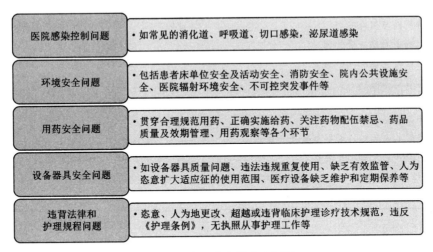

医院感染控制问题	·如常见的消化道、呼吸道、切口感染，泌尿道感染
环境安全问题	·包括患者床单位安全及活动安全、消防安全、院内公共设施安全、医院辐射环境安全、不可控突发事件等
用药安全问题	·贯穿合理规范用药、正确实施给药、关注药物配伍禁忌、药品质量及效期管理、用药观察等各个环节
设备器具安全问题	·如设备器具质量问题、违法违规重复使用、缺乏有效监管、人为恣意扩大适应征的使用范围、医疗设备缺乏维护和定期保养等
违背法律和护理规程问题	·恣意、人为地更改、超越或违背临床护理诊疗技术规范，违反《护理条例》，无执照从事护理工作等

图 6-6　常见患者的安全问题

2. 患者安全管理策略

(1)营造患者安全文化：①管理者应转变理念，从批评个人转换为促进安全；②管理者需针对问题具体分析并寻求改进方法，如悬挂警示牌等；③医务人员应树立"安全第一"的观念。

(2)健全护理安全管理体系：①成立护理部—科护士长—护士长三级护理质量安全管理体系；②明确制定"部—科—区"的职责和工作标准；③采取科学的质量管理方法，如PDCA循环等；④建立和完善医护团队的沟通机制，加强护患沟通管理；⑤制定相关行为标准和规章制度并严格落实。

(3)实施护理风险预警评估：①呈报护理风险事件，正确收集相关的信息；②积累临床护理资料，全面掌握风险控制规律；③分析护理工作流程，科学预测及防范护理风险；④管理者应进行风险综合评估，制定有效防范措施，并追踪实施，不断改进。

(4)加强安全教育和培训：①针对患者和家属开展不同形式的安全教育，鼓励其积极参与安全管理；②加强护士安全教育和培训。

(5)应用患者安全技术：①数字化辅助设备，如条形码识别系统、PDA移动护士工作站、全自动口服药品摆药机等；②计算机辅助软件，如电子化护士工作平台，实现医疗及护理病历实时电子化书写等；③各类报警技术，如检验危急值实时报警等；④患者监护系统，实时记录患者情况并生成患者日志。

(6)进行护理安全事件分析：根本原因分析(root cause analysis, RCA)。①问题(发生了什么)；②原因(为什么发生)；③措施(什么办法能阻止再次发生)。重大事件稽查(significant event audit, SEA)：①确定将要稽查的重大医疗或护理事件，并收集相关信息；②举行SEA讨论会；③系统化记录事件的前因后果和发生发展过程；④采取措施。

（7）实施患者安全目标：严格遵照执行《中国医院协会患者安全目标》。

中国医院协会患者安全目标(2022版)

1. 正确识别患者身份
2. 确保用药与用血安全
3. 强化围手术期安全管理
4. 预防和减少医院相关感染
5. 加强有效沟通
6. 防范与减少意外伤害
7. 提升导管安全
8. 加强医务人员职业安全与健康管理
9. 加强孕产妇及新生儿安全
10. 加强医学装备及医院信息安全管理

资料来源：中国医院协会患者安全目标(2022版)[J].上海护理，2022，22(10)：57.

(三)护士安全管理

护士安全属于医疗机构职业健康与安全范畴，主要涉及护理工作场所中的各类安全问题，如护患关系、职业暴露等。护士安全与患者安全密切相关，相互影响。护理不安全事件的发生会影响患者安全，导致护患关系的不信任，进而威胁护士安全。常见威胁护士安全的因素见图6-7。

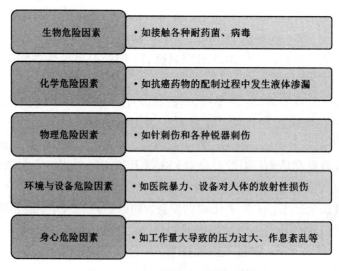

图6-7　常见威胁护士安全的因素

三、护理成本控制

(一)相关概念

1. 成本

成本(cost)指在提供医疗服务过程中所消耗的直接成本(材料费、人工费和设备费)和间接成本(管理费、教育培训经费和其他护理费用)的总和。

2. 护理成本

护理成本(nursing cost)指在给患者提供诊疗、监护、防治、基础护理技术及服务过程中的物化劳动(物质资料)和活劳动(护士的脑力和体力劳动)消耗。

3. 成本管理

成本管理(cost management)包括对医疗服务成本投入的计划、实施、反馈、评价、调整和控制等各环节和全过程。

4. 成本控制

成本控制(cost control)指对医院运营过程中发生的各种耗费进行计算、调节和监督,发现薄弱环节,进而采取措施降低成本的过程。

5. 护理成本控制

护理成本控制(nursing cost control)指按照既定成本目标,对构成护理成本的一切耗费进行严格的计算、考核和监督,及时纠偏并控制成本的管理行为。

(二)护理成本构成分析

1. 工资

工资是人力成本控制的重点,但不可通过裁减护士、聘用低薪资护士或雇用无执照护士的方法实现控制。常用的护理人力成本控制的方法,如成立支援护士库以应对突发紧急事件,促进人员的合理流动和相互增援;根据病房需要实行弹性排班;聘用辅助人员并经培训考核合格后承担部分患者的日常生活照顾工作,如翻身、沐浴、陪检等;应用患者分类系统(patient classification systems,PCS),计算护理工作量、护理时数、工作绩效和护理费用等优化护理人员配置;引入现代化手段调整工作流程和操作程序等。

2. 仪器与设备

实施分类管理,使用人员遵守仪器设备的更新年限并记录使用情况;建立仪器设备档案,记载购进、安装时间,使用年限,故障及维修保养情况等信息;制定仪器设备操作程序卡,使用前进行培训,使用后及时清洁消毒并妥善保管;制定仪器设备维护保养卡,由专人负责,定期检查、保养和维修,以保持设备性能良好等。

3. 供应物品

对所有消耗性物品实施信息化管理,加强记录与核查,做到每月清库,减少库存成本,提高库存周转效率,杜绝过期和浪费现象。

4. 其他人力成本

护理管理者应了解预期支出成本,如奖金、在职进修培训费用、护理学术交流费用等,进而有效调派人员,培养护理专业人员,促进护理学术交流。

(三) 护理成本控制方法

1. 编制护理预算

管理者应计划并建立明确的目标和期望值, 具体预算编制过程见图 6-8。

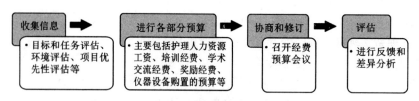

图 6-8　护理预算编制流程

2. 进行成本核算

即对护理服务过程的人力、物力和财力进行控制, 有效配置有限护理资源, 实现护理服务社会效益和经济效益最大化。护理成本核算方法主要有: ①项目法 (fee-for-service), 归集和分配护理项目的费用; ②床日成本核算 (per day service method), 即护理成本与住院时间直接相关; ③相对严重度测算法 (relative intensity measures), 将患者病情严重程度与护理资源的利用情况相联系; ④患者分类法 (patient classification systems), 根据患者病情程度测算护理需求或工作量, 确定护理成本和收费标准; ⑤病种分类法 (diagnosis related groups, DRG), 计算每一病种所需护理照顾的成本; ⑥综合法, 即结合患者分类和 DRG 分类, 应用计算机技术建立相应护理需求标准并计算成本。

3. 开展成本分析

(1) 成本与收费的比较分析: 为评价医院护理服务的效益、制订合理收费标准、理顺护理补偿机制提供可靠的依据。

(2) 实际成本与标准成本的比较分析: 帮助护理管理人员找出差距, 提高管理水平。

(3) 成本内部构成分析: 分解成本, 并分析其内部各组成部分的特点、比例及其对总成本的影响等。

(4) 量本利分析: 分析既定产量下的最低成本组合、既定成本曲线下的保本服务量和最佳服务量。

(5) 护理成本效益分析: 用货币表示护理干预效果, 运用贴现率、内部收益率、成本效率比率等指标进行效益分析。

(6) 护理成本的效果分析: 使用中间健康问题临床效果指标、最终健康问题临床效果指标、生命数量指标评价护理服务结果。

(7) 护理成本的效用分析: 选用人工指标评价护理效用, 如质量调整生命年和失能调整生命年。

4. 进行成本监督和管理

倡导节约意识, 避免不必要的浪费; 科学合理排班; 建立耗材的请领、定期清点、使用登记、交接制度并定期评价; 定期检查和维修仪器设备; 强化零缺陷管理理念, 减少护理缺陷、差错事故的发生, 防范护理纠纷, 减少意外赔偿费用等。

本章小结

本章重点介绍了控制和控制系统的相关概念,控制的类型及原则,控制实施的对象、实施过程的关键步骤、常用的控制方法和有效控制系统的特征,以及控制在护理管理中的应用情况。如何遵循控制的原则和基本过程,针对控制对象,正确运用相应的控制方法,提高护理管理的效率,降低护理管理风险,确保组织目标的实现始终是护理管理的重点和难点。

 思 考 题

1.前馈控制、过程控制和反馈控制的相互关系是什么?护理管理中的应用实例有哪些?

2.作为病区护士长,应如何运用控制的相关理论进行病区的管理?其工作中体现了哪些控制原则?

 推荐阅读材料

1.叶文琴.护理管理[M].上海:复旦大学出版社,2015.

2.王非凡,向克兰,屈红,等.基于危机管理4R理论护理安全质量管理体系的构建与实施[J].护理学杂志,2017,32(5):52-55.

3.王颖,汪晖,陆丽娟,等.住院患者预防跌倒信息化安全管理模式的建立与实施[J].护理学杂志,2017,32(1):7-10.

4.国家卫生健康委办公厅.关于进一步加强患者安全管理工作的通知[EB/OL].(2018-04-12)[2021-12-15].http://www.gov.cn/zhengce/zhengceku/2018-12/31/content_5435146.htm.

5.国家卫生健康委办公厅.国家卫生健康委办公厅关于印发药事管理和护理专业医疗质量控制指标(2020年版)的通知[EB/OL].(2020-08-04)[2021-12-15].http://www.gov.cn/zhengce/zhengceku/2020-08/05/content_5532636.htm.

第七章

护理人力资源管理

 学习目标

识记

1. 能陈述护理人力资源管理的特点及内容
2. 能陈述护士培训与开发的概念
3. 能陈述绩效管理的特性及目的
4. 能陈述薪酬的定义及构成

理解

1. 能理解人力资源规划的基本原则和职位分析的主要方法
2. 能理解护士绩效管理的流程
3. 能理解薪酬管理原则及薪酬模式

运用

1. 能运用人力资源配置原则及方法进行人力资源配置
2. 能运用培训及培训管理的方法制订护士培训方案
3. 能运用职位分析的方法及职业生涯的相关理论设计个人职业发展规划
4. 能运用人力资源管理相关知识分析护理人力资源管理的发展趋势

人力资源管理是近二十年来管理学科中迅速发展的一个领域，人的素质决定了工作的质量和效率，人力资源的有效开发和合理利用对经济发展起着决定性作用。对组织而言，人才是组织的核心竞争力。作为医院管理者，采用何种方式吸引、培养、留住并合理使用人才成为医院发展的关键问题，人力资源管理与开发也是医院可持续发展的重要保障。本章节重点内容为护理人力资源规划、招聘与配置、培训与开发、绩效管理和薪酬管理。

第一节　概述

一、人力资源管理功能与特点

(一) 基本概念

人力资源管理(human resource management, HRM)，是指运用现代化的科学方法，对与一定物力相结合的人力进行合理培训、组织和调配，使人力、物力经常保持最佳比例状态，同时对人的思想、心理和行为进行恰当的诱导、协调和控制，以充分发挥人的主观能动性，使人尽其才，才尽其用，事得其人，人事相宜，最终实现组织目标的过程。根据上述定义，可从两方面来理解人力资源管理。

1. 对人力资源量的管理

人力资源的量是人力资源的外在要素。对人力资源进行量的管理，就是根据人力和物力及其变化，对人力进行恰当的培训、组织和协调，使两者经常保持最佳比例和有机结合，使人和物都充分发挥出最佳效应。

2. 对人力资源质的管理

人力资源的质是人力资源的内在要素。对人力资源进行质的管理，主要是采用现代化的科学方法，对人的思想、心理和行为进行恰当的管理，包括对个体和群体的思想、心理和行为进行恰当的诱导、协调和控制，充分发挥人的主观能动性，最终达到组织目标。

(二) 人力资源管理的基本功能

1. 获取与整合功能

根据组织目标、工作要求及人数等条件，对人力资源进行规划、招聘、测试、选拔与考核，为组织获取最适合组织需要的人员。通过合理的人员管理，如进行组织文化、价值观和技能培训，对已有员工进行有效整合，达到动态优化配置，实现人力资源的精干和高效，取得最大的使用价值。

2. 激励功能

通过一系列薪酬、考核、晋升等管理措施，为员工创造安全健康的工作环境，充分调动并保持员工的积极性和创造性，让员工在现有工作岗位上创造出优良的绩效。

3. 开发功能

通过组织内部的一系列管理活动，提高员工素质和整体效能，促使员工掌握当前与未来满足工作需要的知识与技能。开发功能是人力资源管理的手段，只有让员工掌握相应的工作技能，激励功能的实现才能具备客观条件。

4. 维持功能

让已加入组织的员工继续留在本组织。维持功能是人力资源的保障，只有将获取的员工继续留在组织中，激励的功能才会有稳定的对象，作用才能持久。

(三) 人力资源管理的特点

1. 人本化

人力资源管理始终贯彻的核心是"员工是组织的宝贵财富",人力资源管理一定要体现"以人为本"的观点。

2. 战略化

人力资源管理就是要为组织的战略目标服务,为战略目标的实现承担责任、作出贡献,因此,人力资源管理策略应与组织发展战略相一致。

3. 服务性

人力资源管理不仅服务于组织的整体战略,更重要的是把员工作为客户,为员工提供人事政策的相关服务、提供持续的人力资源培训与开发,建立支持与求助系统,为提高员工工作绩效创造条件。

4. 利益共同性

人力资源管理强调组织与员工的"共同利益",在保证组织战略目标实现的同时,要充分考虑员工的个人利益,并激发员工更大的主动性和责任感。

(四) 人力资源管理的基本原理

1. 同素异构原理

同素异构原理是从化学中借用的概念,指事物的成分因在空间上的变化而引起不同的结果,甚至发生质的变化。在人力资源管理中,是指同样数量和素质的人采用不同的组织结构,可以取得不同的效果。合理的组织结构可以有效地发挥整体功能大于个体功能之和的优势,充分发挥人力资源的内在潜力。

2. 能位匹配原理

能位匹配来自物理学概念。不同能量的电子各在其位发挥势能才形成稳定的物质结构。人力资源管理要求根据人的才能和特长将其安排在相应职位上,给予不同的权利和责任,使能力与职位相对应,尽量做到人尽其才,才尽其用,用其所长,这样组织结构才会相对稳定。

3. 互补增值原理

互补增值指将各种差异的群体通过个体间取长补短而形成整体优势,以实现组织目标。作为个体,各有所长;作为群体,则可以在目标一致的前提下,通过协调、优化的方法,充分发挥每个个体的优势,互相取长补短形成最佳结构,更好地发挥团队力量。

4. 动态适应原理

随着时间的推移,员工个体状况,组织结构、外部环境等都会发生变化。因此,人力资源应实行动态管理,针对内外环境的变化适时调整,保持组织和人员的动态优化组合。

5. 激励强化原理

激励强化指通过奖励和惩罚使员工明辨是非。激励就是以物质和精神满足员工的需求,激发员工的工作动机,使之产生实现组织目标的特定行为的过程。从心理学角度讲,惩罚有时会引起人们情绪上的不满和行为上的对抗,因此在使用时一定要注意适度与合理。

6.公平竞争原理

公平竞争指竞争各方都在同样的起点，同样的规则，同样的考核、录用和奖惩机制下进行竞争，它运用比赛、竞争等手段来调动员工的积极性、主动性和创造性。

7.信息激励原理

信息在人力资源管理中的应用主要是指对员工的培训。制度化、智能化、多层次、多渠道的在职护理医学继续教育体系，不仅可以使员工掌握信息，提高知识结构、技能水平，还可促进员工学会应用信息，将信息转化为生产力，提高组织绩效。

8.文化激励原理

组织文化具有重要的凝聚功能和约束功能。文化激励原理是指通过价值观、理念等文化因素把员工凝聚在一起。组织目标、职业道德、职业形象等都是激发员工的精神文化因素。

9.反馈控制原理

反馈控制是指通过衡量和矫正工作活动，使之按计划进行，确保组织目标得以实现。反馈控制系统是一个闭合的回路，从控制方出发指向被控方，通过获得被控方的反馈信息，不断修正反馈信息与计划或标准之间的偏差，实现对被控方的控制。

10.弹性冗余原理

弹性冗余是指在充分发挥和调动人力资源的基础上，人员必须留有余地，保持弹性，不能超负荷或带病运行，主张松紧合理、张弛有度、劳逸结合，使员工更有效、更健康、更有力地开展工作。

二、战略性人力资源管理

20世纪80年代以来，人力资源管理理论不断成熟并在实践中得到进一步发展，各国学者将其与战略规划整合在一起，进而提出了战略性人力资源管理理论。

(一)战略性人力资源管理的内涵

战略性人力资源管理(strategic human resource management，SHRM)从出现至今仅有三十多年的历史。综合各国研究者对其内涵的界定，战略性人力资源管理是指以组织战略为导向，通过动态协同人力资源管理的各项职能活动、确保组织获取持续竞争优势，以达成组织目标的过程。

战略性人力资源管理有别于传统人力资源管理，它是以战略为导向，探讨人力资源管理与组织战略的互动关系，将人力资源管理的各项活动与组织战略紧密结合，提升组织人力资源管理的地位，协助组织获取竞争优势，达成组织目标。

(二)战略性人力资源管理的规划、工具与步骤

1.战略性人力资源管理规划

广义的战略性人力资源管理规划是指根据组织的发展战略、目标及组织内外环境的变化，科学地预测、分析组织的人力资源需求和供给状况，评估环境对组织的要求，制定必要的管理政策和措施，以确保组织获得所需人力资源的过程。狭义的战略性人力资源管理规划是指组织在某个时期内对人员需求、供给情况做出预测，并据此储备或减少相应的人

力资源，以实现人力资源的供需平衡。

2. 战略性人力资源管理工具

为了更好地进行战略性人力资源管理，理论界和实业界开发了大量的工具，其中平衡计分卡和关键绩效指标方法应用最广泛。

（1）平衡计分卡：平衡计分卡（balanced score card，BSC）是20世纪90年代全球最著名的战略管理会计专家罗伯特·卡普兰（Robert Kaplan）和大卫·诺顿（David Norton）研究开发的战略性人力资源管理的新工具，一般适用于组织及其所属业务单元的战略性人力资源管理，尤其在绩效管理（performance management）中应用广泛。平衡计分卡从财务、客户、内部经营过程、学习和成长四个视角审查组织，并就这四个方面内容的关键因素建立目标和指标，这些目标和指标间又通过因果关系、财务结果、业绩驱动等紧密结合在一起，指引全体部门、员工共同朝组织未来竞争优势的方向努力。由于平衡计分卡同时强调非财务指标和长远性指标，强调绩效目标与战略和经营活动的联系，因此被称为"平衡记分卡战略性人力资源管理工具"。

（2）关键绩效指标法：关键绩效指标法（key performance indicator，KPI）是用于沟通和评估被评价者绩效的定量化或行为化的标准体系。定量化和行为化是关键绩效指标的两个基本特征。KPI的建立要点在于流程性、计划性和系统性。

KPI包括组织级KPI、部门级KPI和每个岗位的业绩指标，具体制订过程包括五个步骤：①明确组织的战略目标。先找出组织的工作重点，再找出这些关键业务领域的KPI，即组织级KPI。②各部门的主管依据组织级KPI建立部门级KPI，并对相应部门的KPI进行分解，确定相关的要素目标，分析绩效驱动因素（技术、组织、人），确定实现目标的工作流程，分解出各部门级的KPI，以便确定评价指标体系。③各部门的主管和部门KPI人员将其分解为更细的KPI及各职位的业绩衡量指标，这些业绩衡量指标就是员工考核的要素和依据。④设定KPI评价标准。例如在每个指标上分别应该达到什么样的水平。⑤对KPI进行审核，确保这些KPI能够全面、客观地反映被评价对象的绩效，且易于操作。

（三）战略性人力资源管理步骤

战略性人力资源管理的步骤一般包括准备阶段、预测阶段、实施阶段和评估阶段四个步骤。

1. 准备阶段

信息资料是制订战略性人力资源管理规划的重要依据。因此，本阶段的工作主要是收集和调查战略性人力资源管理规划所需要的信息材料，主要包括组织战略、组织外部环境及现有人力资源三个方面内容，为后续阶段的实务方法和工具做准备。

2. 预测阶段

在收集和研究相关信息之后，需要对人力资源的需求和供给进行预测。进行供给预测时，内部供给预测是重点，外部供给预测应侧重于关键人员。人力资源需求和供给预测具有较强的技术性，是战略性人力资源规划中最为关键的部分。只有准确地预测出需求和供给，才能采取有效的措施进行平衡。

3. 实施阶段

当供给和需求预测出来后，需要根据两者之间的比较结果，通过战略性人力资源的总体规划和业务规划，制订并实施平衡供需的措施，以满足组织对人力资源的需求。人力资源的供需平衡，是战略性人力资源规划的最终目的。

4. 评估阶段

综合评估是整个规划过程的最后一步。由于预测不可能做到完全准确，因此战略性人力资源规划也不是一成不变的，它是一个开放的动态系统，应根据实际状况，经常性地调整、动态评估与反馈。

三、护理人力资源管理

护理人力资源管理是护理管理的核心内容，旨在创立并维护医院环境，运用护理人员才能，通过分工与授权、奖罚与激励，发挥团体合作功能，使护理人员在工作中不断成长与发展，最终圆满完成护理工作目标。护理人力资源管理三个核心目标是吸引有效的护理人力、开发有效的护理人力、留住有效的护理人力。

(一) 护理人力资源管理主要内容

1. 护理人力资源规划

护理人力资源规划是医院护理体系未来一段时间内根据医院总体发展目标，对人力资源需求做出的科学计算和预测，制订指导和调节人力资源的计划，以期有效地实现未来护理人力在数量和质量、长期和短期上的供需平衡。护理人力资源规划作用体现在两方面：首先是护理人力资源规划对医院的贡献，其次是对护理人力资源开发与管理的贡献。

2. 护士招聘和选拔

护士招聘和选拔解决的是护理部门如何获得实现组织目标的"人"。以各护理岗位工作分析为基本依据，根据医院护理工作动态调整需要，决定招聘的人数和层次，筛选出符合护理岗位要求的人员。一般先采用人才交流会、接受推荐等方法和手段，从组织内、外获得足够数量的求职者以供筛选，再通过面试、笔试、心理测试、综合评价等方法从求职者中选出适合组织需要的人。护理职位说明书和岗位胜任素质模型两种工具的利用，将大大提高护士招聘和选拔的有效性。

3. 护理人力资源配置

护理人力资源配置是护理人力资源管理的重要方面，通过对护士进行科学、合理的配置，提高工作效率实现人力资源最优化。护理人力资源的合理配置是组织获得竞争力的有力保障，对提高整个卫生人力系统利用效率发挥重要作用。

4. 护士培训与开发

根据医院和护理人员两方面的需求，采取多种方式对护理人员进行培训，使护士在职业态度、知识水平、业务技能和工作能力方面得到不断提高和发展。护士职业生涯规划是其中的一个重要主题，从组织和员工的双重需要角度出发，帮助护士设计并实施在组织内部成长和发展的路径及给予相关支持手段，从而在实现组织目标的同时实现护士个人目标，并获得职业成就感及自豪感。

5. 护理绩效管理

护理绩效管理将解决如何确保"人"做"事"以及做得怎样的问题，是护理人力资源管理的一个中心环节。护理绩效管理过程包括制定绩效计划和绩效目标，进行绩效辅导、绩效评价、绩效反馈和结果应用五个重要环节，缺一不可。护理人员绩效评价有利于帮助护士完善工作、提高绩效，其结果也是护理管理人员、部门和组织对护理人员进行奖惩、培训、晋升等的重要参考依据。

6. 护理薪酬管理

护理薪酬管理解决的是"人"做了"事"以后应当得到何种报酬的问题。根据各级护理人员的岗位、资历、工作能力、工作表现和绩效等方面因素制定合理的薪酬标准和制度，并为护理人员提供应有的福利待遇。护理薪酬管理是管理者确定、分配和调整组织内护士报酬支付标准、发放水平、要素结构等的过程，具有重要的激励作用。薪酬体系是确保护理人员工作积极性、长期保持良好工作绩效及较好的组织承诺的重要因素，护理薪酬体系的设计是否科学直接关系到护理队伍的稳定性。

7. 员工关系管理

员工关系是指组织与其员工之间的内部关系。员工关系管理关注如何通过妥善处理护理组织与护士之间的关系来确保组织目标的实现和其长期发展，其内容包括护士参与管理护士满意度测量、护士离职管理、护理组织文化建设、护士职业安全与健康劳动关系管理、护士援助计划等。

(二) 护理人力资源管理的特点

1. 培养周期长

护理学具有较强的专业性和实践性。依据美国护理学者帕特丽夏·本纳 (Patricia Benner) 的经验学习理论，护理人员的专业实践能力成长具有阶段性特点，培养周期较长，护理人力资源管理必须遵循护士能力发展规律。

2. 组合复杂性

患者在医院的治疗和康复需要多部门、多学科的合作。要让不同部门，不同资历、专业技术、工作经验和工作能力的护理人员在不同的时间和空间灵活、弹性地组合，发挥最好的效益，这对人力资源配置提出很高的要求。

3. 主观能动性

护理工作的对象是有情感的人，护理工作是护士与之互动的过程，护士发挥主导作用。除了工作年限等因素，护士的工作动机、工作态度、工作方式、工作能力等将直接影响护理的过程和结果。因此，关注动机和需求的人力资源管理，将更有利于发挥护理人员的主观能动性，从而创造更大的价值。

4. 性别结构特性

随着护理观念的发展变化，越来越多的男性加入护理队伍。但长期以来护理人力资源的主要力量仍是女性，2020 年全国注册男护士仅占注册护士总数的 2.8%。女性端庄、柔美的外表体现了护理职业的形象美，严谨的风度和优美的姿态可以传递给患者"白衣天使"的亲切感。但同时女性也具备脆弱、情绪化等特质，而男性在力量和情绪方面则体现出更多的优势。因此，在护理人力资源管理中，应重视不同科室护士男女配比的平衡，根据性别优势合理优化护理人力资源配置。

四、护理人才管理

越来越多的组织管理者意识到，人力资源已经成为组织的"第一资源"。而人才是第一资源中最有价值的部分，这些具备关键职业技能、位于关键职能岗位、掌握关键资源的核心人才，成为组织价值的主要创造者。因此，人才管理成为人力资源管理工作的重中之重。

(一)人才管理内涵

人才管理是指对影响人才发挥作用的内在因素和外在因素进行计划、组织、协调和控制的一系列活动。广义的人才管理包括人才的预测、规划、选拔、任用、考核、奖惩、流动等。狭义的人才管理只包括考核、奖惩、流动等。

(二)护理人才管理措施

人才的突出特点是期望所在的组织能够不断发展，具有广阔的发展前景，借以施展个人的才能，实现自我价值。护理人才管理的目的是满足护理人才自我价值的实现，同时建立稳定的人才队伍，以降低人才流失速度。具体措施包括以下五个方面。

1. 构建吸引并留住护理人才的组织文化

组织文化的核心是组织价值观，其中心是"以人为本"，即关注人、理解人、尊重人，使组织成员获得认同感和归属感。护理文化是由全体护理人员在护理活动过程中所形成的共同理想、信念追求、思想情操、道德规范、价值标准和行为取向等的一种精神风貌或护理风气。护理文化的提升能进一步拓展护理工作的范畴和深度，充分调动全体护理人员热爱护理事业的情感和自觉的工作热情，促进护理事业的蓬勃发展。

2. 建立以薪酬体系为主的激励机制

薪酬是大多数人在社会中赖以生存的主要经济来源，也常常是人才流动的直接原因。薪酬水平(compensation level)体现人才的劳动价值和个人价值，护理人员同其他人员一样，关心与重视自己的薪酬，薪酬体系(compensation system)是否公平、合理，不仅直接影响护理人员的生活质量，同时影响其自身的积极性，影响自身价值的体现，进而影响组织的工作质量与效率。因此，如何有效地利用薪酬杠杆的作用，在组织经济能力许可的前提下，调动护理人员的积极性，留住优秀护理人才，是护理管理者不断探索与改革的问题。在薪酬的组成中不仅要重视物质报酬，如工资、奖金等，更要重视精神报酬，如胜任感、成就感、认同感等。

3. 建立完善的绩效考核制度体系

护理绩效管理是护理管理者与护士之间在目标与如何实现目标上达成共识的过程，是促进护士改善护理工作，帮助护士成功达到目标并取得优异业绩的管理方法。一个有效的绩效管理系统一般包括以下内容：制订绩效计划、实施绩效评价、提供绩效反馈、指导绩效改进和动态持续绩效沟通五个环节。绩效考核是绩效管理的重要手段，是对护理人员业绩的评定与认可，考核结果是管理者执行奖惩的重要依据。建立完善的绩效考核制度体系，并与护理人员的聘用、职务升降、培训发展、劳动薪酬制度相结合，使激励机制充分发挥作用，有利于护理队伍的健康发展，也有利于护理人员建立不断自我激励的心理模式。

4. 制订护理人员职业生涯发展规划

职业生涯规划(career planning)是指个人和组织相结合，在主客观条件基础上，在个人兴趣、爱好、能力、特长、经历及不足等方面进行综合分析与权衡，结合时代特点，根据个人的职业倾向，确定最佳的职业奋斗目标，并为实现目标做出行之有效的安排。护理人员职业生涯发展规划内容包括自我评估、环境分析、职业发展途径选择、设置个人职业生涯目标、行动计划与措施、评估与调整六项活动。

5. 实施以人为本情感管理

健康的竞争机制和用人机制都是极其重要的留人手段。和谐的工作环境、融洽的人际关系、舒心的工作、自我满足和价值的体现，可以抵抗许多诱惑。有效沟通是情感管理的基础。护理管理者应当尊重护理人才，强调护理人才的主体性、关心护理人才的自我实现，注重发挥人才的作用，让每个护理成员都关心组织、参与组织的管理决策，从而保障决策在集思广益的基础上进行，提高护理人才的工作满意度。

五、护理人力资源管理发展趋势

护理人力资源管理正在向以人为本，能本导向、绩效导向，具有战略协调性、系统性、科学性的管理模式转变。其发展趋势主要包括以下几个方面。

1. 重视人本管理

现代护理人力资源管理更加关注人性的特点，注重通过护士参与管理、护士满意度测量、护士离职管理、护理组织文化建设等的实践和研究，探索护理人力资源管理表象之后的人性本质；通过护理人员职业安全与健康管理、劳动关系管理和员工援助计划等，关心、爱护护理人员，切实帮助护理人员提高工作绩效。

2. 重视能本管理

社会医疗护理服务需求的增加、医学学科的发展，要求组织采取有效方法，最大限度地挖掘和发挥护理人力资源效能，实现能力价值最大化。护理管理人员应注重通过职位分析、构建基于胜任素质模型的护理人员能级体系，并依此进行护理人员招聘、人才选拔、培训和岗位评价，不断提高护理人员知识结构、综合素质和服务能力，营建学习型组织和创新的护理文化。

3. 重视护士职业生涯管理

研究和实践证明，以职业发展为导向的职业生涯管理比传统的职业生涯管理对护士更具吸引力。因此，组织在对护理人员进行职业生涯管理时，应更多考虑护理人员的个人特点，基于护理人员的兴趣、能力等变量进行岗位配置，建立明确的护理人员职业发展通道，并提供相关信息，增加基于护理人员特点的个人开发计划和目标设定，增加护理培训投入，从护理人员职业发展需求出发，调动护理人员的工作积极性。

4. 重视护士规范化培训

护理职业要求从业人员必须经历系统的学校教育和毕业后继续教育。后者对护士专业实践能力成长具有非常重要的意义。针对不同工作年限、能力水平的护士分别制订规范化培训方案；针对护理管理岗位制定系统的职业开发计划和继任计划（succession planning），才能为护理队伍的整体素质和护理管理水平的不断提高提供保障。

5. 重视护理绩效管理

随着护理管理者和研究者对绩效管理的认识和实践的深入，绩效管理逐渐向以能力开发为取向、注重双向沟通、以工作绩效为基准和全方位评价的方向转变，逐步取代原来仅仅依靠计分核查、主管评价综合抽象判断的绩效管理体系，从而更有利于发挥绩效管理的激励作用。

6. 重视信息化护理管理

信息技术和互联网的应用可大大提高护理人力资源管理的效率，为护理人力资源管理决策提供科学依据。构建护理人力资源管理信息化建设标准，建立规范、高效的人力资源管理信息平台是护理人力资源管理信息化建设的必要条件。

7. 护理管理部门职能转变

护理管理部门逐渐由单纯的业务部门转变为组织的战略伙伴及执行者，由指令下达者转变为临床护理的服务者和支持者，通过提高执行组织战略的能力和服务能力，帮助组织实现战略目标。

骨科分级护理岗位描述与配置联合平衡记分卡下绩效评价体系构建

为获取骨科护理岗位更为科学的设置、分析以及监控管理，强化护理工作效果和质量，广东省普宁市人民医院骨科陈惠虹实施骨科分级护理岗位描述与配置，并基于平衡记分卡原理构建绩效评价体系，她将业绩指标、内部流程、学习与成长、顾客维度设置为一级指标，各维度评分范围为0~10分，下设12项二级指标和32项三级指标。比较实施前后各项护理质量评分，骨科病房护理人员对工作满意度、岗位薪酬、工作决策和胜任度评分，医师对护理人员总评价，结合患者满意度状况。结果显示：实施后基础护理、病房管理、安全管理、消毒隔离、健康教育、护理文书、一级护理等各项护理质量评分均高于实施前($P<0.05$)；骨科病房护理人员对工作满意度、岗位薪酬、工作决策和胜任度的评分，医师对护理人员的总评价均高于实施前($P<0.05$)；基础护理、操作技术、服务态度、健康教育4个维度评分均优于实施前($P<0.05$)，提示实施岗位分级与BSC绩效评价管理有助于增强护理工作质量，提升护士对工作满意、岗位薪酬、工作决策和胜任度等多方面评价，同时提高了患者满意度，确保护理质量持续改进。

基于BSC的绩效考核模式为护士长合理安排工作、突出重点提供便利，评价体系综合考虑符合骨科科室关键指标，明确各级所有护士工作目标与努力方向，多劳多得原则调动了护士工作积极性；BSC下量化计分操作与骨科分级护理岗位配置计算虽存在难度，但对护士综合表现科学分层排序，予以分层激励与帮助对策，强化竞争意识与激励机制，有助于调动护士的主观能动性、工作热情与责任意识；管理人员借助BSC下各维度关键指标设置、目标制定，完善骨科专科护士规范管理与学习交流平台，可规避重要环节不良护理事件的发生性，增进护士自我与他人信任度，并为监督实施与持续改进护理工作提供保障，值得参考。

资料来源：陈惠虹.骨科分级护理岗位描述与配置联合平衡积分卡下绩效评价体系构建与实施效果[J].护理实践与研究，2021，18(3)：406-410。

● 第二节　人力资源规划

一、概述

(一)基本概念

人力资源规划(human resource planning)是指组织的人员供求规划，即根据对组织未来的人力资源需求与供给的分析，找出供求之间的差距或矛盾，帮助组织制订在未来平衡人力资源供求关系的各种相关计划。广义上讲，人力资源规划包括人力资源战略规划、人员供求规划、培训与开发规划、绩效规划等与人力资源职能相关的各种规划活动。

护理人力资源规划（nursing human resource planning）是组织人力资源管理部门和护理职能部门根据组织发展战略目标，评估护理业务范围、护理人力资源现状及发展趋势，收集并分析护理人力资源供给与需求信息，利用科学的方法准确预测护理人力资源供给与需求趋势，从而制定护士招聘、调配、培训、开发及发展等方面的政策和措施的活动。本节将重点介绍护理人力资源规划的基础性工作——职位分析，并着重阐述如何进行护理人力资源需求预测（nursing labor demand forecast）。

(二) 人力资源规划的基本原则

人力资源规划必须在人力资源管理原理指导下，根据组织内外环境的实际情况，以组织发展战略为目标，达到组织内部各类人力需求的平衡。通常在制订护理人力资源规划时，应遵循整体性、科学性、能级层序性、适度流动性、组织与员工共同发展等原则。

1. 整体性原则

整体性原则首先体现在将组织内部众多数量的人力资源联结成有整体竞争能力的核心力量。在护理人力资源规划中形成知识互补、能力互补、性格互补、年龄互补的人力资源结构，有效发挥整体能力大于个体能力之和的优势。另外，护理人力资源规划还要从组织整体的经营战略规划出发，将护理人力资源规划置于组织发展战略、社会经济环境中去考虑，使护理人力资源规划与组织整体战略、社会整体发展相符合、相协调。

2. 科学性原则

人力资源规划必须遵循人力资源发展、培养的客观规律，以人力资源需求分析及供给预测为基础，进行科学、客观的人力资源规划，并根据组织战略目标、内部和外部环境的变化及时调整。

3. 能级层序性原则

组织结构可以分为决策层、管理层和操作层，不同层级职位对人员的素质要求不同。其中，决策层员工需要的是强大的决策能力、一定的管理能力和少量的操作能力；管理层则需要一定的决策知识、强大的管理能力和一定的操作能力；操作层所需要的是少量的决策知识、一定的管理知识和强大的操作能力。因此，在护理人力资源规划过程中，要根据能级层序原则充分考虑不同层级职位知识结构的要求。

4. 适度流动性原则

适度的员工流动可使护士队伍长期充满活力；流动率过低将使大部分护士长期困在一个工作岗位，导致工作积极性和创造性日渐低下；流动率过高则说明护理人力资源管理存在缺陷，因此，在护理人力资源规划中要注意研究护理人员的流动特性，保持护理人员适度流动。

5. 组织与员工共同发展原则

组织发展与员工发展相互支撑、相互促进。护理人力资源规划不仅为组织战略发展服务，还应为促进护士自身发展服务。组织的发展离不开高素质的护理队伍，护理人员也越来越认识到自身素质的提高对个人职业发展的基础作用。

二、职位分析

(一)基本概念

职位分析(position analysis)又称为工作分析,是人力资源管理的基础性工作。它是运用一系列程序和方法对一个职位承担的主要职责及其职责对应的具体工作、工作环境或工作条件及职位承担者必须具备的知识、经验和技能等信息进行分析,且以一定的形式描述这些信息的过程。其结果包括职位描述和职位规范(或任职资格条件)两类信息。

(二)职位分析的主要方法

职位分析获取信息的方法很多。以职位描述、获取工作职责和内容清单为主要目的时,可以选择访谈法、问卷调查法、观察法、工作日记/日志法等传统方法。以确定薪酬、进行职位价值比较为主要目的时,可以采用职位分析问卷法、美国劳工部职位分析法等定量分析方法。选择职位分析方法的基本原则是要适合于分析目的。

1. 传统方法

主要包括访谈法、问卷调查法、观察法、工作日记/日志法、专家咨询等,传统职位分析方法等(表7-1)。

表7-1　传统职位分析方法优缺点比较

方法	优点	缺点
访谈法	通过面对面访谈,便于收集其他方法难以发现的信息	容易受到应答者对访谈目的的曲解而导致信息扭曲
问卷调查法	快速、高效	设计问卷、数据测算要求高、耗时长,可能因应答者的理解不一致导致信息偏离
观察法	直观	只能观察外部表现,无法体察内在的反应和思维;受观察时间段的限制,无法全面观察复杂情况;被观察者可能存在伪装性
工作日记/日志法	直接提供有关任职者工作活动的概要信息及时间分配	增加任职者工作量;遗忘、记录不及时及刻意隐瞒等可能造成信息失真;无法了解长期性、周期性变化的工作活动

2. 定量方法

(1)职位分析问卷法:职位分析问卷法(position analysis questionnaire, PAQ)采用包含194个项目的职位分析问卷,评价某一职位在五大类(决策/沟通/社会责任、运动技能、身体活动、操作设备、信息处理)活动方面的信息。其优势在于职位分类,对职位相对价值进行定量比较。

(2)美国劳工部职位分析程序:美国劳工部早期编撰了《职位名称词典》以提供每一个

职位的评价信息。它采用一整套称为"任职者职能"的标准化基本活动及其重要程度等级，来描述任职者在"信息、人、事情"三个方面必须做什么。目前该词典在很大程度上已被互联网职位分析技术等工具所取代。但在对不同职位量化评价、分类、比较方面，美国劳工部职位分析程序仍是一种非常有用的样板。

(三) 职位分析基本步骤

职位分析大体上可以分为准备、执行、分析整理、结果运用和修订四个阶段，具体步骤如下。

1. 确定职位分析的目的

职位分析的目的决定选择哪些信息以及如何获得，即确定收集方法和工具。比如访谈法更适用于编写职位描述和为特定职位挑选护士；定量方法则更有利于已确定薪酬时的职位对比。应注意尽可能运用多种不同工具进行职位分析。

2. 审查

审查组织结构、工作流程和已有的工作描述信息，确保职位分析结果最终是人力资源专家、护士及上级主管共同参与的结果。

3. 选择样本

包括确定合适的样本量和抽样方法，以保证获取与职位相关的所有信息。

4. 进行职位分析

采用合适的方法收集与职位有关的工作活动，对护士的行为要求、工作条件、任职资格要求等，并对收集到的信息进行总结、归纳综合、整理、分析，形成适合需要的文本格式。

5. 核实

与任职者、直接主管共同核实所得到的信息，必要时进行修正。

6. 编写正式的职位说明书

按要求编写职位说明书。

7. 结果的运用和修订

即根据职位分析结果进行人员招聘、培训和开发等管理实践，并在实践过程中重审组织职位设置的情况，根据需要对职位描述和任职资格条件及时调整。

此外，在职位分析的整个过程都应注重与组织相关成员的沟通，向其传达关于职位分析的目的、意义和作用等信息，以获得组织成员的认同和合作，消除其疑虑，取得信任，确保信息的正确性和完整性。

三、护理人力资源需求预测

护理人力资源需求预测是人力规划的重要内容，必须建立在调查的基础上，调查内容一般包括护理组织结构设置、职位设置及其必要性；现有护士工作量负荷情况；未来医院发展和护理工作中可变动情况等。在调查的基础上应用主观判断法和定量分析法来预测需要的护理人力资源。

1. 临床护理工作量测量的概念和意义

护理工作量的测量是指找出护理患者的主要任务及对护理工作的要求，量化护理工作，得到护理患者所需的工时数。护理工作量的测量是决定护士配置的重要依据。科学合理配置护士是人力资源规划的重要内容。人员过剩会导致资源浪费、人浮于事；人员不足则会影响护理质量和护士的身心健康。因此，工作量的测量有助于提高护理质量，合理使用资源。

2. 护理工作量测量的历史及发展

弗洛伦斯·南丁格尔时期是凭主观判断来测量护理工作量。自20世纪60年代对护理工作量测量方法的研究开始增多。

(1)原型分类测量法：①护士长按患者对护理的需求将患者分为三类：完全照顾(total care)、部分照顾(partial care)、自我照顾(self-care)；②测量每类患者所需的平均护理时数；③每类患者所需的平均护理时数×每类患者数，预测第二天所需护理时数。原型分类法简单、客观、可信度高；但只测量了为患者直接提供服务的直接护理工时，没有包括为直接护理做准备的间接护理工时，如交接班、药品准备等，也没有反映出各班次所需护理工时的区别。

(2)因素型分类测量法：确定做得多或花费时间长的护理项目，测出每一护理项目所需的平均时间，得出每一项目的点数，每一点代表一定的时间。根据每一患者所需的护理项目计算出此患者本班次或当天所需的护理点数，将每个患者所需的护理点数相加即可得到全病房所需的护理点数。主要包括饮食、生命体征、辅助呼吸、吸引和清洁、如厕、协助活动等项目。

(3)直接护理项目分类：1978年GRASP提出12类直接护理项目分类，即饮食、排泄、生命体征、辅助呼吸、吸引、清洁、翻身、协助活动、给药、输液、收集样本、转运患者等。这种分类更加明确了护理任务，结合患者的需要并包括了心理社会护理方面的内容。缺点是测量费时，难以避免人为因素。

所需护理总时数=直接护理时间+间接护理时间+宣教时间+疲劳和延迟时间。

(4)原型与因素型结合测量法：此法使用原型分类，但每一类患者按计算机因素评价方法划分，包含37个因素。主管护士根据患者对护理的需求选择适当的因素，计算机根据患者的具体情况对每一因素进行加权处理后决定此患者属于哪一类。公式中包括不同患者所需的直接护理、间接护理、非直接用于护理的时间，患者特点和工作量因素。其优点是各医院、病房可根据自己的工作特点决定工作量因素，方法简便，计算机可将工作量因素转换成工作时数，提供了一个人员排班模式。缺点是灵活性较差，因为模式中的护士结构是固定的。

(5)患者分类系统：患者的分类是指在一段特定时间内，将患者所需要的护理进行分类，其主要功能是预测评价患者的护理需要，建立护理等级标准；计算护理工作时数，了解实际护理工作量与所需护士人数。国内外目前主要有两种患者分类系统。①标准分类形式：根据疾病严重程度、恢复程度及所需护理的程度主观分类。如目前我国普遍采用的一、二、三级护理分类。②因素分类形式：将患者的活动分为几大范围，每个范围列出具体的项目，并将每一护理活动的时间加以量化，根据患者实际所需护理时间划分护理等级。

罗斯麦迪可斯量表

1968 年，美国芝加哥市罗斯长老会医学中心设计了罗斯麦迪可斯量表，目前成为世界多家医院患者分类系统的参考。该量表将护理活动分为患者情况、基本护理及治疗需求三大范围。患者情况包括入院、出院、特护、年龄、意识不清等；基本护理措施包括卧床休息、协助沐浴、协助进食等；治疗需求包括记录 24 小时出入水量、观察生命体征等，静脉注射部位护理等，每一项护理活动都有相应的定义指标，每一护理活动都做了工时测定，经量化后将患者分为四大类：

Ⅰ类：患者在 24 小时内平均所需护理时间为 0~2 小时。

Ⅱ类：患者在 24 小时内平均所需护理时间为 2~4 小时。

Ⅲ类：患者在 24 小时内平均所需护理时间为 4~10 小时。

Ⅳ类：患者在 24 小时内平均所需护理时间为 10 小时以上。

通过罗斯麦迪可斯量表可了解患者种类及护理工作量，预测每班需分配的工作人力及总护理人力，便于合理排班，合理收费。下表是中国香港医管局根据对部分护理工作工时的测定结果转化成的分数值。

部分护理工作工时的分数值

项目	分值
1. 沐浴(病床/手推车)	14
2. 喂食(经鼻胃管)	38
3. 喂食(经口腔)	18
4. 更换尿布(成人/儿童)	17
5. 便盆(递送及/或清理)	18
6. 转换患者位置	30
7. 出入量记录	9
8. 持续每小时观察	78
9. 观察(排泄物)	15
10. 观察(血液循环)	30
11. 给药(口腔/舌下)	14
12. 给药(肌内注射)	14
13. 给药(吸入)	11
14. 吸痰(气管内)	56
15. 护送患者(医院内)	33
16. 辅导患者	10
17. 静脉注射/输液	12
18. 静脉置管输液	20
19. 特别程序(小于 6 分钟)	17

注：根据各项操作的分值，将患者对护理需要程度分为四类。Ⅰ类：30 分或以下；Ⅱ类：31~68 分；Ⅲ类：69~107 分；Ⅳ类：大于 107 分。

资料来源：李继平. 护理管理学[M]. 3 版. 北京：人民卫生出版社，2012.

3.护理工作量测量方法的局限性

护理工作量的测量存在一些局限性：①患者所患的疾病及病情的轻重考虑得少；②大多方法只是测量了护士在做什么而不是患者需要什么；③目前还没有一个受到广泛认可和使用的测量方法；④现存测量工具的信度和效度不够高；⑤缺乏与护理费用的联系。

4.护理人力测算实施方法

国内外护理管理者和专家学者们对资源配置数量存在一定争议，但质量、成本-效益和安全是通用的决定因素。护士人力测算的两个基本方式为每位患者每天护理工时和护患比。常采用护理工时测算方法计算理想床护比。

(1)直接护理时间：是护理人员直接为患者提供护理所需要的时间。直接护理时间单位为：分钟/每位患者，即由一名护士操作的时间，直接护理时间为测得值乘以护士人数。采用观察法测定每项护理操作的平均时间。直接护理项目随机选择在病房工作的护士进行操作，每项操作至少测定30次。

(2)间接护理时间：是护理人员为直接护理作准备的时间。间接护理时间单位为：分钟/(每24小时·每个患者)，即每项操作24小时所需的总时数除以每项操作涉及的患者数。间接护理时间如果是1周或1个月才进行1次或2次的操作，用操作总时间除以7或30天。每个病房连续测1周(周一至周日)。

第三节　招聘与配置

一、甄选与测试

(一)相关概念

1.甄选

甄选(selection)也称为筛选或选拔，有甄别、选择之意，是通过运用一定的工具和手段对已经招募到的求职者进行鉴别和考察，最终挑选出最符合组织需要的、最为恰当的职位空缺填补者的过程。有效的甄选在为组织选择正确的人、节约招聘的直接成本和机会成本、减少对求职者伤害等方面具有重要意义。

2.人才测评

人才测评(talent assessment)是一种建立在管理学、心理学、行为科学、测量学及信息技术等理论基础上，通过心理测量、考试、资历评审效果评价等手段对员工的知识水平、能力、个性特征等方面进行综合测量与评价的方法体系。护理人才测评(nursing talent assessment)就是根据人才测评的理论和方法，对护理专业人才、护理管理人才等进行素质测评，实现人才与职位匹配的技术和方法的总称。

(二)甄选与测试的主要方法

甄选依赖于各种测试方法，从根本上说，一项测试就是一次个人行为的一个样本。任何一项测试或甄选工具应当达到的最基本的要求就是要具有良好的信度和效度。因此，在选择和使用测试工具时必须首先注意评价测试工具的信度和效度。

1. 心理测试

心理测试(psychologic tests)是根据心理学原理和技术，以客观化、标准化的程序，观察人的具有代表性的行为以及贯穿在人的行为活动中的心理特征，并依据确定的原则进行推论和数量化分析，以判定个体差异的一种科学手段。最早可以追溯到 1905 年法国心理学家阿尔弗雷德·比奈(Alfred Binet)和西蒙合作开发的智力测验量表。近年来诸多学者认为在人才素质测评中应主要测量人格特征、能力倾向和职业兴趣等特质。

(1)人格测试：人格测试(personality test)是心理测试的一个非常重要的领域，在人才测评中有着广泛的应用。近年来人力资源管理领域运用较为广泛的两项人格测试是迈尔斯类型指标和"大五"人格测试。其他较为成熟的包括明尼苏达多相人格问卷(Minnesota multiphasic personality inventory，MMPI)、卡特尔 16 种人格因素问卷(sixteen personality factor questionnaire，16PF)、艾森克人格问卷(Eysenck personality questionnaire，EPQ)等。

(2)能力倾向测试：不同职位对任职者的能力要求不同，比如适合管理的人才不见得适合科学研究工作，这就产生了人才的分类和定位问题，也由此产生能力倾向测试(aptitude test)。常用的能力倾向测试分为认知能力测试、运动和身体能力测试两种类型。

(3)兴趣测试：职业兴趣很大程度上反映一个人的职业偏好，会影响其职业选择、职业满意度、职业的稳定性，甚至是职业发展水平和最终取得的成就。兴趣取向越来越受到教育家、心理学家和企业界的重视，兴趣测试(interest test)由此开启。最早的职业兴趣测试是 E. K. 斯特朗(E. K. Strong)于 1927 年编制的斯特朗职业兴趣调查表(Strong vocational interest blank，SVIB)。目前国内外广泛应用的兴趣测试工具主要是约翰·霍兰德(John Holland)的职业偏好测试(vocational preference inventory，VPI)和斯特朗-坎波尔的兴趣测试(Strong-Campbell interest inventory，SCII)。

2. 学绩测试

学绩测试(achievement tests)的目的是考察一个人在多大程度上掌握了对于从事某种具体工作非常重要的知识或技能。学绩测试包括知识测试和工作样本测试两种类型。

(1)知识测试(knowledge test)考察的是一个人在一定的领域中掌握的知识的广度和深度，可以划分为综合知识测试、专业知识测试、外语测试等各种类型。通常以笔试方式完成，但并非所有笔试都属于知识测试，可以用单项选择题、多项选择题、是非题、简答题、问答题、案例分析题等各种题型进行测试。

(2)工作样本测试(work sample test)是在一个对实际工作的一部分或全部进行模拟的环境中，让求职者实地完成某些具体工作任务的测试方法。基本操作程序是在职位分析基础上，从对于一个职位非常关键的几项任务中选择一个样本对求职者进行测试，由一位或几位观察员来监控、记录和评价求职者在执行每项任务时的表现。例如选择三基护理操作中的静脉输液、无菌技术等基本护理操作进行考核，以考察护士的基本操作技能、核心制度落实情况和综合表现等。

3. 评价中心技术

评价中心技术(assessment center)也称为管理评价中心技术，最早起源于第一次和第二次世界大战期间德国和英国军方对军官的选拔以及美国对情报人员的选拔。它是通过情景模拟的方法，由多位评价专家对于求职者在一系列练习中的表现进行评价的过程，主要用于考察求职者是否具备从事管理类工作所需要的人格特征、管理技能、人际关系技能和团队合作技能等。从本质上讲，它也是一种工作样本测试，只不过是采用模拟的工作任务进行测试，而前面所讲的工作样本测试采用的是实际工作任务。这里主要介绍公文筐测试、无领导小组讨论、角色扮演三种典型的测试方法。

（1）公文筐测试（in-basket test）是评价中心技术最常用、最核心的技术之一，是一种情景模拟测试。在这个练习中，被评价者处在假设的组织背景下所发生的实际业务及相对具体的管理环境中，在规定的条件和时间（通常1~3小时）内，现场处理一大堆装在文件筐或计算机文件夹里的报告、备忘录、来电记录、信函、请示及其他资料，提出对各类文件进行处理或处置的办法。评价专家通过观察应试者在规定条件下文件处理过程中的行为表现和书面作答，评估其计划、组织、预测、决策和沟通能力。

（2）无领导小组讨论（leaderless group discussion，LGD）是采用情景模拟的方式，由一定数目的应试者（通常5~7人）组成一个临时小组，就给定的题目进行集体讨论并做出决策，评价者观察应试者在讨论过程中的表现。讨论之前评价者会介绍需要讨论的问题、所要达到的目标及总体时间限制。讨论过程中成员处于平等的地位，不指定谁是领导，也不指定应试者应坐的位置，让应试者自行安排组织；评价者观测应试者的组织协调能力、口头表达能力、辩论的说服能力等各方面的能力和素质是否达到拟任岗位的要求，观测应试者自信程度、进取心、情绪稳定性、反应灵活性等个性特点是否符合拟任岗位的团体气氛，由此来综合评价应试者之间的差别，从而对应试者的能力、素质水平作出判断。无领导小组讨论中所使用题目大概包括开放式问题、两难性问题、多项选择题、操作性问题和资源争夺问题五种形式。

（3）角色扮演（role play）是要求被试者扮演一位管理者或某位员工，让他们根据自己对角色的认识或担任相关角色的经验，来进行相应的语言表达和行为展示。比如可以请被试者扮演护士长角色，对病房护士就如何改善绩效问题进行一次40分钟左右的面谈，其中下属的角色通常由评价中心设计小组管理者或成员承担。其他方法如案例分析不但可以测评一般能力，还可以通过精心设计对被试者进行多层次多角度的测评（表7-2）。

表7-2　评价中心技术各种方法所衡量的技能

技能	练习			
	公文筐测试	人格测试	无领导小组讨论	角色扮演
领导力	√	√	√	√
问题解决能力	√		√	√
人际交往能力		√	√	√
行政管理能力（组织和规划能力、书面沟通能力）	√		√	
人格（抗压能力、自信心）		√	√	√

4. 面试

（1）面试（interview）是经过精心设计、在特定场景下进行、以面对面交谈和观察为主要手段、由表及里的测评应试者有关素质的一种招聘和选拔方法。其目的是通过分析被试者的回答及观察他们所做出的各种反应，考察求职者是否具备相关职位的任职资格条件，包括知识技能、个性特点、求职动机等。

（2）面试的基本类型。面试的种类很多，从结构化程度来分主要包括结构化面试、非结构化面试和半结构化面试。

①结构化面试又称标准化面试（structured interview），是指面试前就对涉及的内容、试题的评分标准、评分方法、分数使用等一系列问题进行系统的结构化设计的面试方式。面试时使用结构化的面试指导表。这种面试对任一环节都有严格规定，考官不能随意变动。由于程序、内容以及评分方式等的标准化程度比较高、面试结构严密，结构化面试的信效度比较高。但面试过程固化，不便于面试者和应聘者的发挥。

②非结构化面试（unstructured interview）指在面试过程中，不存在结构化面试指南或必须遵循的格式，对面试实施的内容、程序的技法在面试前完全不确定、实施时随机而定。非结构化面试的优点在于面试方式灵活，可以根据应聘者的个性特征进行深入探讨，但面试的信效度相对较低。

③半结构化面试（semi-structured interview）是一种介于非结构化面试和结构化面试之间的面试形式，它结合了两者的优点，有效避免了单一方法的不足。在这种面试中有些内容会做统一要求，有些内容不做统一规定，面试者可以向应聘者提出一些随机的问题，做到结构性与灵活性相结合。

（3）结构化面试提纲用于测评应聘者是否具备拟招聘岗位所要求的能力和素质，其开发依据是拟聘岗位的核心职责。结构化面试提纲涉及问题类型、考察要点和问题示例，见表7-3。面试提纲编制完成后，尚需要人力资源部门和用人部门的共同审核、筛选。

表7-3 结构化面试提纲

问题类型	考察要点	问题示例
背景性问题	考察应聘者的家庭、工作情况、个性特征	"家庭成员情况如何""在什么单位工作过""个人有何兴趣爱好"等
知识性问题	考察应聘岗位相关的基础知识	询问专业术语、有关专业问题
思维性问题	考察理解、分析、辨别、综合、评价和推断能力	"对成功标准的认识"等
经验性问题	考察工作经验的积累程度	"工作中遇到过什么困难、是如何解决的"等
情景性问题	考察临场应变能力以及对未来岗位的适应能力	"如果让你当护士长，你首先会怎么做"
压力性问题	考察对耐压能力、情绪控制和临场应变能力	"你好像不适合我们这里的工作，你看呢""你这么简单的问题都不懂"等
行为性问题	考察是否具备应聘岗位所要求的能力素质	"请讲述日常工作的经历""怎样完成一次健康教育"等

二、护理人力资源配置

(一)基本概念

人力资源配置(human resource allocation)是为组织目标能够高效优质的实现,组织对内部人力资源进行的统筹和优化。优质、高效地实现组织目标是目的,对内部人力资源进行统筹和优化是手段和方法。目标要优质地实现,需要一定数量和质量的人力资源;要高效实现,需要成本最小化。对护理人力资源的统筹与优化:一是人的数量与事的总量要匹配;二是人的能力与事的难易程度要匹配;三是人与人之间的知识能力、性格等结构要匹配。

(二)护理人力资源配置原则

1. 以国家法律法规为依据配置

(1)《护士条例》:2008 年 5 月 12 日国务院颁发的《护士条例》对我国护士配置做出明确规定。条例第二十条规定"医疗卫生机构配备护士的数量不得低于国务院卫生主管部门规定的护士配备标准"。

(2)《卫生部关于实施医院护士岗位管理的指导意见》:2012 年卫生部颁发该指导意见指出,"病房护士的配备应当遵循责任制整体护理工作模式的要求,普通病房实际护床比不低于 0.4:1,每名护士平均负责的患者不超过 8 个""新生儿监护病房护患比为(1.5~1.8):1""门(急)诊、手术室等部门应当根据门(急)诊量、治疗量、手术量等综合因素合理配置护士""护理工作量较大、危重患者较多时,应当增加护士的数量"等。

(3)等级医院评审标准和实施细则:如《三级医院评审标准(2020 年版)》《医院评审标准实施细则(2018 年通用版)》等规定,医疗机构床护比(1:X) = 1:(医疗机构执业护士人数/同期实际开放床位数),病区床护比(1:X) = 1:(医疗机构病区执业护士人数/同期实际开放床位数),重症医学科床护比(1:X) = 1:(重症医学科执业护士人数/同期重症医学科实际开放床位数)等。

(4)《中共中央关于制定国民经济和社会发展第十四个五年规划和二○三五年远景目标的建议》:该文件中提到要提升医护人员培养质量与规模,每千人口拥有执业(助理)医师数提高到 3.2 人、注册护士数提高到 3.8 人。

(5)其他:国家和地方相应的规范性文件,如《急诊科(室)建设管理规范》《血液净化中心建设管理规范》《消毒供应中心验收标准》等。

2. 按护理工作量弹性调配原则

护理工作量受组织规模、功能、任务、各专科收治患者的疾病严重程度等因素影响。护理人力资源应根据工作量大小弹性配置。如三级医院危重、病情复杂、高难度手术的患者多,教学医院除常规工作外,还有教学、科研任务,护理工作量大;急重症科室患者病情复杂、治疗量多,这些情况都应相应增加护士配置。

3. 满足患者需求原则

随着人们生活水平的提高、健康意识的提升、医学模式和护理模式的改进,护理的工作地点、工作内涵逐渐拓展。进行护理人力资源配置时还要充分考虑患者除治疗外的其他方面的护理需求，包括心理护理、舒适护理、居家康复护理等。

4. 护士结构合理配置原则

护理队伍中护士的学历、能力、性格、年龄结构等不同，在进行护士配置时应根据医院和科室特点，通过协调、优化合理调配，以发挥个体的优势，达到取长补短、优势互补。

三、护理人力资源配置方法

1. 比例配置法

比例配置法指按照医院规模、床位数和护理人员数量的比例确定护理人力资源配置的方法。卫生部颁布的《医疗机构专业技术人员岗位结构比例原则》《综合医院分级管理标准（试行）草案》等文件分别规定了医院床护比例、医护比例，以及护理管理人员设置要求等。

2. 工时测量法

工时测量法指根据按需设岗的原则，科学测量完成某项护理工作全过程每一个环节必须进行的程序所消耗的时间，是确定护理工作量最基本的方法。主要步骤包括以下内容：

（1）确定被测量者。

（2）列出测定项目的所有操作步骤。

（3）测定工时。

（4）计算护理工时和人员编制。

工时测量是按病房护理的实际工作动态进行计算：护士人数＝（各级护理所需时间+间接护理时数）÷8（护士日工作时间）+机动数。

3. 患者分类法

患者分类法的目的是确认护理工作负荷、一级护理人员的数量需求。主要方法是根据患者、病种、病情等来建立标准护理时间，通过测量和标准化每类患者每天所需的直接护理时间和间接护理时间，得出总的护理需求或工作量，从而预测护理人力需求。

四、护理工作分析与岗位设置

（一）护理工作分析

工作分析又称职务分析，是指通过观察和研究，对某岗位性质进行全面评价，获得确切信息的过程。护理工作分析通过对护理工作的任务或职责、权力、隶属关系、工作条件、任职资格等相关信息进行收集与分析，对护理工作做出明确的规定，并确定完成该工作所需要的行为、条件、人员。根据工作分析的结果制定岗位说明书。岗位说明书一般包括工作描述和任职资格两大部分。

工作描述（job description）又称工作说明，是对岗位的性质、任务、责任、工作内容、处理方法等与工作相关的环节所做的书面说明（表7-4）。通过护理工作分析，确定工作的具体特征，由此形成工作描述，如制定临床护理工作中各个岗位职责就是护理工作描述。

表7-4　某医院病房责任护士职位说明书

隶属部门	护理部			职位类别	专业技术人员
职位名称	病房责任护士	护理分类	B	护理分级	N2
工作概述	临床护理、参与病区管理、实习带教				
岗位关系	直接上级：病区护士长 同级：同级或高层级护士、患者及家属、其他部门人员 直接下级：低层级护士、护工、护生、保洁人员				
工作职责	一、临床护理 1.安置新入院患者，做好入院介绍 2.全面、准确、系统地收集分管患者的健康资料，评估患者身心状况，确立护理问题 3.根据患者个体情况制订、修改护理计划，组织并参与完成护理措施 4.掌握分管患者的病情、治疗要点、饮食情况、自理能力、观察要点，指导辅助护士实施护理措施，严格进行床头交接班 5.负责评估并与他人共同完成分管患者的基础护理、生活护理，满足患者基本生活需要，保持患者清洁、舒适 6.根据护理级别按时巡视患者，观察患者病情变化，及时报告并记录 7.做好住院患者健康宣教、康复指导及各种手术前后特殊检查的解释工作，提供专科护理，做好出院指导 8.按照护理文书书写规范要求动态记录患者病情、护理措施及评价 9.加强护患沟通，提供心理支持 10.随同医生查房，参与医护讨论，加强医护联系 11.评价患者达到预期结果的情况 12.尊重患者主权和隐私，为患者所做的决策和行为合乎伦理与法律规范 二、护理管理 1.与各类医护人员共同做好病房管理，控制陪护人员，保持病房安静、整洁 2.实施预防压力性损伤、预防跌倒、预防管路脱落等安全护理措施；对病房异常或意外事件及时处理和报告 3.随时掌握病房动态特别是危重患者情况；做好危、重症患者的病情监控，积极配合医生抢救 三、护理教学 1.参与分管患者的专科护理业务查房 2.参与护理学生、进修人员临床学习指导、小讲课、评价等工作 3.与护士长及总带教共同参与对低年资护士和新护士业务培训和考核工作 4.积极获得并保持个人工作所需的知识和能力，定期对工作表现自我评价 5.及时总结护理经验，参与护理科研和持续质量改进				

续表 7-4

工作内容	1.临床护理：参与和配合危重患者的护理及抢救工作；执行分管患者的治疗、诊疗辅助及专科护理；及时巡视病房，保证各项治疗的顺利实施，加强疾病观察；与患者及家属沟通交流，做好各项治疗、检查的健康指导、药物指导；做好出、入院健康指导，规范、及时地书写护理记录及交班报告，做好文书登记。 2.护理教育：参与护理教学，做好护生带教工作；参与院内及科室的业务培训和考核；参加护理查房和危重疑难病历讨论；对下一层级护士的工作进行指导，及时向上一层级护士提出不能自行解决的问题。 3.护理研究：掌握本领域护理发展新动态，配合开展新业务、新技术。 4.护理管理：做好分管病房的病房管理、患者管理、陪护管理；对自己的工作进行自控，做好质量管理；协助护士长做好专项管理，确保护理质量达标
任职资格	1.学历要求：大专以上学历。 2.职称要求：护师以上。 3.工作经验：5 年以上的护理工作经验。 4.专业知识和技能要求：熟练掌握岗位所需的医学、护理专业基础理论；掌握科室常见疾病的临床表现；主要护理诊断和相关护理措施；掌握科室常见疾病相关的基础护理学、解剖学、病理生理学、临床药理学、常用诊疗技术等相关知识；掌握整体护理和护理程序理论，熟悉科室常见疾病的护理程序；熟悉相关系统专业在国内外及本地区的现状及发展趋势，了解新理论、新知识、新技术。 5.培训要求：培训内容包括制度、预案、三基知识、专科理论及技能、护理教育与科研、护理文书、心理学知识、沟通技能、管理相关知识、护士礼仪、护理安全、护理法律法规、感染预防控制等；培训方式应根据护士层级，进行分层培训和考核，以院内培训与科室培训为主。 6.能力要求：必备能力包括临床处置能力、观察能力、沟通能力、协调合作能力、应变能力、健康教育能力；需培养的能力包括关爱能力、评判性思维能力、专业发展能力、决策能力、情绪管理能力、再学习能力、组织管理能力、创新能力、临床科研能力。 7.个人素质要求：①身体素质要求，身体健康，无传染性疾病，能够在 8 小时值班中站立或行走 80%以上的时间，且视力和听力敏锐；②个人特质，包括责任心强、沉着、勤劳认真、乐观、自信，并具有进取心和合作精神
职位发展路径	未来可发展为资深护士、专科护士、临床护理专家、护理管理者；可平行调动的岗位有职能科室、门诊及医技科室(如 B 超室、放射科等)、其他(如保健科、图书室等)
绩效考核	考核要素包括工作质量、工作量、岗级、科内贡献四方面；考核要素的权重系数分别为0.25、0.45、0.25、0.05。 1.工作质量：包括护理质量、护理安全、教学质量，权重分别为 0.4、0.4、0.2。 2.工作量：包括责任护士护理患者数、患者危重程度、中夜班数，权重分别为 0.3、0.3、0.4。 3.岗位分级：包括工作能力、学历、职称、工作年限，权重分别为 0.4、0.2、0.2、0.2，其中工作能力采用患者、护士、医生评价表进行综合评定。 4.科内贡献：包括担任科室部分行政工作(如专项质控员)、发表论文及参与科研项目、担任教学任务等，权重分别为 0.4、0.2、0.2
工作场所	病房、护士站、治疗室

续表 7-4

工作强度	很大
工作条件	一般
工作时间特征	普遍存在加班情况，实际上下班时间（包括吃饭、休息时间）经常根据情况发生变化，每天工作量大小不均衡，上午工作量相对较大；在未使用移动护士工作站的情况下，责任护士的工作时间约50%及以上需要守在患者身边
其他说明	应以实际工作能力、专业业务素质、教学能力、工作年限、护理患者的危重程度、工作风险为依据，细化不同病区责任护士岗位的职责及准入要求，其具体奖金系数、工作职责也应有所区别

资料来源：李淼淼.优质护理服务病房责任护士工作分析研究[D].福州：福建医科大学，2013.

李芹.优质护理服务示范病房责任护士岗位工作分析[D].济南：山东大学，2014.

(二) 护理岗位设置

根据《护士条例》《护士执业注册管理办法》文件精神要求，三级综合医院护理人力资源配置标准等，界定医院护理岗位包括临床护理岗位、护理管理岗位和其他护理岗位（图7-1）。

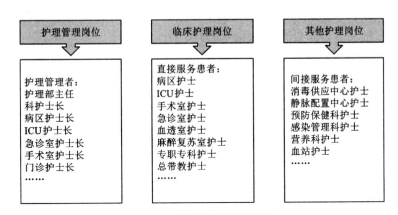

图 7-1　护理人员岗位配置

1. 护理管理岗位

指注册护士为实现组织目标而负责对护理资源进行计划、组织、领导和控制的岗位。按照中华人民共和国卫生健康委员会等级医院标准要求，护理管理层次可根据医院的规模设置三个或两个层次。我国的三级医院要求实行三级管理体系，即护理部主任—科护士长—护士长。两级管理体系可设护理部主任或总护士长—护士长，护理管理岗位职责和任职条件因医院要求和地区差别而定，基本要求如下。

（1）护理部主任岗位职责：全面履行医院护理管理职能，组织制定全院护理工作发展规划及目标，统筹协调促进护理工作发展的各项资源，制订符合全院实际的护士人力资源管理、质量持续改进、人员培训和继续教育、风险防范、绩效考核、学科建设和专业发展任务目标和具体方案,并组织实施等。

(2)科护士长岗位职责:全面履行辖区内护理管理职能,根据全院护理工作发展规划及目标,制订符合辖区内实际的护士人力资源管理、质量持续改进、人员培训、风险防范、专科护理发展等任务目标和具体方案,并组织实施。督促和指导辖区内各护理单元贯彻落实各项工作任务,不断提高护理质量等。

(3)护士长岗位职责:履行医院护理单元的护理管理职能,结合实际制订并落实本护理单元的质量持续改进、人力资源管理、临床循证实践、护理内涵建设、培训和继续教育、风险防范管理、科学绩效考核等具体目标和实施方案。统筹协调本护理单元各项资源,带领护理团队开展"以患者为中心"的全方位护理服务等。

2.临床护理岗位

临床护理岗位指注册护士为患者提供直接护理服务的岗位,包括:病房护士岗位、专科护士岗位和临床护理教学岗位。

(1)病房护士:主要包括医院各类病房(含监护病房)、急诊门诊手术室、产房、血液净化等直接服务于患者的护理岗位。

(2)专科护士:专科护士指的是某一专业特殊或专门的护理领域具有较高水平和专长的临床护士。为保证临床护理质量和患者安全,对临床护理专科性强、技术要求较高的护理单元,如重症监护急诊急救、手术室、血液净化等部门需要设置专科护理岗位。

(3)临床护理教学岗位:负责本科室各层次护理专业学生临床护理教学及低年资护士培训工作;按照培养计划有效落实护理教学和实习任务,维持正常教学秩序;评估教学效果,定期收集培训对象的学习需求,持续改进教学质量;开展临床护理教学科研,促进护理教学建设与发展等。

3.其他护理岗位

其他护理岗位指注册护士为患者提供间接护理服务的岗位,主要包括:医院消毒供应中心、医院感染管理部门等。主要工作职责包括:以《医院感染管理办法》《医院消毒技术规范》等规章相关要求为依据,落实医院感染和消毒供应工作,对重点科室、人群等实施定期监测,控制并降低医院感染风险。参与及落实医护人员医院感染控制及行为规范培训,提高医护人员的医院感染防护的意识和能力等。

第四节　培训与开发

一、培训与培训管理

(一)相关概念

1.培训

培训(training)是组织出于自身发展需要,为促使组织成员学习和掌握工作有关的知识、技能,形成良好的工作态度或习惯而采取的一种有计划的培养和训练活动,是组织吸引、留住人才的重要举措。

培训和开发(development)的概念既有联系也有区别。前者关注当前的工作需要,后者更多关注未来组织和员工的发展需要。但由于现在培训工作渐具战略性,两者在形式、内容和手段上也存在一定的交叉和重叠,界限越来越模糊,目的都是帮助护士达成良好的工作绩效以持续为组织作出贡献。

2. 培训管理

培训管理(training management)是组织对于各种培训活动所开展的一种有目的、有计划的管理活动。其意义在于确保护理培训与组织发展战略、组织文化保持一致,促进护士不断提高知识和技能,促使护士态度和行为的转变,从而使培训内容成功转化为护士个人及其群体的工作实践,提升组织绩效,同时有利于成本预算和节约成本。

(二)培训管理过程

完整的培训管理系统包括培训需求分析并制订培训计划、实施培训计划、培训成果转化、培训效果评估四个阶段(图 7-2)。

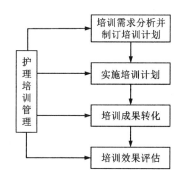

图 7-2　护理培训管理四阶段模型

1. 培训需求分析与培训计划

该阶段是组织确定是否有必要进行培训以及需要什么样的培训的过程。

(1)培训需求分析:培训需求分析(training needs assessment)内容包括医院、工作和护士个人三个层面。①医院层面:以医院基本现状和发展战略目标为依据,对未来护士人力需求预测,对现有护士人力资源储备和供给状况和培训费用进行评估分析。例如医院未来5年内需要几名糖尿病专科护士,需要多少新上任的护士长等。②工作层面:包括描述护理工作、工作任务分类,描述岗位能力要求,确定各工作任务能力的重要性,根据工作能力重要性决定各项培训工作开展的先后顺序。③护士个人层面:可以进行培训意向调查,将护士实际工作绩效与工作绩效标准进行比较,找出和分析护士在知识和技能方面与岗位要求之间的差距,只有针对护士真实的需求进行测评,才能达到培训的效果。

(2)制订培训计划:在明确培训的必要性之后,就要确定培训的目的、目标、对象、培训时间长度、培训地点、培训方法、培训教师、培训预算等具体问题,制订详细的培训计划,从而保证培训的针对性和有效性。其中培训方法包括传统方法和团队建设培训法,前者如课堂教授法、自我指导学习、案例分析法、角色扮演法、情景模拟法、视听技术（如幻灯片、视频资料、教学录像等）、远程学习、基于互联网的移动学习等；后者如拓展训练法、团队培训法、行动学习法等。

2. 实施培训计划

实施培训计划（implementation of training）阶段的重点是按照培训计划，采用适当的步骤和方法，选择恰当的培训形式，营造良好的培训环境，保证培训效果。

3. 培训成果转化

培训最终目的是使培训对象将所学知识、技能应用到实际工作中，产生工作态度或习惯上的改变而提高工作绩效。但培训成果转化（transfer of training）往往受多种因素影响，如上级和同事对运用培训内容的支持程度、组织是否存在应用的机会、应用以后可能产生的效果、受训者是否愿意担负成果转化的责任，以及个人是否具备运用新技能和实施新行为的自我管理能力等。组织应引起足够重视，采取针对性措施促进成果转化，真正达到培训的目的。

4. 培训效果评估

培训效果评估（training programs evaluation）有助于组织明确培训管理改进方向，提高培训有效性及进行成本—效应分析。组织应根据设计培训项目的目标决定采用哪种具体的评价指标，并更多关注培训对象在实际工作中是否在行为、技能和态度方面发生积极的变化，以及组织层面是否产生一些积极的效果。

培训效果评估的具体方案有事后评估、事前—事后评估和时间序列法。其中事后评估是培训完成后立即进行的效果评估，该法简单易行，但无法反映对护士知识技能、行为和组织层面的影响；事前—事后评估可以说明培训对改进绩效的效果；时间序列法是在培训之前、之后的一段时间内按既定的时间间隔收集信息，从而评估培训结果在一定时间内的稳定性，常用于容易产生随时间延续而发生变化的可观察性结果，如不良事件发生率、缺勤率等。

二、护士开发与职业发展

开发具有未来导向性，越来越多地和职业发展联系在一起。实际上，以留住和激励护士、发现开发需求并满足这种需要为目的的护士开发过程，就是组织对护士的职业生涯管理。管理者应对护理人员"因材"分类，搭建多样化、多层次、多方面的平台，为不同能力特点的护理人员提供系统的开发体系及职业成长和发展的空间。

（一）护士开发的主要方法

护士开发的方法包括正规教育法、工作实践体验法、评价法和开发性人际关系建设法等。其中评价法包括评价中心技术（见第七章第三节）、360°反馈法等；开发性人际关系建设法根据与被指导者关系分为导师指导计划（可能没有直接联系）和教练辅导计划（有紧密的工作关系）。实际应用中通常结合多种方法。以下主要介绍正规教育法和工作实践体验法。

1. 正规教育法

是专门为组织内部员工设计的各种在职培训（on-the-job training，OJT）和脱岗教育计划。按提供培训的主体不同分为咨询公司培训计划、大学相关培训课程（如工商管理硕士培训课程 MBA）、组织培训开发中心等；按学习形式分为面授/远程正规教育课程、短期定制课程、补充形式的开发活动等。正规教育法可能采取的教育方式有专家讲座、专题研讨、管理游戏、实战模拟拓展训练等多种方式。实践中的正规教育法绝大多数针对的是管理人员。护理管理部门也可以建立自己的护理管理培训开发中心，通过系统设置课程培养管理者的护理管理能力。

2. 工作实践体验法

工作实践体验法是通过让护理人员在实际工作中遇到各种关系、问题、需求、任务等来学习新技能，并以一种新方式来运用其知识技能，获取新的工作经验来对护理人员进行开发的过程。主要途径有职位扩大化、职位轮换、工作调动晋升、降职等。

（1）职位扩大化：指在护理人员现有职位中增加更多具有挑战性的任务或职责。比如病房责任组长受聘护理部教育干事，聘任期间除了要完成作为责任组长工作日的床位患者护理，还承担护理部安排的年轻护士临床能力跟班指导与考核工作。

（2）职位轮换：指组织在几种不同职能领域之间做出的一系列工作任务安排或同一职能领域或部门的不同岗位之间的轮转计划。如对护理高层管理候选人的开发计划中应该包括医院重点临床科室、重点职能部门轮转；又如三级医院要求新护士必须进行规范化培训，入院 1~3 年内完成急诊科、重症监护病房、内科和外科相关科室的轮转，以培养病情观察和应急处理能力。职位轮换有利于护士总体把握组织目标，增强对组织中不同职能的理解和认识，同时获得新知识，提高决策和解决问题能力。

（3）晋升、降职和调动：晋升、降职和调动代表了护士在垂直和水平方向上的流动。晋升通常意味着承担更具挑战性、更大责任、享有更多职权及薪酬的提升；降级则发生在护士承担责任水平下降及职权削弱的情况下；平级调动不一定带来工作职责和薪酬的变化，可能只是流向责任水平相当的其他工作岗位。

3. 护士分层级培训管理

护士分层级管理是指将护士分成不同的层级使用与管理，包括赋予相应的职责、培训内容、考核标准、晋级标准及人力配置。

深化优质护理内涵，加强护士队伍建设，以岗位需求为导向、岗位胜任力为核心建立完善护士分层级培训体系，是国家培养更专业人才的重要途径。

4. 专科护士培训开发

近年专科护理领域不断拓展，目前已经涵盖肿瘤、伤口造口、糖尿病等 20 多个专科护理领域。《全国护理事业发展规划（2021—2025 年）》指出，相关紧缺护理专业护士包括：老年护理、儿科护理、重症监护、传染病护理、急诊急救、康复护理、中医护理专业护士。要结合群众护理需求和护理学科发展，有针对性地开展老年、儿科、传染病等紧缺护理专业护士的培训。

5. 护理学继续医学教育

护理学继续教育的主要内容包括新技术、新业务，护理相关知识、专科护理知识、专科护士培训、法律法规相关知识、科研相关知识、评判性思维培养及心理学相关知识与技能,对参加护理学继续教育、医学继续教育活动的对象可实行学分管理。护士毕业后通过继续教育培训使自身知识、技能、态度和行为得到持续改进和提高,同时将培训内容与其个人制订的职业生涯发展规划有机结合,促进护士个人潜能得到最大限度的发展,以适应我国护理工作性质、范围和内容不断发展变化的时代新需求。

(二) 职业发展

1. 概念

职业生涯管理(career management)是个人和组织对职业历程的规划、职业发展的促进等一系列活动的总称,包括职业生涯决策、设计、发展和开发等内容。职业生涯管理分为个人职业生涯管理和组织职业生涯管理。个人职业生涯管理以实现个人发展的成就最大化为目的,通过对个人兴趣、能力和个人发展目标的有效管理实现个人的发展愿望。组织职业生涯管理的最终目的是通过帮助员工的职业发展,求得组织的持续发展,实现组织目标。

2. 职业生涯相关理论

职业生涯规划起源于 20 世纪初的美国,20 世纪 90 年代中期传入中国并获得一定发展。职业生涯规划相关理论主要包括两个方面。

(1)职业选择理论:该理论从个体的角度探讨职业行为,重视个体的需要、兴趣、能力、人格等内在因素在职业选择和发展中的重要作用。该领域较著名的理论主要有弗兰克·帕森斯(Frank Parsons)的人-职匹配理论(图 7-3)、维克托·弗鲁姆(Victor H. Vroom)的职业期望理论(图 7-4)、霍兰德的职业性向理论(图 7-5)、埃德加·施恩(Edgar H. Schein)的"职业锚"理论(图 7-6)。

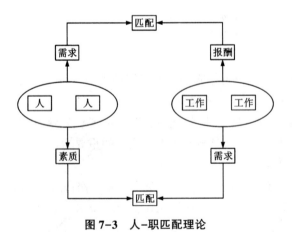

图7-3 人-职匹配理论

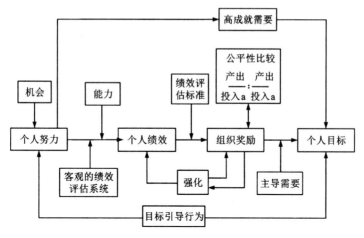

图 7-4　职业期望理论

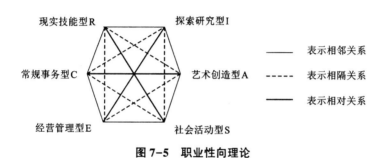

图 7-5　职业性向理论

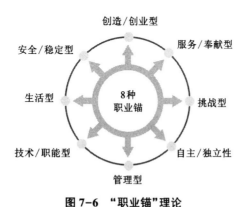

图 7-6　"职业锚"理论

（2）职业生涯阶段理论：该理论主要是根据人们的生命周期和生命发展观点，划分人生职业发展阶段，并对不同阶段的主要任务及其对策进行分析与说明。职业生涯理论很多，如金斯伯格（Eli Ginzberg）的三阶段理论，即幻想期、尝试期和现实期；利文森（D. J. Levinson）的六阶段理论，即拔根期、成年期、过渡期、安定期、潜伏的中年危机期和成熟期；萨柏(Donald E. Super)的五阶段理论，即成长期、探索期、确立期、维持期和衰退期；加里·德斯勒(Gary Dessler)的五阶段理论，即成长期、探索期、确立期、维持期和下降期等。

美国学者帕特丽夏·本纳(Patricia Benner)于1982年提出Benner模式，描述了护士由"新手"到"专家"的职业成长过程。作为界定护士角色和职责的代表性理论，Benner模式受到护理学术界广泛关注。它按护士的知识形态和行为特征将护士的职业成长生涯分为新手(novice)、初步进阶者(advanced beginner)、胜任者(competent)、熟练者(proficient)、专家(expert)五个阶段。

3. 护士职业生涯管理

护理职业路径(career pathway of nursing)是组织为本单位护士设计的自我认知、成长通道的管理方案。护士职业路径的选择是以个人评估和环境评估的结果为决策依据制定的，发展方向不同，其发展要求和路径也不同。此外，护士的职业发展还受到外在条件、组织需求、机遇等多种因素的限制，这就需要个人对自己的职业定位进行调整。可见，职业路径的选择是个人条件和环境条件有机结合的结果(图7-7)。

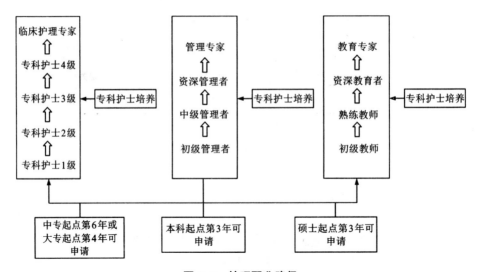

图7-7　护理职业路径

随着社会经济的发展，全国性和区域性护士劳动力市场对核心人才竞争加大，护士就业选择机会增多，护士在职业发展过程中开始注重重新再造自己。随着护士队伍素质的不断提高，护士已经不满足于常规事务的完成，在一般的薪酬、福利待遇之外，开始追求自身价值的实现和组织的认可，尤其在长期工作过程中积累了丰富的经验，逐步发展成为资深专家，具有强烈的自尊和自主意识，会更加关注在专业性或管理类职位中的发展。当然，不同年资的护士职业生涯管理各具特征。比如高年资护士可能面临"职业高原"，年轻护士则更看重有机会平衡生活和工作两个方面的工作安排。因此，组织有必要了解现代护士职业生涯管理所面临的挑战，进行个性化的护士职业生涯管理。

第五节　绩效与薪酬管理

一、绩效管理

(一)基本概念

1.绩效

绩效(performance)是指在一定时期内,特定主体的工作行为、方式、结果及其产生的客观影响。

2.绩效评价

绩效评价(performance appraisal)指组织采取特定的方法和工具对特定工作主体(组织、团队、工作、个人)的工作效果进行考查评价的过程。

3.绩效管理

绩效管理(performance management)指管理者与被管理者为了达到组织目标共同参与绩效计划制订、绩效考核评价、绩效结果应用、绩效目标提升的持续循环过程。

(二)护理绩效的功能

1.诊断功能

在绩效目标明确的情况下,管理者能够应用绩效评价结果,及时发现部门绩效现状及存在的问题,有针对性地采取措施达到不断完善管理,实现持续改善绩效的目的。

2.决策功能

护士的晋升、晋级、培训、人事调整、奖惩、留用、解聘等护理人事管理决策都是以绩效考核结果为依据的。

3.激励功能

绩效评价结果可以帮助管理者确定护士个人和群体对组织的贡献水平,以此作为组织奖惩决定的依据。客观的考核结果是保证奖惩公正性的根本措施。

4.导向功能

绩效管理的基本目标是营造良好的护理工作氛围,不断提高护理单元和医院的整体工作效率。建立科学合理的绩效管理机制和具体可测量的绩效评价指标是发挥绩效管理导向功能的关键。

5.规范功能

绩效管理体系、具体的护理行为和结果评价标准,规范了护士的执业行为,进一步促进医院和部门护理人力资源管理的标准化和有效性。

(三)绩效管理流程

完整的绩效管理流程包括制订绩效计划、绩效辅导、绩效评价、绩效反馈和结果的应用五个环节。任何一个环节的缺失或不足都会对绩效管理结果产生不利影响。在护理管理实践中，五个环节首尾相连形成一个循环，持续改善着个人、部门和组织的绩效(图 7-8)。

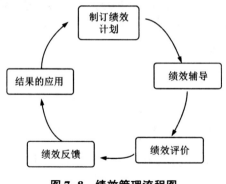

图 7-8　绩效管理流程图

1. 绩效计划

绩效计划(performance planning)是绩效管理的基础环节，是确定组织对护士的绩效期望并得到护士认可的过程，是关于工作目标和工作要求的契约。

制订绩效计划要遵循一定的原则：绩效目标与组织发展战略目标和年度绩效计划相一致；目标分解有连贯性且各层级目标相互衔接；目标明确、可行、可测量；确立具体的绩效评估指标(performance evaluation index)和指标权重，形成客观公正、重点突出的绩效评估指标体系；全员参与。

2. 绩效辅导

绩效辅导(performance coaching)指管理者与员工围绕绩效计划的实施，讨论有关工作的进展情况、潜在的障碍和问题、解决问题的办法、员工取得的成绩及存在的问题、管理者如何提供帮助等过程。

绩效辅导的具体实施包括辅导前准备、辅导沟通、辅导追踪三个步骤。辅导前准备要收集相关信息，了解护士的工作情况，选择合适的时间、地点，并正式通知护士；辅导沟通要与护士一起讨论工作进展，充分肯定成绩，指出问题所在并制订改进计划；辅导追踪主要关注护士执行的情况，并提供必要的资源和培训支持。

3. 绩效评价

绩效评价(performance appraisal)又称绩效考核、绩效评估、绩效考评。通常在一个绩效周期结束时进行，是绩效管理的核心环节，是绩效管理模型发挥效用的关键。绩效评价应遵循以下原则。

(1)公平公正原则：公平、公正是确立和推行绩效评价制度的前提。

(2)基于本职原则：考评内容取决于组织战略目标和护士个人所承担职位的职责，两者共同决定了护士需要承担的绩效考评项目。

(3)单头考评原则：考评的实施必须由被考核者的"直接上级"进行。直接上级相对来说最了解被考核者的实际工作表现，也最有可能反映真实情况。间接上级(即上级的上级)对直接上级作出的考评评语不应擅自修改。

(4)严格考评原则：流于形式、形同虚设的考评不仅不能全面反映护士工作的真实情况，还会产生消极后果。考评的严格性包括：明确的考核标准、严肃认真的考核态度、严格的考核制度、科学而严格的程序及方法等。

（5）客观考评原则：人事考评应当根据明确规定的考评标准，针对客观考评资料进行评价，避免主观性。

（6）差别考评原则：考核的等级之间应当有鲜明的差别界限，针对不同的考评评语在工资、晋升、使用等方面应体现明显差别，使考评带有激励性。

（7）结果公开原则：考评的结果对本人公开，这是保证考评民主的重要手段。不仅可以使被考核者了解自己的优缺点、长短处，使考核成绩不理想的个人心悦诚服，奋起上进；而且有助于防止考绩中出现的偏见及误差。

4.绩效反馈

绩效反馈（performance feedback）是绩效管理的重要环节。它通过考核者与被考核者之间的沟通，就被考核者在该周期内的绩效情况进行意见交换，在肯定成绩的同时，找出工作中的不足并加以改进。通过反馈，护士可根据上级的评价和期望不断提高；同时使上级了解护士的业绩和要求，有的放矢地进行激励和指导。

绩效反馈有多种途径，最直接有效的途径就是上级与下级之间就下级的绩效评估结果直接进行面谈。绩效评估面谈（performance appraisal interviews）不但可以准确地将绩效评估的结果告知下级，更重要的是通过面对面的交流形式上级与下级双方可以针对评估结果，共同讨论研究制订出改进方案。

5.评价结果的应用

评价结果的应用（application of evaluation results）是绩效管理取得成效的关键，绩效考核的结果一般适用于以下四种情形。

（1）薪资调整：绩效考核结果用于薪资调整有利于提高薪酬的内部公平性，体现对护士的激励作用。降低绩效不良护士的绩效工资，促进其尽快改善；通过客观的衡量尺度调整绩效优良护士的薪资，根据绩效优良程度进行不同等级的加薪。

（2）分析培训需求：管理者在进行培训需求分析时，应把绩效考核的结果作为重要材料进行深入研究，发现护士表现与所在职位要求的差距，判断是否需要培训及需要什么样的培训。

（3）提出人事调整方案：绩效考核的结果为护士的晋升与降级提供依据。对绩效考核成绩连续优良的护士，考虑晋升；但对于绩效连续不良的护士，则考虑降级或辞退。对于不适应现有岗位而造成不良结果的护士，可以考虑岗位轮换。

（4）制订护士职业发展规划：个体在实现组织目标的同时，也在实现个人的职业目标。考核结果的运用在强化护士对组织价值取向的认同，明确个人职业发展目标的同时；也有利于护士职业发展规划的制订。

（四）护理绩效评估指标体系构建

1.护理绩效评估指标体系构建的依据

国卫医发〔2018〕20号文件《关于印发促进护理服务业改革与发展指导意见的通知》指出，医疗机构要建立健全护理人员管理制度。在护士岗位设置、收入分配、职称评定、管理使用等方面，对编制内外人员统筹考虑。建立健全护士绩效考核指标体系，突出岗位职责履行、工作量、服务质量、行为规范、医疗质量安全、医疗费用控制、医德医风和患者满意度等指标，将考核结果与护士岗位聘用、职称晋升、个人薪酬挂钩，做到多劳多得、优绩优酬。要逐步完善激励机制，在绩效分配、职称晋升、教育培训等方面，向基层护士倾斜，调动基层护士工作积极性。

2. 护理绩效评估指标的设计

阐述绩效评估指标设计的常用方法有目标管理法、关键绩效指标法和平衡记分卡等。具体构建时可以结合使用，关键是要符合部门或职位的职责和工作特征。

护理绩效评估指标的设计应遵循以下原则。

(1)定量指标为主，定性指标为辅：定量指标可确定清晰的标度，提高评估的客观性；定性指标也可运用数字工具进行量化，使得评估结果更精确。

(2)"少"而"精"：结构简单的评估指标能有效缩短绩效评估的信息处理过程，让评估者易掌握相应的评估方法和技术，被评估者易接受。

(3)目标一致原则：各绩效评估指标所支持的最终绩效目标都应与组织的战略目标保持一致。

护理绩效评估指标的设计可以参照以下步骤。

(1)在组织层面，设计者应采用不同的方法，构建适合组织特点和战略目标的组织、部门的绩效评估指标库，如工作量、工作质量、满意度、成本效益等。

(2)护理部门可针对不同护理单元和护理岗位的职责及工作特征，选择具体的绩效评估指标，如对于护理单元，评估重点是业绩，因此常用工作量、工作质量、患者满意度等指标进行评估；对于临床护士，常从工作态度、工作能力等方面进行评估；对于护士长，由于其角色的多元性，指标构建应有多维性，可以从任务绩效、关系绩效、适应性绩效三方面进行评估。

(3)确定具体绩效评估指标的权重，最重要的影响因素是组织的战略目标，具体可以通过专家咨询等方法进行认证。

二、薪酬管理

(一) 概述

1. 薪酬

薪酬(compensation)指员工在向单位付出其劳动或劳务使用权后获得的各种形式的报酬和补偿。薪酬是一种公平的交易或交换关系，在这个交换关系中，单位承担的是劳动或劳务购买者的角色，薪酬是劳动或劳务的价格表现。

2. 薪酬的构成

主要包括基本薪酬、可变薪酬和间接薪酬三大部分。

(1)基本薪酬(basic compensation)，指一个组织根据员工所承担或完成的工作本身或者员工所具备的完成工作的技能或能力而向员工支付的稳定的报酬。多数情况下，组织以护士所承担工作的重要性、难易度或者对组织的价值来确定基本薪酬，是护士从组织获得的较为稳定的经济报酬，为护士提供基本的生活保障。

(2)可变薪酬(variable compensation)，指组织对员工提供的超额劳动或劳务支付的报酬，包括奖金、红利、股票认购等，也称绩效薪酬(performance incentives)。它是薪酬系统中与绩效直接挂钩的经济性报酬，有很强的激励性，有助于个人和团队达成优秀绩效，提高工作效率、增加收益等，对组织绩效目标的达成起着非常积极的作用。

（3）间接薪酬（indirect compensation），又称员工福利与服务。与前两者不同的是，间接薪酬不以员工向组织提供的工作时间为单位计算，其表现形式主要是组织为员工提供的各种与工作和生活相关的物质补偿和服务，包括非工作时间付薪、向员工及其家庭提供服务、健康及医疗保健服务、企业年金及国家法定福利等。间接薪酬满足了护士在工作和生活上的多种需求，具有增强组织凝聚力、货币薪酬不能比拟的功能。

3. 薪酬管理

薪酬管理（compensation management）指在组织发展战略的指导下，综合考虑组织内、外部各种因素的影响，确定自身的薪酬体系、薪酬水平、薪酬结构和薪酬形式，并进行薪酬调整、薪酬控制以及制定薪酬政策的整个过程。薪酬管理过程中，组织要持续不断就管理问题与员工进行沟通，对薪酬系统的有效性作出合理评价，以达到公平、有效、合法的目的。

4. 薪酬管理的内容

从薪酬管理的概念可以看出，薪酬管理包括以下几个方面的内容：

（1）薪酬体系（compensation system），主要任务是确定组织决定员工薪酬的基础是什么。一个设计良好的薪酬体系应直接与组织的战略规划相联系，从而使员工能够把他们的努力和行为集中到帮助组织实现战略目标上来。

（2）薪酬水平，指组织中各类职位以及组织整体平均薪酬的高低程度，反映组织支付薪酬的外部竞争性。

（3）薪酬结构（compensation structure），指同一组织内部的薪酬等级数量以及不同薪酬等级之间的差距大小。反映组织支付薪酬的内部一致性和内部公平性。

（4）薪酬形式，指计量劳动和支付薪酬的方式，主要有计时工资、计件工资、绩效薪酬等。

（5）薪酬管理政策，基于特定的组织发展战略和人力资源战略而制定，是组织管理者对组织薪酬管理运行的目标、任务和手段的选择和组合，是组织在员工薪酬方面所采取的方针、策略。

（二）薪酬管理原则

薪酬管理对任何组织来说都是比较棘手的问题。不同的组织有不同的薪酬管理政策，同一组织的不同部门、不同环节也有不同的薪酬管理办法。薪酬管理作为人力资源管理的核心，须体现统一的原则和精神。护理薪酬管理同样要遵从以下主要原则。

1. 合法性

指组织薪酬管理体系的设计和管理过程是否符合国家相关法律法规。从国际通行情况来看，与薪酬管理相关的法律主要有最低工资法、同工同酬法和反歧视法等。我国主要有《中华人民共和国劳动法》《中华人民共和国劳动合同法》和有关最低工资标准薪酬支付行为规范等方面的规定。

2. 补偿性

薪酬的本质是员工在向单位让渡其劳动或劳务使用权后获得的各种形式的报酬和补

偿，要求薪酬能补偿员工恢复工作精力所必需的衣、食、住、行费用，及员工为获得工作能力所先行付出的费用。

3. 公平性

指员工对组织薪酬管理系统以及管理过程的公平性、公正性的看法或感知，是组织薪酬分配是否合理的重要标准。

4. 有效性

指薪酬管理系统在多大程度上能够帮助组织实现预定的战略目标，包括财务指标、服务水平或服务质量、团队建设以及组织和员工在创新及学习能力等方面的定性指标的达成情况。

5. 竞争性

指薪酬水平在吸引和留住员工的同时，人工成本控制在组织容许的最大限度范围内。

6. 激励性

激励性原则要求薪酬管理能有效地发出刺激员工努力工作、多作贡献的激励信号，将支出的费用变为高度激励员工取得良好绩效的动因。

(三) 薪酬模式

薪酬模式的设计总体上基于组织的发展战略，但概括起来包括五种主要依据，相应地形成五种基本的薪酬模式。

1. 基于岗位的薪酬模式

岗位薪酬模式是一种成熟稳定、运用广泛的基本薪酬模式。此种模式主要依据岗位在组织内的相对价值为员工付酬。

2. 基于绩效的薪酬模式

绩效薪酬模式的依据是绩效目标的完成情况。在环境不确定性极大、变革成为常规的今天，组织要求员工根据环境变化主动设定目标。绩效薪酬依据可以是组织或部门的整体绩效，也可以是团队或个人绩效。

3. 基于技能的薪酬模式

技能导向的薪酬模式的依据很明确，即员工所具备的技能水平。这种工资制度假设技能高的员工贡献大，员工所获得的薪酬是与知识、技能而不是与职位联系在一起。

4. 基于市场的薪酬模式

指参照同等岗位的劳动力市场价格来确定薪酬待遇。该模式具有较强的市场竞争力和外部公平性。将组织内部同外部劳动力市场进行及时的有机互联，防止因人才外流而削弱组织的竞争力。

5. 基于年功的薪酬模式

年功薪酬模式的假设是服务年限长者工作经验多、业绩高；老员工对组织有贡献，应予以补偿。在基于年功的薪酬模式下，员工的工资和职位主要是随年龄和工龄的增长而提高。其目的在于鼓励员工对组织忠诚，强化员工对组织的归属感。

护理薪酬管理是一门很深的学问。在薪酬设计中，不可"一刀切"，要根据时机、环境和护士的实际情况采取灵活多样的形式进行动态调整。经济性薪酬是最基本的形式，在坚持货币报酬的基础上，还应结合非经济性报酬和其他表现形式，充分发挥薪酬管理的激励和导向作用，为实现组织战略目标服务。

本章小结

　　本章重点介绍了人力资源和护理人力资源的相关概念，人力资源规划的原则与方法，招聘与配置、培训与开发、绩效管理以及薪酬管理等内容。人才是组织的核心竞争力。如何正确运用人力资源管理的理论和方法，吸引人才、培养人才、留住人才并合理地使用人才是医院发展的关键问题，也是医院可持续发展的重要保证。

思 考 题

　　1. 在护理人力资源不足、护理队伍不稳定的形势下，你将如何应对挑战？
　　2. 你如何规划自己的职业生涯？

推荐阅读材料

　　1. 成翼娟，陈忠兰，谷波，等. 我国护理管理 20 年的发展变化与展望[J]. 中国护理管理，2021，21(9)：1283-1287.
　　2. 韩现红，刘延锦，娄小平，等. 新型冠状病毒肺炎定点医院应急护理人力资源管理策略[J]. 中华护理杂志，2020，55(S1)：27-28.
　　3. 方鹏骞. 护理管理理论与方法新进展[M]. 北京：人民卫生出版社，2016.

第八章

护理质量管理

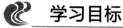 **学习目标**

识记

1. 能陈述质量和质量管理的概念及其含义

2. 能陈述护理质量管理的概念及其含义

3. 能列举护理质量评价的方法

理解

1. 能理解质量观演变的四个不同阶段

2. 能理解护理质量管理的基本原则

3. 能理解护理质量管理的内容及发展趋势

运用

1. 能运用质量管理理论和方法制订护理质量管理方案

2. 能运用质量管理工具开展护理质量改善项目

3. 能运用统计分析图表助力护理质量评价

护理质量是医疗质量的重要组成部分。护理质量管理是应用质量管理的基本原理和方法，为达到并超越护理质量目标，对构成护理质量的各要素进行计划、组织、协调和控制与持续改进的过程。护理质量管理是护理管理的核心，是护理管理的重要职能，直接反映护理工作的内涵和特点。本章将重点围绕护理质量管理的原则与内容、质量管理的理论与方法、常用质量管理工具以及护理质量评价等问题进行讨论。

第一节　护理质量管理概述

一、质量管理基本概念

1. 质量

质量(quality)通常有两种含义：一是指物体的物理质量；二是指产品、工作或服务的优劣程度。管理学上的质量通常指后者。国际标准化组织(International Organization for Standardization，ISO)对质量的定义是"反映实体满足明确和隐含需要的能力的特性总和"。

2. 护理质量

护理质量(health care quality)指护理服务满足服务对象的健康需求以及改善其预期健康结局的程度。

3. 质量管理

质量管理(quality management)指组织为了使产品、过程或服务满足并超越质量要求，达到顾客满意的目的而开展的策划、组织、实施、控制、检查、审核及改进等有关活动的总和。质量管理的核心是制定、实施和实现质量方针与目标。

4. 护理质量管理

护理质量管理(nursing quality management)指按照护理质量形成的过程和规律，为达到护理质量目标对构成护理质量的各要素进行计划、组织、协调和控制工作的总和，是对护理质量实行有目的的控制过程。

二、质量管理的产生和发展

质量管理是随着现代工业生产的发展逐步形成、发展和完善起来的。20世纪初期前的传统质量管理认为，"工人既是操作者，也是质量检验者""经验就是标准"。现代质量管理理论从19世纪70年代初开始萌芽，经历了一个多世纪的发展，已逐步形成一门新的学科，质量管理的发展历史大致经历了质量检验、统计质量控制、全面质量控制、全社会质量控制阶段，各阶段的特点如表8-1所示。

1. 质量检验

20世纪初期到20世纪40年代，弗雷德里克·温斯洛·泰勒(Frederick Winslow Taylor)在科学管理理论指导下，把质量检验从生产过程中分离出来，对产品质量实行专职人员有组织的检查。此阶段的代表人物为泰勒。这种质量控制能保证成品质量，能挑选出不合格的产品。质量检验主要是事后检验和质量评价，无法在生产过程中预防和控制不合格产品的产生，且100%成品全检，费时，成本高。

2. 统计质量控制

1925年，沃特·阿曼德·休哈特(Walter A. Shewhart)提出统计过程控制理论，主张应用统计方法进行生产过程的监控，并首创监控过程工具的控制图，奠定了质量控制理论的基础。1929年道奇(H. F. Dodge)和罗米克(H. G. Romig)发表了《挑选型抽样检查法》论文，主张通过统计抽样检验方法，对产品的生产过程进行把控，以达到预防问题发生的目的。

1950年爱德华兹·戴明(Edwards Deming)在前人的基础上更加系统和科学地提出采用数理统计方法与质量管理相结合，即在生产过程中通过抽样检验控制质量的方法。质量管理工作由产品检验发展到生产过程的控制；质量检验人员专职化；管理重点从事后检验转变为事前预防；由全成品检验转变为统计抽样，随机抽查，从而杜绝了生产过程中大批量不合格产品的发生。

3. 全面质量管理

全面质量管理(total quality management, TQM)指组织中所有成员、全部门和系统，一起不断改进组织的产品和服务过程，以满足或超越顾客的期望及需求，使组织得以持续发展的一套原则与程序。全面质量管理理论强调管理必须始于识别顾客的质量要求，终于顾客对服务感到满意，全面质量管理是为了上述目标而指导人、机器、信息等的协调活动，是一个组织以质量为中心，以全员参与为基础，通过让顾客和本组织所有成员及社会受益而达到长期成功的管理途径。

全面质量管理理论包含的主要观点：①以服务对象为中心，"顾客第一，并将顾客第一的概念扩充到组织内部，不将问题留给顾客"是该理论主要的观点之一，这里的顾客包括每一个与组织产品和服务打交道的人；②预防为主，在服务流程和环节中消除质量隐患，希望"每一次的第一次都做对"；③定量分析，强调只有定量才能获得质量控制的最佳效果。

全面质量控制强调"三全"的质量管理方法：①全员参与，无论是高层管理者，还是普通员工都要参与质量改进活动；②全过程管理，即在提供服务的每个环节都需要把好质量关；③全面的质量管理，即综合运用现代科学技术和管理技术成果，系统管理影响产品质量的全过程和因素，即全面的方法管理全面的质量。全面的方法包括科学的管理方法、数理统计方法、信息学技术等；全面的质量包括服务质量、工作质量、工程质量等。此阶段代表人物为约瑟夫·莫西·朱兰(Joseph M. Juran)、爱德华·阿尔伯特·费根鲍姆(Edward Albert Feigenbaum)等。

4. 全社会质量控制

全面质量管理的理论和方法在全球的运用获得了极大的成功，被誉为20世纪管理科学最杰出的成就之一。20世纪90年代至今，在全面质量管理基础上，质量管理发展进入全社会质量控制阶段。全社会质量控制更加强调全局、系统观点，追求质量生态体系，质量经营时代诞生。强调质量经营需要社会各界的理解与合作。

表 8-1 质量管理四个阶段的代表人物及各阶段特点

阶段	代表人物	优点/特点	缺点
质量检验：20世纪初期至40年代	泰勒	①以科学管理原理为指导 ②把质量检验从生产过程中分离出来 ③能保证成品的质量	①以事后检验和质量评价为主，无法在生产过程中预防和控制不合格产品的发生 ②100%成品全检验，费时，成本高

续表8-1

阶段	代表人物	优点/特点	缺点
统计质量控制： 20世纪40年代后期至50年代	戴明	①采用数理统计方法与质量管理相结合 ②事后产品检验发展到生产过程的控制 ③全成品检验转变为统计抽样 ④质量检验人员专职化	质量控制主要针对产品符合现行标准的程度，对顾客的需求和满意程度考虑较少
全面质量管理： 20世纪50年代末至90年代	朱兰 费根鲍姆	①理论基础：全面质量管理理论。三大理念：以服务对象为中心、预防为主和定量分析 ②强调全员参与、全过程管理、全面的方法管理全面的质量	—
全社会质量控制： 20世纪90年代至今	费根鲍姆	①源于全面质量管理 ②更强调全局、系统观点 ③追求质量生态体系，质量经营时代诞生 ④强调质量经营需要社会各界的理解与合作	—

三、护理质量管理的基本原则

护理工作主要的服务对象是患者，他们具有特殊的物质需要和强烈的精神需求。这些需要因人而异，因病而异，且病情在不断地变化，受医疗护理经验的局限，人类还很难准确预测病情的变化时间和速度，服务具有"难以预测性"，这些均要求护理人员具有深厚的专业知识和经验，并有广泛的适应能力。护理质量管理的目的就是确保患者能得到高水平的专业服务，并不断改善护理质量。

1. 以服务对象为中心的原则

"以服务对象为中心"是质量管理的核心思想，组织依赖于服务对象而存在。就护理组织而言，健康人群、患者及家属是外部的服务对象，医护人员是内部的服务对象。护理管理应以服务对象为中心，关注患者及有健康服务需求的人群当前和未来的需求，将组织的目标与顾客的需求和期望联系起来，满足并争取超越服务对象的期望。

2. 全员参与和预防为主的原则

护理质量管理必须坚持预防为主、前馈控制的原则，对护理全过程的各个环节都充分重视，坚持全员参与，"第一次就把工作做好"的预防原则。

3. 事实和数据化原则

如果说改善护理质量是护理管理的目标，那么科学的管理方法则是护理质量的基础，患者安全是护理质量管理永恒的主题。运用现代管理技术和工具，坚持以客观事实和数据为依据，进行科学管理，保证患者安全已经成为护理质量管理的重要内容。

4. 质量标准化原则

质量标准化是进行护理质量管理的基础。护理质量管理标准化包括建立各项规章制度、各级人员岗位职责、各项操作常规、各类工作质量标准和质量评价标准等。建立健全质量管理制度，使护理人员在服务过程中有章可循，管理者在管理过程中有章可依，才能实现管理的规范化、科学化。

5. 持续改进原则

质量改进是质量管理的灵魂。护理质量是一个动态的、发展变化的过程，涉及每一个人、每一环节须连续不断地改进。护理管理者应具有不断发现问题、并采用科学方法不断解决问题的能力，实现护理质量的持续改进。持续改进分为两类，一是针对现存的或潜在的缺陷或者不合格的服务进行改进；二是在未发现有缺陷或者不合格的情况下，坚持创新，不断提高质量。

患者的利益高于一切（节选）
——记江苏省人民医院国际骨关节病中心

　　张中南在国外学习和工作近10年后，于1994年回到中国行医和管理医院。"以患者为中心"是张中南教授的管理准则。

　　走进江苏省人民医院国际骨关节病中心的人都有一种步入星级宾馆的感觉。病区环境优雅，到处一尘不染，洁净亮堂，病区的设施更让人感到舒适便利——无论是走廊两边墙壁上的宽厚扶手，病房静音的自动推拉门、床头的拉手、床边的活动护栏、可以自由移动升降倾斜的三摇式特制病床，还是床头先进的呼叫系统，可以自由拉合的床帏，垫高10 cm的坐便式马桶……处处折射出为患者着想的人文关怀。

　　"请问，您有什么需要帮忙的吗?"这是每一位刚走进该中心的人都能听到的问候。就是这简单的一句话深深地打动着走进中心的许多患者和家属。

　　为了减轻患者手术前的心理压力，护士会将同类型手术患者介绍给他们认识，促成患者之间的同等信息交流，帮助他们了解手术情况，提高手术信心，缓解术前紧张情绪。

　　该中心坚持让关节置换患者术后第二天就下地站立，除了先进的术前准备、一流的手术效果外，还有心理激励因素。中心认为，让患者早一天下地，就是在心理上给患者多一种精神支持。他们要让患者知道：你能站，就能走；你能走，就能跳；你能跳，就能跑。

　　一切都随患者之意，就连一般护理工作也以患者方便为准，比如规定下午2点测体温，但如果患者这时正熟睡着，那就决不允许护士把患者叫醒。

　　文献来源：张中南.唤醒医疗[M].吉林：吉林科学出版社，2011.

四、护理质量管理的内容

1. 建立质量管理体系

质量管理体系是指为了保障产品、过程或者服务质量满足规定或潜在的要求，由组织机构、职责、程序、活动、能力和资源等构成的有机整体，按照体系的目的可分为质量管理体系和质量保证体系两类。护理质量管理体系是指护理组织建立、实现护理质量目标过程中相互关联或相互作用的一组要素。

2. 设定质量管理的目标、指标及标准

"目标管理"通过管理目标的设置,让每位员工清楚地知道努力的方向,充分发挥个人的力量和潜能,认同努力的成果,使经营成效达到最高。目标管理的关键一步就是将目标分解为操作化的行动指引,让各组织成员的工作能够有的放矢。围绕目标建立指标的过程,就是将目标"具体化"的过程,从指标和目标的关系可以看出,目标分解的过程与指标构建的过程是相吻合的。当管理目标或管理结果发生微弱变化,管理者需要借助某个或者某些指标的指标值来分析管理目标和结果的变化,这个指标就是"敏感性指标"。质量标准是在计划程序中能显示的界限和规定的关键环节处即"关键性的项或点",是事物"预定要求"的规定和界限。护理质量标准是护理质量管理的基础,是护理实践的依据,是衡量整个工作或单位及个人的工作数量、质量的标尺。

护理质量标准包括要素标准(结构标准)、过程质量标准和终末质量标准。

(1)要素标准,指构成护理工作的基本要素,着眼于评价执行护理工作的基本条件,包括人员、环境、物资、知识、技术、管理制度等。评价要素质量的护理质量敏感性指标(nursing-sensitive quality indicators)如床护比、护患比、住院患者每24小时平均护理时数、不同级别护士的配置、护士离职率等。

(2)过程质量标准,注重在护理工作过程中实施控制,评价过程质量的敏感性指标,如住院患者身体约束率。

(3)终末质量标准,指患者所得到的护理效果的综合反映,属于传统的事后评价或后馈控制,评价终末质量的敏感性指标,如"住院患者压力性损伤发生率""住院患者跌倒/坠床发生率""插管患者非计划性拔管发生率""ICU 导尿管相关尿路感染发生率""ICU 中心导管相关血流感染发生率""ICU 呼吸机相关肺炎发生率"等。

3. 进行质量教育

护士的质量意识和观念将直接影响护理行为活动及结果,要做好护理质量管理工作,关键在于提高护士的质量意识,更好地了解医院文化和发展战略,加强护士对医院文化的认同,将个人的日常工作行为和医院文化相融合;提高护士对护理质量标准、质量管理方法等的掌握度,执行力和运用于临床实践中的能力,适应疾病谱和社会环境的不断变化,不断满足人民群众日益增长的健康需求。

4. 实施全面质量管理

基本理论和指导思想是把质量管理看成是一个完整的系统,全员纳入质量管理中。质量管理的形式包括质量策划、质量控制、质量保证、质量评价和质量改进。

(1)质量策划(quality planning)指制定质量目标,规定必要的运行过程和相关资源以实现质量目标,是连接质量方针和具体管理活动之间的桥梁和纽带。

(2)质量控制(quality control)是对影响服务质量的各环节、各因素制定相应的监控计划和程序,对发现的问题和不合格情况进行及时处理,并采取有效纠正措施的过程。质量控制注重监测,通过监测发现问题和纠正计划执行中的重大偏差。

(3)质量保证(quality assurance)是向顾客保证企业能够提供高质量的产品,即让外部相信质量管理是有效的。质量保证常通过不良事件发生率和后果的回顾性分析,关注某一具体的事件和环节。

(4)质量评价(quality assessment)指衡量所定标准或者目标是否实现或实现的程度如

何，即对一项工作成效大小、工作好坏、进度快慢、对策正确与否等方面做出判断的过程。评价应贯穿于工作的全过程，评价的结果需要通过向上反馈、平行反馈和向下反馈等形式告知相关的单位、部门和个人，为质量持续改进奠定基础。

（5）质量改进（quality improvement）是为了向本组织及其顾客提供增值效益，在组织范围内采取措施提高质量效果和效率的活动过程。质量改进强调广泛审视整个护理服务和管理系统，寻找导致护理质量下降的共性、根本性、系统性的原因，采取措施预防问题再次发生、持续改善护理质量。质量改进的目的是对某一特定的质量水平进行变革，使其在更高水平上处于相对平衡状态。

五、护理质量管理的发展趋势

（一）基于循证实践的护理质量管理

循证实践是将获得的最佳证据与临床经验、患者意愿和当前情境相结合，以研究证据为依据的临床实践方法。随着我国护理领域对循证医学的认识逐渐深入，应用于临床的循证实践项目日益增多。循证护理作为循证实践的分支之一，核心思想是审慎地、明确地、明智地应用最佳证据，对不同的患者护理做出不同的决策，确保护理决策的科学性，护理措施实践的安全性、有效性和经济性，对于改善临床护理质量具有重要的意义。

循证护理实践是一个系统的过程，强调多学科的合作。根据 Alan Pearson 教授等提出的 JBI 循证卫生保健模式（the JBI model of evidence-based healthcare），循证护理实践基本步骤主要包括证据生成、证据综合、证据传播以及证据应用四个阶段。

1. 证据生成

证据生成（evidence generation）的来源是多样化的，可来源于研究结果、专业共识、成熟的专业知识、逻辑演绎和推理等，其中设计严谨的研究可信度更高。常采用 FAME 模式（feasibility，appropriateness，meaningfulness and effectiveness，FAME）来评价证据的属性。①有效性：应用该证据实践是否获益，是否安全；②可行性：开展该证据实践的成本效果如何，是否有足够的经验和能力开展该实践；③适宜性：该实践方式是否在文化上可以接受，是否适合于各种不同的场景；④临床意义：运用该实践是否能带给患者积极体验，是否导致患者产生不良体验。

2. 证据综合

证据综合（evidence synthesis）主要包括四个步骤：①确定循证问题；②系统检索并筛选文献；③评价文献质量；④汇总证据，对筛选后纳入的研究进行汇总，对同质性的同类研究结果进行 Meta 分析，对不能进行 Meta 分析的同类研究进行定性总结和分析。

科学、规范地进行文献查询与筛查，严格评价，寻找高质量的证据，这是保障患者安全的基础。各类设计的研究提供的证据等级强度由高到底依次为：临床实践指南、证据总结、随机对照研究的系统评价、单项随机对照试验、非随机对照研究的系统评价、单项非随机对照研究、观察性研究的系统评价、单项队列研究、单项病例对照研究、描述性研究或质性研究的系统评价、单项描述性研究或质性研究；病例系列报告和实践规范指南等；临床经验或专家意见或专业共识等；实验室基础研究如动物实验或体外研究等。

3.证据传播

证据传播(evidence transfer)是指通过发布临床实践指南、最佳实践信息册等形式,由专业网站、教育和培训等媒介将证据传递到护理系统、护理管理者、护理实践者中,使之应用于决策过程。

4.证据应用

证据应用(evidence utilization)阶段主要包括三个步骤。①情景分析:在任何一个循证实践的决策过程中,科研证据的质量不是唯一要素,证据的临床应用需要充分考虑证据的推荐级别、应用的临床情境及患者意愿。尤其应用国外机构制定的指南时,不可生搬硬套,更需考虑不同地区的人群基线特征、医疗资源、文化环境等因素,高质量的护理需要基于最佳临床证据,通过良好的护患沟通,共同决策。②促进变革:一方面,需要充分评估变革过程中可能遇到的障碍,充分发挥领导力,制定应对策略;另一方面,实施护理变革前均需要提前对所有相关人员进行培训,提升知识技能、风险防范能力,提高执行力。③评价证据应用效果。

对经过证据应用后被证实有效、成熟的标准、工具、流程等,要整合到临床常规或医院信息系统中,真正实现证据的转化,维持最佳实践的效果。将制订的流程标准化,并通过培训、纳入工作核算量等方式,规范行为、固化习惯,将已改善的护理行为保持下去。此外,由于证据的动态性特征,当证据更新时可通过再次质量审查引入和应用证据,如此循环往复,不断推动最佳实践的实施,促进医疗护理质量的持续改进。

(二)基于信息化的质量精益管理

在国家政策的推动下,借助移动计算、海量存储、数据挖掘和物联网等技术,我国护理信息化质量管理取得了令人瞩目的成果。将现代信息技术作为先进的管理手段应用于护理质量的控制和评价,是现代护理思想、方法和手段的集中体现,如:基于移动 PDA 对住院患者条形码腕带进行扫描,即可实现读取、存储、编辑患者护理级别、生命体征等动态信息,实现护理移动查房;基于物联网射频识别和各类传感器等技术设备,对特殊或高危患者进行定位追踪、行为识别及跌倒检测等,可实现患者有效身份识别、有效交流、防止跌倒/坠床等安全管理;现代信息技术能有效实现给药流程、输血、手术、患者并发症防治等关键流程的闭环管理,实现事前预警、事中监测、事后反馈,促进护理质量的持续改进。此外,护理质量管理智能化信息系统以风险管理理论为基础,通过循证实践建立循证证据库,进行系统开发,可实现风险评估、风险预防(risk prevention)、风险干预、不良事件上报和风险分析等,从而更好地实现环节质量控制,以科学方法提高临床决策的效率,实现护理质量的精益管理。

(三)基于安全文化的护理质量管理

员工的行为会受到三个层面文化的影响,一是国家层面的文化,二是组织文化,三是小团队文化,从管理学角度来看,主要是指组织文化。组织文化是组织成员所共有的,能够影响其行为的价值观、原则、传统和做事的方式。患者安全文化(patient safety culture, PSC)是指医疗机构为实现患者安全而形成的员工共同的态度、信念及行为方式。PSC 是医院安全文化建设的重要内容之一,世界卫生组织多次呼吁各组织成员密切关注患者安全，倡仪全球共同努力，开展保证患者安全的行动，推动患者安全文化。

湘雅精神与 SAFE-CARE 体系

作为"南湘雅"的重要组成部分，中南大学湘雅二医院于 1958 年正式建院，在 50 余年的探索和实践中，建立起了一道保障医疗质量和医疗安全的"防火墙"——SAFE-CARE 体系。该体系是在长期探索和实践的基础上凝练而成，在继承和弘扬"公勇勤慎，诚爱谦廉，求真求确，必邃必专"的湘雅精神的过程中产生，同时又注入文化、现代管理、心理、社会等新的元素，具有深厚的历史背景和鲜明的时代特征。SAFE-CARE 体系各字母代表了不同的含义。

S　Spirit，代表秉承湘雅精神

A　Administration，代表规范行政管理

F　Front，代表完善临床一线服务

E　Education，代表强化教育培训

C　Communication，代表加强医患沟通

A　Ahead，代表风险防范前移

R　Reputation，代表提升集体荣誉感

E　E-hospital，代表建设数字化医院

资料来源：周胜华.化险为夷：湘雅医疗安全 SAFE-CARE 体系探索与实践[M].北京：人民卫生出版社，2014.

第二节　护理质量管理理论与方法

一、PDCA 循环

(一) PDCA 循环的概念

PDCA 循环又称"戴明循环(deming cycle)""戴明环"。20 世纪 20 年代美国著名统计学家沃特·阿曼德·休哈顿率先提出"计划(plan)—执行(do)—检查(check)"的概念，后由美国质量管理专家戴明发展成为"计划(plan)—执行(do)—检查(check)—处理(action)"的 PDCA 模式。PDCA 循环是计划、执行、检查和处理四个阶段循环往复的过程，是一种程序化、标准化、科学化的管理方式，是发现问题和解决问题的过程，每一个字母都代表一个流程：

plan：建立一个与期望结果一致的目标或者流程。

do：施行新的流程或对策。

check：检查新的程序和达到的成效与预期目标的差距。

action：分析达成目标与预定目标不同的原因。

(二) PDCA 循环的步骤

PDCA 循环是一个质量持续改进的模型，包括四个阶段，八个步骤(表 8-2)。

1. 计划阶段

第一步，分析质量现状，找出存在的质量问题。第二步，分析产生质量问题的原因或影响因素。第三步，找出影响质量的主要因素。第四步，针对影响质量的主要原因研究对策，制定相应的管理或技术措施，提出改进行动计划，并预测实际效果。

2. 实施阶段

第五步，按照预定的质量计划、目标、措施及分工要求付诸实际行动。

3. 检查阶段

第六步，根据计划要求，对实际执行情况进行检查，将实际效果与预计目标作对比分析，寻找和发现计划执行中的问题并进行改进。

4. 处置阶段

对检查结果进行分析、评价和总结。第七步把成果和经验纳入有关标准和规范之中，巩固已取得的成绩，防止不良结果再次发生。第八步把没有解决的质量问题或新发现的质量问题转入下一个 PDCA 循环，为制订下一轮循环计划提供资料。

表 8-2　PDCA 循环的四个阶段、八个步骤及实施要点

阶段	步骤	实施要点
plan（计划）	1. 分析现状，找出问题 2. 分析问题影响因素 3. 找出主要原因 4. 根据主要原因制定措施	明确目标 分清近端原因和根本原因 针对原因选择最佳方案 执行计划前对护士进行培训
do（执行）	5. 执行计划	指示简洁明确 激励团队成员 适当授权
check（检查）	6. 检查执行结果	做好数据的收集整理和分析工作
action（处置）	7. 将成功经验标准化 8. 未解决或新发现的问题纳入下轮循环	当实施效果与目标有差异时，寻找根源，查找要因，防止类似问题再发生

（三）PDCA 循环在护理管理中的应用

PDCA 循环作为质量管理的基本方法，广泛应用于医疗和护理领域的各项工作中，既适用于日常管理、项目管理，也适合于个人管理、团队管理。使用时应注意，PDCA 循环作为科学的工作程序，是一个有机的整体，具有完整性、统一性、连续性。循环过程的各个环节彼此联系，相互作用，缺少任何一个环节都可能达不到预期效果。如各护理单元或护理服务项目是医院护理质量体系中的子循环，医院护理质量取决于各护理单元、各环节的质量；而医院护理质量管理和医疗、医技、药学、行政、后勤等都是组成医院质量管理的子系统，整个医院的质量取决于各个子系统、各部门和各环节的质量。子系统必须围绕医院总的质量目标协同行动，这些大小循环相互影响，医院作为大循环是小循环的依据，小循环是大循环的基础，PDCA 循环将医院各系统、各部门和各环节工作有机联系起来，彼此

影响，持续改进和提高。

PDCA 循环随着一个问题的解决，会随之产生新的变化，演变出新的问题，即通过不断循环，持续改进和完善，实现阶梯式提高，螺旋式上升，每次循环的结束，都意味着新循环的开始，管理的效果从一个水平上升到另一个水平。应用 PDCA 来解决质量问题时，需要收集和整理信息，要采用科学的方法进行数据分析，用数据说话，并且常以科学、直观的图表呈现。如第一步（分析质量现状，找出存在的质量问题）和第六步（根据计划要求，对实际执行情况进行检查，将实际效果与预计目标作对比分析，寻找和发现计划执行中的问题并进行改进）常用排列图、直方图、控制图等统计方法和图表；第二步（分析产生质量问题的原因或影响因素）常用因果图；第三步（找出影响质量的主要因素）常用排列图、散布图等。

二、品管圈

(一)品管圈的概念

品管圈（quality control circle，QCC）由日本石川馨博士于 1962 年创立。指同一个工作现场、工作性质相似的人员自动自发进行品质管理所形成的小组，灵活运用各种科学统计工具和品管手法，以全员参与的方式不断进行维护和改善工作现场、管理、文化等方面所发生的问题及课题的活动。这些小组作为全面质量管理环节的一环，以自我启发、相互启发为原则，通过轻松愉快的现场管理方式，护理成员自动自发参与管理活动，在工作中获得满足感和成就感。

(二)品管圈的步骤

品管圈根据具体的项目内容可分为问题解决型和课题达成型，问题解决型是指有效运用品管圈的手法，按照解决问题的步骤，合理、科学而有效地解决问题的方法。课题达成型是指运用全新的思维和创新的方法开展新业务、突破现状以及创造魅力品质，实现预期目标课题的方法。本章以问题解决型品管圈为例，介绍品管圈的步骤及常用工具（表 8-3）。

1. 团队组建

由工作目标相同、场所相同、性质相同的成员组成品管圈，一般为 5~12 人。选出圈长，确定圈名，必要时设计圈徽。圈名和圈徽宜体现工作的性质和意义。圈员以基层作业人员为主，中层以上干部不组圈，但要参与，即扮演着支持、鼓励、关心、辅导等角色。

2. 选定主题

在充分了解、掌握本部门工作现场问题的基础上，选定主题。可通过头脑风暴法列出 3~5 个问题，经全体圈员讨论或投票方式选出一个最恰当的问题作为活动题目。主题名称一般包含"动词（正向或负向）+名词（改善的主体）+衡量指标"，如"缩短+门诊患者+采血等候时间""提高+住院患者+满意率"等，主题选定后需对"衡量指标"进行具体的定义和说明，如选出的主题为"缩短门诊患者采血等候时间"，需对衡量指标"采血等候时间"的计算方式进行说明，是指患者从到达采血窗口开始到完成采血的时间。

主题选定的方法大致有以下几种：①根据目前的实际状况（数据）选择最需要改善的项目；②文献查询、医院管理、政策法规等要求的重要议题；③投票法，用赞成或反对的投票方式，以少数服从多数的原则决定活动主题；④记名式团体技巧法，头脑风暴法后，将每个团体成员提出的意见按重要程度排列优先级,使圈员迅速地对比较重要的问题和解决方法取得一致的共识;⑤优先次序矩阵法,圈员以系统的方式将所表达的意见予以浓缩,再通过选择、加权的程序,利用标准来进行方案的比较与选取;⑥评价法,列出评价项目,如重要性、迫切性、可行性等,圈员按照评价的项目给予分数,计算备选主题的总分,分数最高者为本期品管圈的活动主题。

3.拟定活动计划

拟定活动计划可以分为四个步骤:①预估各步骤所需时间;②明确活动日程和工作分工;③制定活动计划书,一般以周为单位进行拟定,并取得上级核准;④进行活动进度管控。以上步骤完成后,可以画出活动计划的甘特图(Gantt chart)(图 8-1),并在活动推进过程中明确标注实施线。在拟定活动计划后的实施过程中,如发现实际与计划有出入或者停滞不前,应立即找出问题所在并及时加以改进。

what	when																				how	who
时间 / 项目	2022.3				2022.4				2022.5				2022.6				2022.7				QC工具	负责人
	1周	2周	3周	4周	1周	2周	3周	4周	1周	2周	3周	4周	1周	2周	3周	4周	1周	2周	3周	4周		
主题选定	─																				优先次序矩阵	A
活动计划拟定		─																			甘特图	B
现状把握			─																		查检表 柏拉图	C
目标设定				─																		D
解析					─																鱼骨图	D
对策拟定						─	─														头脑风暴	D
对策实施与检讨								─	─	─	─	─	─								PDCA	E
效果确认														─	─						柏拉图 雷达图 柱状图	F
标准化																─	─					G
检讨与改进																			─	─		H

图 8-1　某品管圈项目活动计划甘特图

4.现况把握与分析

对现况进行深入调查和分析,需要收集某一段时间的资料。现况把握需要注意:①充分掌握现行工作内容,可采用流程图等方式归纳总结现行工作。②资料收集强调"三现"原则,即到现场,针对现物,做现实观察,可制订查检表(data collection form),观察和记录现状与标准之间的差距。同时注意数据的客观性、可比性和时限性。③通过数据整理,分层分析,找到问题的症结,最常用的方法是帕累托图法、鱼骨图法等。

针对存在的问题进行原因分析,需要区分原因、要因和真因,为目标和策略的设定提供依据。所有可能造成问题的因素都可称之为"原因"。根据经验或者投票选出来的原因称为"要因",这些要因并不一定是真正的原因,需要通过现场数据收集和分析的方式加以验证。到现场针对现物进行数据收集,通过数据分析,验证出来的才是"真因"。针对真因制定具体的对策才是最有效的。

5. 制定活动的目标

确定小组活动要把问题解决到什么程度，也是为检查活动的效果提供依据。设定与主题对应的改善目标，目标要明确，最好用数据表示目标值并说明制定目标值的依据。目标值的设定可通过文献查询、参考同行标准或进行自我挑战，也可以依下列公式或方法来制定目标值，如"目标值＝现状值－改善值＝现状值－（现状值×改善重点×圈能力）"，其中改善重点是现状把握中需要改善的特性的累积影响度，可根据帕累托图得到。

6. 确定对策

确定对策，可用5W2H方法，即具体做什么（What）、为什么做（Why）、谁来做（Who）、何时做（When）、在何地进行（Where）、如何做（How），成本如何（How much）。改善计划的内容应包括改善项目主体、发生原因、对策措施、责任人、计划完成时间。

7. 实施对策

实施前召集相关人员进行培训是对策实施成败的关键。实施过程中，小组成员严格按照对策表列出的改进措施实施，并由负责专项责任的圈员督查、密切注意实施状况。每条对策实施完毕，应再次采集数据，与对策表拟定的目标比较，检查对策是否已彻底实施并达到了要求。

8. 确认成效

将对策实施后的数据与对策实施前的现状以及小组制定的目标进行比较，明确改善的程度，评价是否达到预定的目标。

9. 标准化

评价活动效果，把对策表中通过实验证明有效的措施，纳入医院规章制度或标准，如诊疗规范、操作指南、科室管理办法、制度和作业指导书等。已经标准化的作业方法，应进行认真培训，再现场检查和确认，确保活动收获成效。

10. 总结与改进

据实评价活动开展过程中的每一个步骤，分析实施效果，总结经验，探讨今后努力的方向，为下一轮活动的顺利推行积累经验。如果效果确认未达到小组制定的目标，说明问题没有彻底解决，可能是主要原因尚未完全找到，也可能是对策制定不妥，不能有效解决问题，可退回到第四步骤，重新分析原因，再往下进行直至达到目标。

表 8-3　品管圈实施过程常用质量管理工具

PDCA阶段	品管圈十步骤	常用质量管理工具和统计分析图表
plan（计划）	1. 主题选定 2. 活动计划 3. 现况把握 4. 目标设定 5. 解析原因 6. 对策拟定	头脑风暴法、记名式团体投票法、优先次序矩阵法、控制图 甘特图、流程图 查检表、帕累托图、直方图、散点图、流程图 柱状图 头脑风暴法、根因分析法、鱼骨图、查检表、亲和图、散点图 头脑风暴法、优先次序矩阵、记名式团体投票法
do（执行）	7. 对策实施	PDCA循环、柱状图、推移图
check（检查）	8. 效果确认	查检表、雷达图、直方图、柱状图、控制图、帕累托图
action（处置）	9. 制定标准 10. 检讨改进	流程图 PDCA循环

(三)品管圈实施注意事项

1. 选题宜慎重

选题需要考虑其共通性,选择急需改善,且是圈能力可以解决,可以用数据量化,符合国家、医院主要目标、方针的主题。一个小组每次活动选定一个主题,勿在同一时期同时解决数个课题。

2. 真因需验证

对选出的要因逐条进行统计分析,用数据表明该要因确实对问题有重要影响,方能确定真因。现况把握时,应遵循到现场,针对现物,做现实观察的"三现"原则。对照标准,观察现实中存在的差距,制定查检表,便于数据的收集与记录。收集的数据常运用帕累托图分析找出重点问题。

3. 目标要合理

目标设定可参照国家标准,也可通过文献检索参考同行业先进水平制定,重点是分析目标实现的可能性,是否为能力所及,是否能于活动期限内完成。也可以依照下列公式计算制定。其中改善重点是现状把握中需要改善的特性的累计影响度,数值可从柏拉图获取。目标需根据医院或单位的方针及计划并考虑目前圈能力,由全体圈员共同制定。

4. 对策应明确

针对每一条主要原因,采用头脑风暴法,从各个角度提出改进的想法;然后研究、确定拟采取的对策制定对策表,对策表是整个改进措施的计划,是下一步实施对策的依据,必须做到对策清楚、目标明确、责任落实。在实施过程中,如遇到困难无法进行下去时,应及时由小组成员讨论,如果确实无法克服,可以修改对策,再按新对策实施。实施对策过程中应做好活动记录,把每条对策的具体实施时间、参加人员、活动地点与具体怎么执行,遇到什么困难,如何克服等详细记录,为整理成果报告提供依据。

5. 成果可评价

活动成效包含有形成果和无形成果。有形成果是直接的,可定量的,经过确认的效果,如目标达成率与进步率。①达成率=[(改善后数据-改善前数据)÷(目标设定值-改善前数据)]×100%;②进步率=[(改善后数据-改善前数据)÷改善前数据]×100%。

如果品管圈活动能有效实施,将会产生一系列无形成果,如:护士们更爱工作、爱品质、爱医院、爱集体等,无形成果是间接的、衍生的、无形的效果,无形成果的效果确认可以用文字形式表示,也可用更直观的雷达图、推移图等直观表示。

三、精益管理

(一)精益管理的概念

精益管理(Lean management,LM)源于精益生产(Lean production,LP)。1985年,美国麻省理工学院教授詹姆斯·沃麦克(James Womack)等通过"国际汽车计划"对全世界17个国家90多个汽车制造厂进行调查和对比分析后,出版了《精益生产方式——改变世界的机器》的著作,推出了以日本丰田汽车生产方式为原型的"精益生产方式"。1990年,沃麦克和丹尼尔·琼斯(Daniel Jones)把精益管理定义为:以尽可能少的人员、设备、时间和场地投入，创造出尽可能多的价值。精益管理的关键理念是做有益于公司、员工、顾客以及整个社会的事，涉及企业选择何种使命和价值观，如何让企业全体员工积极主动参与识别、理解、管理和持续改进价值创造过程以实现企业目标。经过不断发展，现代精益管理的核心内涵是以价值为出发点，通过在流程设计上的取舍，避免浪费，在不增加或降低成本的基础上实现管理效率的提升。

(二)精益管理的实施方法

在医疗护理质量管理中，精益管理的主要方法如下。

1.5S 管理

5S 管理思想始于日本企业，又被称为"五常法则"，是实现精益管理、追求持续改进的基础。建立良好的 5S 管理系统并使之持续运行下去，是提高产品质量和效率的重要因素。

(1)整理(seiri)：区分必需品与非必需品，工作现场只保留必需品。

(2)整顿(seiton)：必需品定位、定方法摆放，整齐有序，明确标识，减少寻找必需品的时间。

(3)清扫(seiso)：把目标工作岗位环境整理成没有垃圾、没有灰尘、清洁整齐的状态。

(4)清洁(seiketsu)：将整理、整顿、清扫制度化、规范化，维持其效果。

(5)素养(shitsuke)：团队成员均按章操作，依规行事，养成良好习惯。

目前，5S 管理思想得到广泛的认可并不断丰富，形成 6S、9S 等，即在 5S 基础上，增加安全(safety)、节约(saving)、服务(service)、满意度(satisfaction)等内容。

2.价值流程图

价值流程图(value stream mapping，VSM)是把生产流程形象化，贯穿于生产制造的所有流程，形象化地显示生产的全过程，以消除浪费。

3.可视化管理

是一种让问题可视化、提供快速应对策略和问题解决方案的管理方法。其特点是公开明确传达管理者的意图，由现场管理可视化开始，继而延伸到工作内容、工作体制、工作进度和工作效率的可视化。其方法包括颜色、标识、区域线、红牌、看板、警示灯、标准作业表、错误示范板、错误防止板等。

4.防错技术

也称为系统自律控制，指任何一种能够降低错误发生次数的流程设计和改进方法。该技术不仅用于生产质量控制，也可用于检查和产品设计。

(三)精益管理在护理管理中的应用

"顾客确定价值"，从服务角度来识别价值是精益管理的基本观点。在护理标准化流程设计和落实时，应体现"以患者为中心"的理念。此外，医院服务流程繁杂，服务对象既有共同的外部客户，包括患者及其家属，又有相互依赖和合作的内部员工，如医生、技师、药师、职能科室管理人员等。每个服务流程都由一系列的活动和步骤组成，必须按照一定的顺序和标准且在规定的时间内完成，并建立有效的信息交流共享渠道才能减少浪费，实现组织目标。

价值流程图

某医院针对出院手续办理过程中存在等待时间长、折返次数多、患者满意度低的问题进行精益管理。首先将出院手续办理涉及的部门成立精益管理团队，经过培训后开展现状调研：把出院手续办理流程分为医生工作环节、护士工作环节、药师工作环节和结算员工作环节四个部分；分别从患者角度和医务工作人员角度制定流程图和数据收集表，流程起点为医生下达今日出院医嘱时间，终点为患者办理完结算手续，记录出院各环节工作所需时间、返工时间、被打断时间和次数。根据调研结果，绘制现状价值流程图如下。

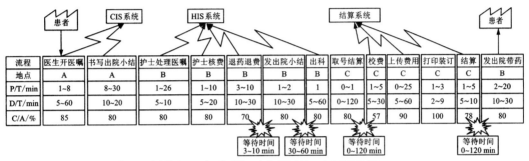

注：A为医生办公室，B为护士站，C为结算处。P/T为工作时间，D/T为延误时间，C/A为准确完成率。

文献来源：谭晓青，古成璠，赵东芳，等.精益管理在患者出院办理流程改进中的应用[J].中国护理管理，2021，21(3)：442-445.

第三节 护理质量管理常用工具

一、根本原因分析法

原因往往是一系列的，例如 A 是 B 发生的原因，B 的发生又导致了 C(图 8-2)。假定 C 为一个亟待解决和补救的不良事件，我们发现 B 是导致 C 发生的直接原因，但 B 也是一个结果，关于 B 的问题必须追溯到 A，因此，A 才是 C 的根本原因，除非根本原因 A 能得到足够的关注，否则 C 的问题不可能彻底有效地解决。

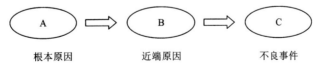

图 8-2 系列原因示意图

(一) 根本原因分析法的概念

根本原因分析(RCA)，简称根因分析，是一种回溯性失误分析方法。最早起源于美国，应用于航空安全、核工业等领域，逐渐在各行业广泛应用。该方法适用于突发的重大事故，长期出现的异常状态的原因分析，旨在找出问题的根本原因，找到解决问题的办法，降低解决问题的成本和制定预防措施。导致突发事件发生的因素是指去除人为错误或者设备失效等因素后，可减弱事件严重性或阻止事件发生的一系列因素。根本原因是指某个根本的随机因素，如果这个随机因素得到纠正，可以预防类似情况的再次发生。

RCA 是指针对严重伤害事件，经过回溯性调查分析，广泛收集各种主、客观科学证据，区分近端原因和远端原因，以了解造成失误的过程和原因，并进行系统性检讨，拟定改善策略以减少失误的发生。RCA 就是找出造成潜在执行偏差的最基本或有因果关系的程序，以系统改善为目的，着眼于整个系统及过程面的探究，而非个人执行上的咎责。

（二）根本原因分析法的步骤

RCA 强调不仅找出事件在诊疗程序上的近端原因，更重要的是追究组织系统与诊疗流程相关的系统性根本原因，常被用于护理不良事件讨论分析过程之中，根因分析分为以下几个步骤。

1. 组建团队

团队成员一般由具有与事件相关专业知识并能主导团队运作的人员构成。

2. 描述问题

帮助 RCA 团队在分析问题及制定改善措施时能够清楚地关注重点。

3. 收集资料

绘制事件的时间序列图、标识导致事件发生的因素。

4. 找出原因

造成事件中较明显或较易联想到的最接近的原因称为近端原因，近端原因通常是潜在的，需要通过一定的方法查找，如根据根本原因决策图识别造成近端原因的根本原因。

5. 制定策略

针对根本原因提出改进建议和行动计划。

6. 实施改进

对根本原因分析结果进行汇总，将报告分发给所有和被分析事件相关的人员或可能从分析结果中获益的人员，落实改进方案。

7. 评价效果

判定纠正性行动是否在解决问题方面可行、有效。

（三）根本原因分析法的常用工具

1. 头脑风暴法

头脑风暴（BS）法也称脑力激荡法，是指一群人针对存在的某一个问题集体思考，在轻松自由的氛围下，提出创意的想法，并以此激励，引起联想，激发更多的创意和灵感的创造性方法。常遵循 5M1E 的思考原则（表 8-4）。

头脑风暴法的应用及注意事项如下。

（1）首先确定讨论主题，以明确的方式呈现问题，主题设定不宜过大，如果主题过大，可分为几个小主题，一次只讨论一个主题。

（2）讨论前做好准备工作，如场地（以圆桌为佳）、人员（主持人、记录员、其他成员）、资料和设备（如白板、笔等）。

（3）主持人应采取幽默的主持风格，营造宽松、自由的讨论氛围。

（4）讨论过程中任何成员都不能批评其他成员的观点，主持人应引导、鼓励、赞赏成员提出新的观点。

（5）时长一般控制在 1 小时左右。

（6）会议结束后，记录员简明扼要、系统地整理好所有成员的观点及讨论意见，重复的观点、无关的观点、不可控因素等去重整合，也可从可行性、重要性、创新性、适应性等方面对各观点进行评估，删除现阶段不能施行的和适用性差的观点。

表 8-4　头脑风暴 5M1E 思考框架

5M1E	具体内容
人员（man）	操作水平如何；责任意识如何；工作效率如何 工作经验如何；健康状况如何等
器械（machine）	器械是否有故障；数量是否合理；是否定期检查维护等
材料（material）	材料是否充足；材料性能功效如何；成分是否合理等
方法（method）	操作流程是否合理；使用方法是否适当等
测量（measurement）	设备测量是否精确；测量的方法是否正确
环境（environment）	温度如何；湿度如何；光照强度如何；清洁度如何等

"5why 分析法"也被称为"why-why 方法""五问法"，是一种常见的头脑风暴分析方法，最早由日本的 Sakichi Toyoda 提出，其主要目的是在找到一个原因时，不断询问"为什么"来寻找问题所在和根本原因，如"为什么会发生""为什么没有被发现""为什么系统没有发现"等。其原理是基于前一个问题的答案提出问题以获取信息，当得到答案后不能再通过提出问题获取更多信息时，就能够根据此答案确定根本原因。该方法作为最简单的根本原因分析方法，通过反复提出问题，更深入地探究多层次的原因，不满足于问题的浅层次原因，最终找到根本原因。如某患者在门诊卫生间跌倒，管理者调查时发现患者行走自如，并没有跌倒的危险因素，询问患者跌倒原因。

第一问："为什么会跌倒？"回答："地面湿滑。"

第二问："地面为什么湿滑？"回答："水龙头滴水。"

第三问："水龙头为什么滴水？"回答："水龙头关不紧。"

第四问："水龙头关不紧为什么没有得到及时处理？"回答："已经报修几天了，师傅一直没有来……"

经过几轮的一问一答，管理者分析：后勤保障部不知"接到维修申请后多长时间内处理完毕"的相关规定是导致该患者跌倒最可能的根本原因。

使用"5why"分析法时，需要注意：①"5why"并不一定是五次提问，有时三次提问就能找到问题背后深层次的根本原因，有时需要更多次的提问才能找到根本原因；②特别注重在设备、方法、流程、管理等层面寻找原因，避免寻找不客观、不可控的因素，尤其是借口类的答案；③避免深究人的因素。

2. 鱼骨图

鱼骨图(fishbone diagram)又称为特性要因图(characteristic diagram)，因果图等。该方法是依据头脑风暴等方法，找出影响某项特性的一系列因素，以图形的方式系统地表达特性与因素之间关系的一种方法。

常见的鱼骨图有以下几种。

(1)原因型鱼骨图：原因型鱼骨图鱼头朝右，如"碘对比剂外渗发生率高的原因分析鱼骨图"。

(2)对策型鱼骨图：对策型鱼骨图鱼头朝左，如："提高房颤患者对脑卒中预防的知晓率的对策鱼骨图"。

(3)整理型鱼骨图：鱼头朝右，但鱼头和鱼骨之间无因果关系，常用于分析影响特定一个问题的主要方面时，进行结构化整理，如："筹备护士临床技能竞赛需要做的准备整理鱼骨图"。

鱼骨图的制作方法：①决定评价特性，即列出鱼头和脊椎骨；②列出大要因，一般按照头脑风暴的"5M1E"框架选择；③画出中、小要因。

(四)根本原因分析法在护理管理中的应用

RCA可以协助解决工作流程及系统设计上的风险或缺点，并采取正确的行动；总结案例分析后得到的经验和知识，建立完整的数据资料库，供他人参考借鉴；能够持续将不良事件改善方式带入院内医疗安全文化之中，提升以系统概念面对问题、着手进行根本原因分析等品质改善工作水平，营造有利于患者安全的氛围。克服了传统针对单一事件解决，治标不治本的缺点。

二、失效模式和效应分析

(一)失效模式和效应分析的概念

失效模式和效应分析(failure mode and effects analysis，FMEA)起源于20世纪60年代中期美国的航天工业公司，是一种基于团队的、系统的、前瞻性的分析方法，用于识别一个程序或者设计出现故障的方式和原因，并为改善故障提供建议，制定措施，是持续的质量改进过程。"失效模式"是指可能产生某种失效的方式或者模式。FMEA是早期预防失效和错误发生的最有效的方法之一，能全面找出一切可能的失效模式，并对失效模式的风险进行评估、排序，提供改进的有限控制系统，引导解决需要优先解决的问题。

(二)失效模式和效应分析的步骤

FMEA汇集集体的经验和智慧，能有效提高组织的控制能力和水平，基本的步骤如下。

1. 确定主题
首先确定进行FMEA的主题。

2. 组建团队
建立分析团队及分析的基本规则。

3. 收集资料

收集与分析相关内容的所有信息。

4. 组织分析

识别需要进行分析的流程。针对需要分析的流程，识别失效的模式、后果、原因和现在采用的控制方法。

5. 确定风险

通过分析失效的模式中的事件发生的频率、严重程度（评估可能的失效模式对于产品的影响，10 分为"最严重"，1 分为"没有影响"）和探测度（现行督查方法能发现失效模式的可能性，1 分为"容易探测"，10 分为"难探测"），确定失效模式中的事件相关风险。

6. 制定策略

对失效模式中的事件进行风险排序并针对性地制定改善策略。

7. 实施改进和再评估

执行改善策略，然后再评估风险。

(三) 失效模式和效应分析在护理管理中的应用

FMEA 具有以下特征。

1. 系统性

FMEA 是一个全面的、系统的、有组织的活动，是一个具有规定格式的程序。

2. 预见性

包括预想、预防、时机的要素。

3. 时间性

时间发生在服务或者过程正式定型之前。

4. 动态性

随设计、信念的改变及时不断修正。

5. 复杂性

系统复杂，工作量大，要求高。

6. 协同性

需要系统有关人员、专业人士共同合作。

FMEA 常用于风险管理中，包括医院技术障碍或者设备缺损，提供患者治疗过程中高危险程序的安全性，识别患者和医疗服务方面存在的、潜在的危险因素等。但目前研究最多的是 FMEA 在降低给药风险中的应用。

第四节　护理质量评价

护理质量评价是指通过系统监测护理活动的实施以及实施后的结果等，综合判断护理目标的实现程度以及护理工作的实际效益。准确、有效的质量评价是保证护理质量的重要措施。

一、护理质量评价模型

20世纪60年代末，美国医疗质量管理之父阿维迪斯·多那比第安（Avedis Donabedian）提出的"三维质量结构"模式（即"结构–过程–结果模式"）是各国建立护理质量标准与评价的主要理论依据，也是在医疗保健领域的质量评级中应用最广泛的理论之一。

1. 以结构质量为导向的评价

结构质量也称要素质量，是指医疗卫生服务系统中，医疗卫生服务提供者相对稳定的一些特征。要素评价，指对构成护理工作的基本要素，如组织架构、仪器、设备、人力资源配备等"结构"特征的评价。护理质量管理常用的结构指标如床护比、护患比、每住院患者24小时平均护理时数、不同级别护士的配置、护士离职率、护士执业环境等。

2. 以过程质量为导向的评价

过程质量也称环节质量，指提供服务过程中的所涉及的一系列的规范化行为。过程评价侧重于组织内部的活动是否被合适、有效、高效率地实施。护理质量管理常用的过程指标如：住院患者身体约束率。

3. 以结果质量为导向的评价

结果质量也称终末质量，指卫生系统和人群健康状况因卫生服务而出现的变化；患者在接受医疗卫生服务后健康状态的变化，包括生理、心理及相关健康知识及行为的改变等。护理质量管理常用的结果评价指标如：住院患者跌倒发生率、院内压力性损伤发生率、非计划性拔管发生率、导尿管相关尿路感染发生率、中心导管相关血流感染发生率、呼吸机相关性肺炎发生率等。

二、护理质量评价形式

护理质量评价（nursing quality evaluation）包括全程评价和重点评价。全程评价就是对护理活动全过程进行分析评价，主要检查护理各个方面的整体情况，找出普遍存在的问题和个别需要改善的现象，为进一步修订质量标准指明方向。重点评价指某项技术操作考核、护理文书书写、病区管理、服务管理等单项质量评价，这种评价方法容易发现存在的问题，以便及时采取纠正或补救措施。

1. 事前评价与事后评价

事前评价就是标准实施前进行评价，找出质量问题，明确实施标准应重点解决的问题。事后评价指在某些标准实施后所进行的评价，为质量改进提供依据。

2. 定期评价与不定期评价

定期评价是指按照规定的时间进行评价，如周评价、月评价、季度评价、年度评价。

3. 自我评价与他人评价

自我评价是由评估者本人对自己在一定时间内所做工作的质量对照标准进行的自我总结和评价。他人评价包括同级评价、上级机关组织的评价以及患者评价。通常自我评价和他人评价相结合更能全面发现问题。

三、护理质量评价常用工具

护理质量评价结果的直接表现形式主要是各种数据，但这些数据必须经过统计分析后,才能用于护理质量评价结果的判断。护理质量评价结果分析方法很多,可根据收集数据的特性采用不同的方法进行分析。常用的方法有定性分析法和定量分析法。定性分析法包括调查表法、分层法、水平对比法、流程图法、甘特图法、头脑风暴法、树图法和对策图法等。定量分析法包括帕累托图法、直方图法、控制图、散布图法等。几种常用统计分析图表的基本原理和主要作用见表8-5。

表8-5　几种常用统计分析图表的基本原理和主要作用

名称	基本原理	主要作用
流程图	完成事件顺序和环节	明确和优化服务流程
甘特图	时间计划表	明确任务完成的时间限制 比较实际进程与计划的时间
帕累托图	"80/20"原则	在众多因素中寻找关键因素
直方图	频数分布	整理排列数据,寻找质量变化规律
控制图	正态分布	区分质量波动是偶然因素还是系统因素
散布图	数据相关性分析	观察两种因素(数据)之间的关系

1.流程图

流程图(flow chart)是通过图示的方法表示项目要完成的事件的顺序,并列出可能的环节。通常用椭圆标识流程的"开始"和"结束",方框表示主要的行动,菱形表示做出"是"或者"否"的选择。流程图适应于计划简单的直接行动,建立工作流程图可以有效地帮助管理者明确和优化服务流程,方便员工掌握工作流程。但流程图因没有时间指示,不适应于复杂的项目。图8-3为某医院给药流程图。

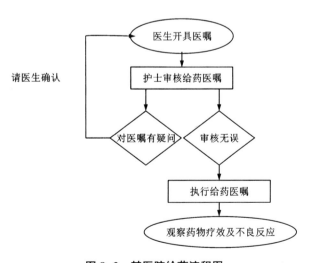

图8-3　某医院给药流程图

2. 甘特图

甘特图是一种时间计划表，表示计划的工作任务及其计划完成日期之间关系的条形图。甘特图上通常包括项目内容(what)、项目计划起始时间、项目持续时间(when)、责任人(who)、进展情况(how)和实施地点(where)等内容。一般图表的顶部横向标出时间，左边纵向标出任务，图中的直线为实际持续时间，虚线为计划持续时间。

甘特图(图8-1)能明确表示出时间限制，能将完成任务的实际进程和计划需要的时间进行比较，简单，直观。甘特图不适合于大且复杂的项目，且在应用过程中应注意：项目内容的时间安排应符合实际逻辑需求，每个项目尽量安排一定的缓冲时间。

3. 帕累托图

帕累托图(Pareto diagram)又称柏拉图、排列图或者主次因素分析图。1897年，意大利经济学家帕累托(Pareto)用来进行社会财富分布状况分析，发现80%的财富掌握在20%的人手中。随后，美国质量管理专家朱兰博士将其延伸运用到质量管理中。在很多情况下，80%的问题是由20%左右的原因引起的。只要能够找到这几个影响较大的原因，并加以处置及控制，即可解决80%以上的问题。因此，帕累托图就是一种"80/20"原则，通过一种简单的图示技术，将质量改进项目从最重要到次要进行排序，区分最关键的与最次要的项目，从而找出影响质量最主要的因素。

绘制帕累托图是为了找出影响某项质量的主要因素，为使应用更为直观、简单，通常按照累计百分数将质量影响因素分为三类：累计百分数在80%以下的为A类因素，是影响质量的关键因素；累计百分数为80%~90%的为B类因素，是影响质量的次要因素；90%~100%的为C类因素，是影响质量的一般因素。运用帕累托图法能够从众多因素中迅速、准确地找出关键作用因素，有利于组织有限的资源以最小的努力获得最佳的改进效果。

帕累托图采用双直角坐标图形，由左右两个纵坐标、一个横坐标、多个直方柱和一条折线构成。左纵坐标表示问题频数；右纵坐标表示累计频率，最大值为100%；横轴表示影响质量的各项因素，按其影响大小从左至右依次排列；直方柱高度表示因素影响大小；折线表示影响因素的累计百分数，从原点开始，从左至右，呈逐渐上升走势，这条折线也称为帕累托图曲线。

绘制帕累托图(图8-4)时注意：①横坐标项目按照数据由高到低排列，项目较多时，可将尾数项目合并为"其他"；②"80/20"原则并非一定是精确的80和20，仅仅代表多数和少数的概念；③帕累托图曲线一定是从零点开始，穿过第一个直方柱的对角点，最大值为100%；④左纵轴的最大数值应为各项目数据之和。

4. 直方图

直方图(histogram)是以宽度相等的多个条柱状图形组成的面积，来描述各组频数多少的图形，面积的总和相对于各组频数之和，用以描述连续性变量的整体分布情况。直方图的横轴一般为连续变量，如年龄、身高、体重等，纵轴一般为频数或频率。

临床护理质量改善过程中，直方图和柱状图的使用容易混淆。两者的作用及变量不同(表8-6、图8-5和图8-6)。

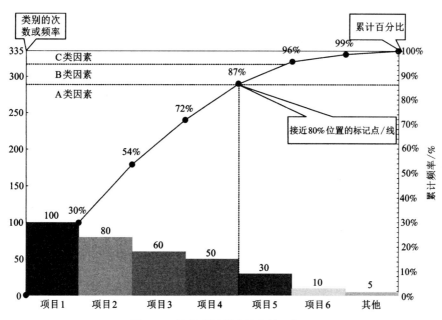

图 8-4　某项质量影响因素帕累托图

表 8-6　直方图和柱状图的作用及变量

区别	直方图	柱状图
作用	说明连续变量的整体分布情况	主要用于不同类别间的比较
变量	横轴：一般为连续性变量 纵轴：频数或频率	横轴：一般为类别轴 纵轴：为变量轴，至少需要两个变量

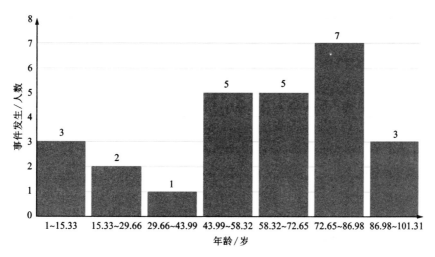

图 8-5　某事件发生年龄分布特点 (直方图)

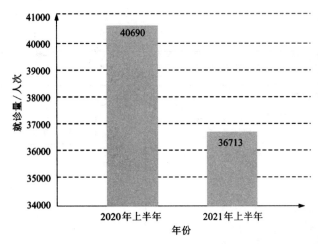

图 8-6 某医院门诊就诊量同期对比（柱状图）

5. 控制图

20 世纪 20 年代，美国的统计技术与质量管理专家休哈特博士提出了统计过程控制（statistical process control，SPC）的理论和方法。控制图，又叫管制图，是 SPC 的基本工具。其基本的原理：任何生产过程生产出来的产品，其质量特性值总会存在一定程度的波动，但在生产过程正常时，产品质量特性服从或者近似服从正态分布。由正态分布的性质可知，质量数据出现在平均值的正负三个标准差之外的概率仅为 0.27%，这是一个很小的概率，根据"小概率事件实际上不可能"的原理，可以认为，出现在"平均值的正负三个标准差之外"的事件或现象是异常波动，控制线的宽度就是根据这一原理定为"正负三个标准差"。

控制图（图 8-7）要点：①一般包含四条线，即折线、中心线（CL）、上控制线（UCL）、下控制线（LCL）；②一般 CL、UCL 和 LCL 线需要事先确定，初定时可以将平均数作为 CL，

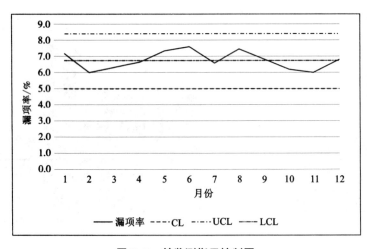

图 8-7 某监测指示控制图

将平均数±1倍标准差作为 UCL 和 LCL，但可以根据实际情况进行调整；③多数点集中在 CL 附近，超过 UCL 和 LCL 的点是需要关注的点；④控制图以监测和及时发现问题为目的，关注事件发生数/率随着时间波动变化的情况，利用控制图进行质量管理时，需要确定比较合适的监测周期；⑤控制图的中心线和上下控制线要根据情况及时更新，比如大多数点都在中心线一侧的时候，表明整体已经偏离中心线，此时就需要调整。

6. 散布图

又称散点图或相关图，是用来分析研究某质量因素与质量特性之间相互关系及相关程度的方法。它通过将两种有关的数据列出，并且用点填在坐标纸上，进而观察两种因素（数据）之间的关系。

 本章小结

本章重点介绍了质量和质量管理的相关概念，质量观的演变过程，护理质量管理的原则与内容，护理质量管理理论和方法、常用工具以及护理质量评价。医院服务流程繁杂，服务对象既有共同的外部客户，包括患者及其家属，又有相互依赖和合作的内部员工。如何遵循质量管理的理论和方法，正确运用质量管理工具，确保患者安全，改进护理质量，提升管理效率是护理管理的永恒主题。同时借助数据统计分析软件或图表制作工具，可直观地分析和评价护理质量。

 思 考 题

1. 如何用戴明循环指导护理质量管理的持续改进？

2. 常用的护理质量管理统计分析图表有哪些？基本原理和主要作用分别是什么？

 推荐阅读材料

1. 谭晓青，古成璠，赵东芳，等. 精益管理在患者出院办理流程改进中的应用[J]. 中国护理管理，2021，21(3)：442-445.

2. 国家卫生健康委办公厅. 国家卫生健康委办公厅关于印发药事管理和护理专业医疗质量控制指标（2020 年版）的通知 [EB/OL]. (2020-08-04) [2021-12-15]. http://www.gov.cn/zhengce/zhengceku/2020-08/05/content_5532636.htm.

第九章

护理教育教学和科研管理

 学习目标

识记

1. 能陈述临床护理教学的发展

2. 能陈述临床护理教学的模式

3. 能列举具体的科研不端行为

理解

1. 能理解护理人员教学管理及临床护理带教管理方法

2. 能理解护理科研诚信及学术道德的要求

运用

1. 能运用常用临床护理教学方法进行临床教学

2. 能运用临床护理教学评价方法进行教学效果评价

3. 能运用科研管理方法管理护理科研项目、技术和成果

随着护理学科的发展及护理教育改革的不断深入，培养适应现代护理模式的护士，提高临床护理教学质量已成为当今我国护理教育的重要课题。临床护理教学是护理人才培养的重要环节，直接关系到学生将来的工作能力和综合素质，对护理教育的成功与否起着非常重要的作用。护理科研则有助于推动临床护理理论和实践的发展，因此更新临床护理教育教学与科研管理的理念、方法，优化临床护理教育教学及科研管理工作的关键环节，提升临床护理教育教学与科研管理的质量，培养适应新时代医院需要的高素质护理人才显得尤为重要。

本章将重点围绕临床护理教育教学和科研管理的相关概念、临床护理教育教学和科研管理相关的理论、方法及常用管理办法等问题进行讨论。

第一节　临床护理教育教学管理

一、临床护理教育教学概述

临床护理教育教学是指帮助护生将课堂所学专业知识和技术应用到临床护理实践中,使之获得应有的专业技能、态度和行为的一种护理教学的特殊组织形式。临床护理教学是护理教育体系中不可或缺的重要组成部分。传统的临床护理教学场所主要是为患者提供医疗服务的医院或服务机构;随着护理模式的转变和护理实践范围的扩大,现代临床护理教育教学的场所不仅包括医院,还延伸至社区、学校、家庭等各类涉及医疗卫生预防、保健和康复工作的机构。

(一)临床护理教学的发展

1.现代护理学的发展

(1)以疾病为中心的阶段:20世纪前半叶,护理学以疾病为基础,护士作为医生的助手,协助其完成患者的诊断和治疗工作。护理工作的主要内容是执行医嘱、观察病情、完成护理技术操作。在长期的护理实践中形成了各专科疾病的护理常规和护理技术操作规范。

(2)以患者为中心的阶段:20世纪中叶,社会科学以及系统科学的发展,促使人们重新认识人类健康与生理、心理、环境的关系。此期,护理被认为是一个独立的专业,在整体护理观的指导下,采用护理程序的方法开展工作。护理工作者是科学的工作者,医护双方是合作伙伴。此阶段开始建立自己的学科理论体系。

(3)以人的健康为中心的阶段:20世纪70年代后,随着人们物质生活水平提高,疾病谱发生明显变化,心脑血管疾病、恶性肿瘤等取代传染性疾病成为威胁人类健康的主要问题。1977年WHO提出"2000年人人享有卫生保健"的目标,对护理事业的发展产生巨大的推动作用,护理的定义也发生了重大变化。护理工作的范围也从单纯的疾病护理拓展为从健康到疾病的全过程护理。

2.现代护理的教学理念

(1)注重人文素质教育:护理人文关怀是哲学与护理学的有机结合,是人文关怀理念在护理学科的具体运用。在教学时,教师把人文素质教育渗透到教学的各个环节,有利于帮助学生树立正确的专业思想,更有益于学生的培养。

(2)渗透美育于护理教育:美育可以陶冶情操,临床护理教师应该培养学生美的仪态、行为和语言。当护士衣帽整洁、举止端庄、礼仪规范地站在患者面前时,人们会更乐意接受各种治疗及护理,更加信任护士。

(3)注重培养护生的健康促进:健康促进是一种指引个人、家庭、社会朝向幸福、安宁及实现健康潜能的行为。护生从临床护理实习时期开始就需要养成健康的生活方式,维护自己的健康,继而成为社会群体中的角色典范。

(4)重视培养护生循证护理能力:循证护理是一种科学的思维方式和工作方法,如同整体护理一样，正逐渐深入到护理工作的各个领域。它教会护生用逻辑思维的方法积极主动地投入学习，掌握获取新知识的方法，有助于提高护生评估、分析、解决问题的能力，有助于教学相长，从而提高整体护理质量。

（5）强调培养护生评判性及创造性思维：将评判性思维训练融入临床护理教学中，提高护生的陈述、说明、分析、推理、评价和自我调整的思维能力。坚持应用各种有利于培养学生评判性思维能力的教学方法，促使护生潜意识中形成和发展评判性思维，进而提高护生的临床护理工作能力和社会竞争力。

（二）临床护理教学的模式

临床护理教学强调"理论与实践相结合"，重视护生实践能力的提高。随着护理教育的发展，众多的护理教育工作者及管理者在建立科学的临床护理教学模式方面进行探索，持续推动与完善临床护理教学工作。

1. 师徒带教模式

19世纪末，南丁格尔创建了最早的护理教育，当时护士培训多以学徒的模式完成。在她的带教模式中，医生是护理教育和实践的直接监督者，护士在医院内的培训完全由医生按照师徒带教的模式完成。目前，这种模式在临床护理中仍存在。

2. 临床教师或导师制带教模式

目前国内较多采用以临床护理职业为导向的教学模式，最常见的为临床教师带教模式或导师负责制模式。临床教师或导师一般由各医院根据临床带教标准选拔出具有良好职业素养的临床护士担任，每位学生分配指定的临床教师或导师，临床教师或导师根据情况制订各阶段的教学目标和计划，并采用"一对一"的带教方式，提高护生的临床护理能力。

（三）临床护理教学方法

临床护理教学工作中可根据不同的教学目标、内容、环境及学生特点选择相对应的教学方法。

1. 讲授式教学法

讲授式教学法（lecture-based learning，LBL）简称讲授法，是指教师运用口头语言系统连贯地向护生传授知识并进行教育的教学方法。讲授法是一种最基本的方法，它可分为讲述、讲解、讲演三种形式。讲述一般用于教师向护生叙述事实材料或描绘所讲的对象。讲解是教师向护生解释、说明和论证事物原理、概念等。讲演要求教师不仅要向护生进行系统而全面的事实描述，还要深入分析和论证事实，通过分析、论证来归纳和概括科学的结论，讲演比讲述、讲解所涉及的问题更深更广，所需时间更长。

讲授法的实施优化：①讲授法与现代教学媒体相结合，现代教学媒体声像并茂、动静结合、形象直观，有助于教师将抽象的知识形象化，包括演示文稿、影像、音频等。临床教师讲解某个临床操作技术时，可以通过播放相关操作视频来讲解操作步骤，这样会使护生的印象更加深刻。②讲授法与其他教学方法相结合，临床教师在上课过程中不仅要传授知识，还要培养学生的创造能力和实践能力。除单纯的讲解外，还可适当加入小组讨论、案例分析、以问题为基础的教学法等，帮助活跃课堂气氛，提高护生学习兴趣。

2. 多媒体教学法

多媒体教学法指在教学过程中，根据教学目标和教学对象的特点，通过教学设计，合理选择和运用现代教学媒体，并与传统教学手段有机结合，共同参与教学全过程，以多媒体信息作用于学生，形成合理的教学过程结构，达到最优化的教学效果。多媒体教学的组成包括四部分：在线教材、在线工具、在线传递、在线学习。

3. 经验教学法

经验教学法指从经验中获得知识的教学方法，其本质是通过实践进行学习，而不是通过听别人讲述或自己阅读来学习知识。护理实践需要一定的临床经验积累，因此经验教学在临床护理教学中具有重要意义。在进行经验学习的过程中，需要对所经历的事件进行反思，包括回忆、体验感受和评价三个阶段。

4. 操作练习法

操作练习法指临床教师在实习教学中指导学生反复、多样化地应用专业理论知识进行实际操作的方法。实习教学的目的是把学生的专业理论知识转化为技能、技巧，而技能、技巧只有通过操作练习才能获得。因此，操作练习法是学生操作技能、技巧形成的最基本途径，也是临床护理教学的基本方法。

5. 反思学习法

反思学习法指学生在学习中不断地对自我和学习活动本身进行审视、分析、评价、反省、调控。反思学习法鼓励护生自主独立思考，有助于提高护生的临床实践能力。

6. 以问题为基础的教学法

以问题为基础的教学法(problem-based learning, PBL)是一种以问题为基础，以学生为主体，以小组讨论为形式，在辅导教师的参与下，围绕某一问题进行研究学习的过程。PBL教学方法的应用，正是把临床教学的重心从"教"转移到"学"，启发护生的主动学习思维，培养护生积极思考和解决问题的能力。PBL教学方法改变了传统教学中的教师为主体的模式，更大程度地激发了学生的自主性。

标准的PBL教学模式包括临床教师备课及授课、提出问题、讨论、教师总结。①临床教师备课：临床教师根据专科特点，精心挑选适合PBL教学的章节，设计教学时数。如临床护理教学思路设计，课前引入典型病例及若干思考题，针对学生已经或正在学习的知识，推荐最新的参考文献目录指导学生检索、自学等。②授课、提出问题、讨论、总结：临床教师设计教学计划，包括授课内容、时间、课时数，有计划地安排学习。临床教师提供病例，大致讲解患者住院情况，让学生自主找出病例中涉及的知识点，同时提出问题、分小组讨论、得出答案，最后由临床教师总结学习的重点、难点及需要继续研究的问题等。

LBL教学法与PBL教学法的方法内涵、学习目的、教育形式及评价体系的比较，见表9-1。

表9-1　PBL教学法与LBL教学法的比较

项目	PBL教学法	LBL教学法
方法内涵	以临床病例为基础，学科交叉渗透	学科界限分明

续表9-1

项目	PBL 教学法	LBL 教学法
学习目的	以培养学生综合能力为目的	全面、连贯、系统地学习知识
教学形式	学生为主体，问题为中心	教师为主体，讲课为中心
评价体系	形成性评价，对学生进行综合评估	总结性评价，统一考试

7. 以案例为基础的教学法

以案例为基础的教学法（case-based learning，CBL）是以典型临床案例为基础，设计与之相关的问题，以引导学生探索问题、发现问题、解决问题和增强临床思维能力为目标，以学生为主体、教师为主导的互动式教学方法。CBL 是从 PBL 教学方法发展而来的。CBL教学法能帮助学生从临床护理案例中学习、理解和掌握一般规律、原则及方法，将感性认识上升到理性认识，从而激发护生学习的积极性和发现问题的能力，培养护生的临床思维能力。

CBL 教学法的实施有以下几点。①设计典型案例：临床教师根据专科特点，选取代表性强、完整的典型案例，全面熟悉患者的基本情况、病情变化、主要诊断、护理问题、护理措施及护理效果评价等。课前将选取的案例和相关问题分发给学生，要求学生 4~6 人组成团队进行准备。②展示典型案例并提出问题：课堂中临床教师通过多媒体设备将典型病例以视频、图片或文本等形式导出。学生针对设计的问题，在具体病例中学习、分析、讨论，然后小组代表发言；鼓励学生提出自己的见解、相互补充，并展开辩论；教师进行启发、指导、点评和总结。③撰写案例分析报告：学生根据课堂中的讨论和自己对本章教学内容的理解，以团队为单位，根据临床教师的指导，在规定的课时内书写针对问题的分析报告，阐述该病例的护理评估、护理诊断和护理措施，并提出自己对相关内容的理解；团队选取代表进行陈述性发言；临床教师针对案例分析报告进行反馈、总结、归纳。

CBL 教学法实例

患者，女，76 岁，主诉"发现左侧颈部包块 3 个月"。3 个月前，患者无意中发现左侧颈部出现一约"拇指头"大小的包块，无压痛，无畏寒、发热、流涕症状，无声音嘶哑、呼吸困难，无患侧肢体水肿及颜面部水肿现象，院外未给予特殊治疗。

查体：T 37℃，P 76 次/min，R 22 次/min，BP 121/76 mmHg。

专科查体：颈软，气管居中，无颈静脉怒张，左侧甲状腺可扪及一包块，大小约 2.5 cm×2.0 cm×2.0 cm，质中，边界清，活动度可，无压痛，随吞咽上下活动，无声音嘶哑，周围皮肤无红肿。右侧甲状腺未扪及异常。

影像学检查：颈部 CT 示"左侧甲状腺低密度影，性质待查"。甲状腺彩超示"甲状腺左叶异常低回声，其内多发钙化点回声，右叶异常低回声"。

实验室检查：超敏 C 反应蛋白为 0.5 mg/L，白细胞为 $4.31×10^9$/L，红细胞为 $3.89×10^{12}$/L，血小板为 $164×10^9$/L，白蛋白为 48.3 g/L，球蛋白为 25 g/L。

续表

初步诊断：左侧甲状腺包块性质待查，甲状腺炎性包块？甲状腺瘤？甲状腺癌？

出院诊断：左侧甲状腺癌。

治疗经过：左侧甲状腺包块切除+颈部淋巴结清扫术。术后第1天，颈部切口敷料干燥，左侧颈部引流管引流出淡红色液体约37 mL。患者血钙稍低，予以止血、抑酸、补液、纠正低钙等治疗。术后第2天，引流量20 mL。术后第3天，引流量3 mL。

提出问题：

(1)患者术前焦虑/恐惧：与颈部肿块性质不明、担心手术及预后有关。

(2)患者术后疼痛：与手术切口、体位改变、吞咽有关。

(3)清理呼吸道无效：与咽部及气管受刺激、分泌物增多及切口疼痛有关。

(4)舒适度改变：与术后被迫卧床有关。

点评反馈：

(1)加强沟通，告知患者甲状腺癌的有关知识，如手术方式、术后恢复过程及预后情况。告知术中体位，指导患者练习术后体位。

(2)指导患者取半坐卧位，正确保护伤口。遵医嘱适当应用镇静药或镇痛药。避免颈部弯曲或过伸或快速的头部运动，以防气管压迫或引起伤口牵拉痛。

(3)避免颈部引流管阻塞致颈部积血、形成血肿压迫气管。鼓励和协助患者进行深呼吸和咳嗽训练。

(4)定时协助患者更换体位，保持皮肤清洁干燥，防止臀部长期受压形成压力性损伤。

资料来源：霍晓鹏，吴欣娟.北京协和医院临床护理教学指南[M].北京：人民卫生出版社，2021.

8.以团队为基础的教学法

以团队为基础的教学法(team-based learning, TBL)是一种以团队协作为基础，以教师讲授和学生讨论相结合，教师由领导者转变为指导者及参与者，学生由被动学习转变为主动学习的教学方法。TBL教学法是将学习对象分为多个团体小组，学生以自学、思考、讨论等方式学习并解决问题。TBL教学法强调有明确学习目标的课前及课堂学习，做到基础理论与临床技能培养并重，以团队协作为基础，提高学生分析问题、解决问题的能力以及团队合作和人际交往等综合能力。

TBL教学法实施的基本过程如下。①设定教学目标，提出问题：确定教师队伍、授课对象分组、确定教学目标、资料准备、课前讨论；②课堂学习，深入讨论：课前测试、分组讨论、教师引导；③分析总结：学生自身总结、教师指导；④评价：学生对教学效果的评价、教师评价。

9.护理查房教学法

护理查房教学法是根据教学需要选择典型或疑难病例，对学生进行理论联系实际的教学活动。护理查房教学是临床护理教学的重要项目和不可缺少部分，是检验护生是否掌握综合知识，提高自学能力和推理能力的一种重要形式。

护理查房教学法的实施方法如下。①确定查房内容：护理查房的内容多样，可包括临床护理中的常见现存、潜在和综合的护理问题，如饮食护理、疼痛护理；特殊患者的护理，如腹膜透析患者的护理等；专科护理问题，如气道管理，康复锻炼等；新技术项目操作，如输液港的操作及应用等。②查房前准备：主持查房者提前通知参与查房的护生和临床教师，告知查房的目的；分配护生任务并告知各组检索文献内容；将病例资料和思考讨论问题告知各组护生预习，指导护生阅读病史和评估患者；做好查房前的各项准备。③查房实施：首先评估病情，然后护生根据评估内容，按照护理查房程序进行病例介绍，通过互动式提问、讲解、示范、讨论、补充等形式讨论患者存在护理问题及相关因素，提出护理对策。各组护生阐述自己见解，教师补充，并达成共识。查房结束前由临床教师对整个查房过程中的亮点和不足进行点评。

10. 情景模拟教学法

情景模拟教学法也称模拟临床工作情景教学，是通过创设接近于真实的临床工作情境，对事件或事物发生与发展的环境、过程进行模拟或虚拟再现，让学习者按照一定的工作要求完成一个或一系列的任务，进而获取知识、提高能力、增进情感体验的一种新兴教学方法。例如，危急重症患者的护理，或临床罕见病例的护理，考虑到护生缺乏相关的经验和患者的安全需要，存在不适宜让护生直接处理的情况，可使用情景模拟教学的方法，让护生积累相关的经验，从而使这些情况一旦在临床实践中出现，会更快地被理解和处理。

11. 医学模型教学法

医学模型教学法，指运用医学模拟技术创设出仿真临床模拟场景和模拟患者，代替真实患者进行临床教学和实践的教学方法。医学教学模拟人包括五种类型：基础人体解剖模型、人体局部功能性模型、计算机辅助模型、假造培训系统模型和心理驱动性模型。医学模型教学法的实施过程见表9-2。

表9-2   医学模型教学法的实施过程

项目	内容	参与人员
成立教学小组	确定教学团队	教师、实验员、技术员
教学设计	分析模型特点、明确教学资料 设计教学案例、撰写故事脚本	教研团队
构建教学场景	硬件准备、护理操作用物 教室设施、软件程序制订 依据教案编写电脑程序	实验员、技术员
模拟教学演练	教学团队演练教学过程 阅读教学案例	教师、实验员、技术员
熟悉教学案例	预测疾病进程	学生

医学模型教学在国内外护理教学中应用较广泛，能有效提高学生临床理论、操作技能以及综合素质，目前被广泛认可、推广、应用。但医学模型教学具有设备昂贵、对临床教师及学生要求高、评价手段不足等缺点，因此，医学模型教学并不能完全取代临床实习。教师应根据不同教学法的优势与不足，有选择性地综合应用。

(四)临床护理教学评价方法

传统临床教学评价主要通过临床教师考核学生的理论和操作来完成。现阶段临床教学评价正逐步转向多时段、多工具、多教师的多元化评价。好的评价方法应该具备 RSVP 特征，即信度(reliability)、标准化(standardization)、效度(validity)和实用性(practicality)。每种临床教学评价方法都有其优势和劣势，应根据评估内容选择适合的临床教学评价方法。目前常用的临床教学评价方法主要有纸笔测验法、临床演练法、技能操作观察法、多源反馈评价法及客观结构化临床评价等。

1. 纸笔测验法

纸笔测验法是以书面测验为主的一种临床教学评价方法，主要侧重于评定护生的学习成就高低或认知能力发展的强弱。这是临床教学评价中最常见的方法。其优点是客观、公平；缺点是不能全面地考察被测者的工作态度、品德修养、组织管理能力及口头表达能力等。

2. 临床演练法

临床演练法主要用于对临床护理技能的评估。评估时间由护生和临床教师预先约定，评估时在门急诊或住院病房指定患者，临床教师观察护生对患者的诊疗工作，根据评定量表进行打分，并对其表现做出反馈和指导。这种评估法的特点是能有效评估临床技能并能立即给予反馈。

3. 技能操作观察法

技能操作观察法主要用于评估临床操作技能。评估时，由临床教师观察护生在患者身上执行的 1~2 项临床技术操作，然后根据护生的操作表现在评定量表上打分并给予即时反馈。

4. 多源反馈评价法

多源反馈评价法又称 360°反馈评价，主要是让与护生经常接触的、背景不同的人从多角度评估其表现，内容涵盖临床照顾、医疗专业、教学培训、医患关系和团队协作等。评估者由护生自己提名，包括临床教师、护理及其他医疗相关人员等，也可要求护生进行自我评估。多源反馈评价是一种综合的评价，可以获得更丰富而深入的信息，缺点主要是同行评估的保密性和自我评估的偏差性。

5. 客观结构化临床评价

客观结构化临床评价(objective structure clinical evaluation, OSCE)又称为多站式考试，是一种以客观的方式来评估医学生和住院医师临床能力的考核方法，即在模拟临床场景下，使用模型、标准化患者(standard patient, SP)甚至真实患者来测试医学生的临床能力。OSCE 因使用评定量表和多站评估，使评分的客观性大大增强，适用于教学后的总结性评价。OSCE 在护理相关的培训与考核中，站点数量一般为 4~13 个，考核内容包括护理问诊、护理问题评估、体格检查、护理记录、健康教育和基础护理操作等。针对不同专科的护士进行考核时，还可以加入专科性内容的站点。

某医院护士招聘考试 OSCE 考试站点设置

考站	考试项目	考站概况	主要测试能力	分值/分	考试时间/min	考试设备	考试方法
站点1：护理评估	病史采集体格检查	设置常见临床病例和相应 SP，考生随机抽取一个病例，根据病例对标准化患者行问诊和体格检查	护理评估能力沟通交流能力	25 5	20	SP、病例	口试操作
站点2：健康教育	健康教育	设置典型临床病例和相应 SP。考生随机抽取一个病例，评估患者的学习需求和学习能力；采用合适方法进行健康教育	护理评估能力健康教育能力沟通交流能力	3 15 5	20	SP、病例	口试
站点3：病例分析	病例分析	对抽取的病例进行分析，做出护理诊断，制订护理计划，完成相应情景分析	分析决策能力	18	20	试题卡	笔试
站点4：技能操作	技能操作	按照抽取的考题回答问题，并完成相关操作	护理评估能力分析决策能力技术操作能力沟通交流能力	2 2 20 5	20	教学模型病例	操作
合计				100	80		

资料来源：湖南省某三级甲等医院护理部

二、护理人员教学管理

(一)新入职护士规范化培训管理

新入职护士规范化培训是护生从学生到临床护士角色转变的重要时期。开展新入职护士规范化培训是培养合格临床护士的重要途径，是提高临床护理质量、保障医疗安全的有力举措，对于提高护士队伍整体素质和服务能力水平具有重要意义。因此，国家卫生健康委员会组织制定了国卫办医发〔2016〕2号《新入职护士培训大纲（试行）的通知》，用于指导各地规范开展新入职护士培训工作，切实提高护士队伍整体素质和临床护理服务能力。

1.培训目标

根据《护士条例》等，结合推进优质护理服务工作要求，开展新入职护士的规范化培训。通过培训，使新入职护士能够熟悉医院环境、组织管理体系和医院、护理部及科室层面的规章制度；掌握从事临床护理工作的基础理论、基本知识和基本技能；具备良好的职业道德素养、沟通交流能力、应急处理能力和落实责任制整体护理所需的专业照顾、病情观察、协助治疗、心理护理、健康教育、康复指导等护理服务能力；增强人文关怀和责任意识，能够独立、规范地为患者提供护理服务。

2.培训内容

（1）基本理论知识培训：①法律法规，如《护士条例》《医疗事故处理条例》《传染病防治法》《医疗废物管理条例》《医院感染管理办法》《医疗机构临床用血管理办法》等；②各种规范标准，如《临床护理实践指南》《静脉输液操作技术规范》《护理分级》《临床输血操作技术规范》等；③规章制度，如患者出入院管理制度、查对制度、分级护理制度、医嘱执行制度、值班交接班制度、危重症患者护理管理制度、危急值报告及处置制度、护理文书书写制度等；④安全管理，如患者安全目标、患者风险（如压力性损伤、跌倒/坠床、非计划拔管等）的评估观察要点及防范护理措施、特殊药物的管理与应用、各类应急风险预案等；⑤健康教育，如出入院指导、常见疾病康复知识、常用药物作用与注意事项、常见检验检查的准备与配合要点等；⑥心理护理，掌握患者心理特点、常见心理问题的识别方法和干预措施，不同年龄阶段患者及特殊患者的心理护理，护士的角色心理和角色适应、护士的工作应激和心理保健等；⑦沟通技巧，掌握沟通的基本原则、方式和技巧等；⑧职业素养，包括医学伦理、医学人文、医德医风、职业道德和职业礼仪等。

（2）基本护理操作技能培训：掌握并熟练运用常用临床护理操作技术，包括常见基础护理操作技术、专科护理操作技术培训。

（3）专业理论与实践能力培训：掌握并熟练运用专业理论知识与技能。

3.培训方案

新入职护士规范化培训分阶段逐步推进，包括基础培训和专科培训等。

某医院新入职护士三年规范化培训安排

时间	培训阶段	培训内容	培训方法	培训时间
第一年	岗前培训	理论知识培训	课堂讲授 小组讨论 科室轮转 临床查房 操作示教 情景模拟	1 周
	第一阶段 （第 1~12 个月）	理论知识培训 基础护理技能培训		12 个月
第二年	第二阶段 （第 13~24 个月）	理论知识培训 专科护理技能培训		12 个月
第三年	第三阶段 （第 25~36 个月）	理论知识培训 危急重症护理技能培训		12 个月

资料来源：湖南省某三级甲等医院护理部

4.培训考核

培训考核可分为培训过程考核与培训结业考核。

（1）培训过程考核：是对培训对象在接受规范化培训过程中各种表现的综合考评。考核内容主要包括医德医风、职业素养、人文关怀、沟通技巧、理论学习和临床实践能力的日常表现，基础培训结束后和专业培训的各专科轮转结束后的考核等。

（2）培训结业考核：对培训对象在培训结束后实施的专业考核，包括理论知识考核、临床实践能力考核。理论知识考核内容包括法律法规、规范标准、规章制度、安全管理、护理文书、健康教育、心理护理、沟通技巧、医学人文、职业素养等基本理论知识和内科、外科、妇产科、儿科以及急诊、重症、手术等专业理论知识。

临床实践能力考核可以采取标准化患者或个案护理的形式，抽取临床常见病种的病例。根据患者的病情及一般情况，要求护士对患者进行专业评估，提出主要的护理问题，从病情观察、协助治疗、心理护理、人文沟通及健康教育等方面提出有针对性的护理措施，并评估护理措施的有效性，考核常见临床护理操作技术以及现场提问等。

（二）护理人员分层级培训管理

实施护士分层级管理能有效提高护士实践能力，稳定护理队伍，提高护理质量。《全国护理事业发展规划（2016—2020 年）》明确提出了要建立护士分层级管理制度，将护士分层管理与护士薪酬分配、晋升晋级等结合，明确护士职业发展路径。以护士临床护理服务能力和专业技术水平为主要指标，结合工作年限、职称和学历等，对护士进行合理分层。目前全国各医院根据政策要求，制订了适合各医院的护理人员分层培训管理方案。

北京大学协和医院护理人员分层级培训管理

北京大学协和医院根据政策要求制定医院护理人员分层培训指导意见，基于护士核心能力制订N1~N4层级岗位培训计划，包括各层级护士培训目标、培训重点、考核制度和晋级指导原则，以提高护理人员能力素质。

1. 培训目标

(1)N1层级护士培训内容以基础课程为主，可设计基础的护理研究培训，较好掌握的基础护理与专科护理技术操作，培养其发现问题及批判性思维的能力等。

(2)N2层级护士侧重提升专科护理知识和技能，能独立完成常见病的护理，做好急危重症患者的抢救配合及护理，初步了解临床教学、管理和科研的基本方法，能配合完成科室的管理工作等。

(3)N3层级护士在前面基础上能循证解决本科室护理难题，独立完成危重、疑难患者的抢救及护理工作。具有一定的临床护理管理和教学能力。了解专业护理新技术、新业务，具有指导开展专科护理工作的能力等。

(4)N4层级护士以培训研究为主，掌握本专科护理动态，能指导N1~N3层级护士进行护理工作，能胜任本专科护理理论授课任务，有较强的科研及成果应用能力，协助护士长负责科室质量控制管理工作。

2. 培训重点

根据各层级护士培训目标制定对应的培训重点。

3. 考核制度

护理部教学管理组—大科教学管理组—临床教学老师分别对护理人员分层级考核，内容分为理论考试和技术操作考核。

4. 晋级指导

各层级护士在满足对应晋级条件时可申请晋级。各层级护士晋级考核评价从工作质量、患者安全、技术与能力、工作态度、劳动纪律、教学、科研进行多维度考核，每个层级所占比例不同。同行评议则从工作态度、工作责任心、工作完成质量、沟通能力、协作能力、解决问题能力、突发事件应急能力七个方面进行评价。

资料来源：霍晓鹏，吴欣娟.北京协和医院临床护理教学指南[M].北京：人民卫生出版社，2021.

(三)继续护理学教育管理

继续护理学教育是毕业后护理学教育，以学习现代医学与护理学发展中的新理论、新知识、新技术和新方法为主要内容的一种终身性护理学教育。继续护理学教育的对象是毕业后通过规范化的专科培训、正在从事护理专业技术工作的护师以上人员，参加继续护理学教育，既是他们的权利，也是应尽的义务。

1. 继续护理学教育的内容与形式

(1)继续护理学教育的内容要适应不同专科护师以上人员的实际需要，应具有针对性、实用性和先进性，应坚持以"四新"为重点。

(2)对临床护师规范化培训内容包括：专业理论知识、专业操作技能和外语基础知识。专业操作技能以临床实践为主，专业理论知识及外语以自学为主，学科新知识及进展以讲座、授课形式为主。

(3)继续护理学教育应以短期和业余学习为主，其形式和方法各医院可根据不同内容和条件灵活变动，自学是继续护理学教育的重要形式，应有明确的目标并经考核认可。

（4）接受继续护理学教育的护理专业技术人员应根据本人的基础和需要，首先选择参加与本人专业和岗位工作相关的继续护理学教育项目。

2. 继续护理学教育的考核

（1）继续护理学教育实行学分制，按照《继续护理学教育学分授予试行办法》执行。

（2）护师以上人员每年参加经认可的继续护理学教育活动的最低学分数为25学分。

（3）中华护理学会授予的全国护理科技进步奖按部委成果奖计算学分。

（4）建立继续护理学教育登记制度，登记证由本人保存，在参加继续护理学教育项目后由主办单位签章认可，作为参加继续护理学教育活动的凭证。

（5）各单位建立继续护理学教育档案，将本单位护理专业技术人员参加继续护理学教育活动的情况作为本人考核成绩的一项内容。

3. 继续护理学教育的学分管理规范

继续护理学教育实行学分制，可按照《继续医学教育学分授予试行办法》执行。护理技术人员每年参加经认可的继续护理学教育活动的最低学分数为25学分，其中Ⅰ类学分必须达到3~10学分，Ⅱ类学分达到1~22学分。省、自治区、直辖市级医院的主管护师及以上人员5年内必须获得国家级护理学教育项目学分5~10分。

（1）适用人员：在职护士继续教育的对象是以完成毕业后护理教育培训（护士）及具有初级（护师）、中级以上（主管护师及副、正主任护师）专业技术职务的护理人员为主。

（2）学分要求：完成毕业后医学教育培训的各级各类卫生计生技术人员相应要求的学分。

湖南省继续医学教育学分管理要求

职称	机构	学分要求		备注
护士/护师	各级医疗卫生机构	≥20分/年		5年内必修学分≥20分
主管护师及以上	乡（镇）卫生院及以上医疗卫生计生机构	≥25分/年	Ⅰ类 5~10分	远程继续医学教育学分≥10分/年
			Ⅱ类 15~20分	
	省级医疗卫生计生机构		Ⅰ类 ≥10分/年	远程继续医学教育学分≥10分/年　5年内国家级学分≥10分

资料来源：湖南省卫生健康委员会关于印发《湖南省继续医学教育学分管理实施细则》的通知（湘卫科教发〔2016〕9号）。

（3）学分类别：继续医学教育实行学分制，学分分为Ⅰ类和Ⅱ类学分，按照继续医学教育的项目、性质、内容、学时授予。

(四) 专科护士的培养及任用

为进一步加强专科护理人才力量, 提高医院专科护理水平, 根据《专科护理领域护士培训大纲》相关要求, 以深化医药卫生体制改革为中心, 以全面加强人才培养为重点, 密切结合医院工作实际, 夯实基础工作、增强专科力量、优化人才结构、完善学科建设, 推动护理工作稳步发展。国家卫生健康委员会组织中华护理学会及有关专家, 针对临床护理技术性较强的 5 个专科护理领域, 研究制定了卫办医发〔2007〕90 号《专科护理领域护士培训大纲》, 以指导各地规范开展专科护理领域的培训工作。

1. 培训对象

具备 2 年以上临床护理工作经验的注册护士。

2. 培训目标

(1) 掌握护理学及相关学科的理论知识, 熟练掌握专科护理操作技能, 能解决本专科护理领域的难点及重点问题。

(2) 具备专科教学能力, 能指导其他护理人员开展业务工作, 提高医院的专科护理水平。

(3) 具有科研能力, 能结合专科临床护理实践, 开展护理科研, 撰写有价值的学术论文或综述, 同时促进护理质量的不断改进。

3. 培训领域

重症监护护士、手术室护士、急诊护士、器官移植专业护士、肿瘤专业护士。

4. 培训方式及内容

专科护士培训可采取全脱产或半脱产学习方式, 培训内容包括相关专科护理领域理论、业务知识的集中学习, 在具有示教能力和带教条件的三级医院进行临床实践技能学习。

5. 专科护士的使用与评价

(1) 专科护士的使用。

1) 专科护士完成本专科疑难重症患者的护理, 制订合理的护理计划和措施, 实施有效的护理和健康教育。

2) 定期对护理人员提供专科培训和专业指导, 并对专科护理有关工作提出完善和改进的建议。

3) 完成院内外护理会诊, 提出会诊意见和可行方案, 辅导相关人员进行专业的治疗和护理。

4) 培训和指导院内护士, 实施专科护理, 提供标准化、规范化的专科护理, 同时提高全员护士对患者的专科护理服务水平。

5) 专科护士总结专科特殊病例并上传至专科疑难重症病例库。

6) 专科护士录制相关课程上传至院内自主学习平台供全员护士学习浏览。

7) 根据专科特点, 开设专科护理门诊和专科护理线上咨询, 为更多的患者提高专业服务, 及时解决患者的问题。

8) 专科护士积极参与院内专科护理小组工作。

9) 专科护士经过培训具备一定的科研能力, 在临床过程中能发现问题、解决问题, 改进护理实践, 提高护理质量。

（2）专科护士的评价。

1）护理部建立专科护士技术档案，记录参加培训情况。

2）定期对专科护士的业务水平、教学科研水平及工作表现进行自评和他评。

3）评价结果与专科护士的绩效考核挂钩。

三、临床护理带教管理

临床护理带教管理主要分为见/实习护生带教管理、规范化培训护士带教管理、进修护士带教管理和专科护士带教管理。

（一）见/实习护生带教管理

1. 带教组织

见/实习护生的带教实行三级管理体系，即护理部—医院护理教学小组—科室教学小组。

2. 带教目标

护理部—医院护理教学小组制定医院总的带教目标，各护理单元教学小组负责制定并落实病房实习带教目标，并根据带教目标安排带教内容、带教护士，组织具体教学和出科考核工作。

3. 带教内容

（1）岗前教育：由护理部组织，在护生进入各科室实习前统一进行培训。培训的主要内容包括医院概况、护理管理相关制度、见/实习生带教管理要求、职业防护等。

（2）科内带教：各护理单元根据科室实际情况，列出学生在该科轮转时必须掌握或熟悉的内容，主要包括专科疾病护理常规、专科护理操作技术、基础护理操作技术及多种形式的护理教学查房等。

4. 带教考核

（1）出科考核：由各护理单元自行组织，科室教学小组可从护生的实习态度、护理理论和操作技能等方面对护生进行考核。

（2）阶段考核：由护理部组织，在带教结束后对见/实习护生实施的专业考核，包括理论知识考核、临床实践能力考核。

（二）规范化培训护士带教管理

为护理人员提供良好的学习训练平台，使其掌握专科的护理理论知识和技能，具备良好的整体素质，为今后从事护理临床、教学、科研、管理工作奠定良好的基础。通过开展护士规范化培训，培养出高素质、高水平的临床护理队伍，也为探索护士规范化培训制度及管理积累一定的实践经验。

1. 培训目标

经过专科系统化、规范化的，以提高临床能力为主的综合训练，使受训者达到临床护士所需要的基本理论、基本知识和基本技能要求，成为能独立从事临床护理工作的执业护士。

2.培训方案及要求

(1)培训方案。

培训工作分层次由浅入深进行，第 1 年以基础护理能力培养为主，第 2 年以培养专科护理能力为主，第 3 年以培养危急重症护理能力为主。

(2)培训要求。

1)掌握"三基"护理理论知识及操作技能、专科护理理论和专科操作技能；掌握专科危急重症患者的抢救及病情观察内容，具备处理危、急、重患者的应急能力，并能配合医生抢救。能独立从事专科常见病、多发病的护理工作。

2)掌握心理护理、护理伦理等基本知识，并具有良好的沟通技巧，与服务对象及医护人员进行交流沟通。掌握健康教育的基本知识和方法，并在临床工作中做好患者的健康教育。

3)能独立完成护理查房或专科讲课任务，并具备一定的临床教学、科研和专业外语能力。

3.培训内容及方法

(1)岗前培训：主要学习护理相关法律法规、医院规章制度、岗位职责、护理工作制度、护理安全、护患沟通艺术及技巧、护理礼仪等知识。培训方式主要是专题讲座。

(2)理论培训：基础理论及专科理论学习，采取自学和集中授课相结合的学习方式，科室可以根据专业特点采取护理查房、病例讨论等学习方式。

(3)临床操作技能培训：包括临床实践、操作示范及护理教学查房等，主要以临床实践为主，进入临床科室轮转时，由轮转科室组织基础护理操作、专科技能培训和强化基础培训，护理部和护士长定期考核。

4.考核安排

护士规范化培训考核的主要内容有思想政治、医德医风、护理理论、临床操作实践能力、临床实践时间等。

(1)出勤考核：病事假由本人提出书面申请，病区护士长签字同意。请假超过 3 天者需由护士规范化培训管理办公室签字同意。

(2)月考核：每月末由科室护士长对规范化培训护士临床实践时间、劳动纪律、医德医风、医疗护理安全、护理操作技能、理论知识等进行考核评分。

(3)出科考核：相关专科轮训结束前由该科室组织出科理论和操作考核。

(4)年度考核：每年度由护理部和科室组织专业理论及临床技能操作考核。

(5)结业考核：培训结束后由护理部组织专业理论、临床技能操作考核。

5.组织管理

(1)医院设立护士规范化培训管理委员会、工作组及护士规范化培训管理办公室，挂靠护理部并安排专干负责具体培训管理工作。护理部负责制订总体培训规划，对新招聘护士学员进行岗前培训及考核，督查培训计划的落实，及时收集反馈信息，修订计划。各专科培训基地护士长为科室规范化培训护士负责人，负责专科培训计划制订、实施，考核及记录；科内指定经验丰富、责任心强的护师及以上职称者为带教老师，实行"一对一"负责制，对学员进行单独指导，协助护士长完成考核及记录。

(2)规范化培训学员在培训期间实行人事代理制度，人事档案委托省卫生厅人才交流中心管理，工龄连续计算，享受国家规定的基本保险和法定节假日休假制度，工资待遇包括岗位工资和绩效工资，根据不同培训年限确定。

(三)进修护士带教管理

1.进修护士的申请条件

(1)申请人需依法取得省、自治区、直辖市相关卫生部门颁发的《中华人民共和国护士职业证书》，且处于注册有效期内。

(2)身体健康，能胜任临床护理工作。

(3)具有一定的临床护理工作经验和专科护理工作经验。

(4)具有良好专业素质和道德品质，爱岗敬业，是遵纪守法的业务骨干。

2.进修护士管理制度

(1)进修护士管理要求。

1)政治思想和医德医风：以患者为中心，关心患者，拒收红包、礼品及回扣，无患者投诉。

2)劳动纪律与请假要求：①遵守劳动纪律，坚守工作岗位，不迟到、早退、私自换班等；②进修期间不得随意转科，缩短或延长进修时间，如确因特殊原因不能坚持学习，必须由原单位提出书面退学申请，征得进修科室及护理部同意后方可办理离院手续；③进修期间无探亲假及寒暑假，若确需请假，须由原单位开出书面证明(注明原因与时间)，本人写出请假条，交所在科室护士长签字后到护理部审批，办理请假手续，返院后至护理部办理销假手续。

(2)业务培训管理要求。

1)护理部制订岗前培训计划，每批学员报到后接受岗前培训，了解医院规章制度、护理质量管理要求等。

2)各科室护士长为该科室进修护士培训负责人，负责管理及考评，考核进修护士的医德医风、劳动纪律、临床工作情况等，发现问题与护理部联系，及时处理解决。

3)各科室制订进修护士专科培训计划，做到合理安排，有效落实且保证质量；护士长在每一名进修护士结业前组织业务考试，并做出进修鉴定交护理部审核，合格者颁发进修结业证书；未按时完成进修任务、严重违反规章制度、引起医疗差错事故以及结业考核不合格者不颁发结业证书。对严重违反制度导致医疗差错事故者，退回原单位。

4)业务学习要求：全院性业务学习4~5次/半年；各科组织专题讲座、护理查房、病例讨论等业务学习，教学时数不得少于24学时/半年；科室安排1名主管护师或主管以上职称的护师带教，做到"一对一"指导进修护士的临床工作。

(四)专科护士带教管理

(1)经中华护理学会、各省级护理学会认证审核，医院的相关科室作为专科护士带教基地，承担专科护士的临床实践培训工作。每个专科带教基地设1名负责人。

(2)根据学会通知，医院委派相关管理人员参会，按学会下发的实习文件接受专科护士来院培训。

(3)按学会培训部门要求承担相关专科护士临床实践的培训工作，严格遵循学会教学计划，根据具体要求组织及完成培训工作。基地负责人需与学会及时沟通，更新护理专科培训内容，有效落实护理专科培训任务。

（4）具体教学计划和教学内容由基地负责人与教学老师结合本科室具体情况共同制订，包括轮转计划、理论授课内容、临床操作内容、考核内容、考核形式。

（5）专科护士学员带教由中级及以上职称护士或专科护士承担。按照学会要求进行相应的专科学习指导，辅导学员完成专科培训作业，保证培训质量。

（6）专科护士学员在临床教师的监督、指导下，可以接触观察患者、询问患者病史、检查患者体征、查阅患者有关资料、参与分析讨论患者病情等。

（7）专科护士学员不得单独从事护理活动，包括分析讨论患者病情、书写护理记录、执行医嘱、对患者实施护理操作等。

（8）加强专科护士学员学习期间的安全管理，如发生职业暴露等意外伤害事件，其责任及费用需自行承担。

（9）专科护士学员需遵守医院和护理部的各项制度，包括仪容仪表、行为规范、考勤制度等。专科护士学员如有表现欠佳或不服从管理等情况，护理部及时与各学会取得联系，有效解决及处理相应问题，同时医院保留清退学员的权利。

（10）按学会要求办理专科护士的结业、评价、总结、成绩评估及上报、推选优秀学员等工作。

（11）教学人员和专科护士学员实行双向考核评价制度，护理部负责进行专科护士学员满意度调查工作，并及时反馈给相关人员，以便持续改进专科护士带教工作。

第二节　护理科研管理

一、护理科研诚信

科研诚信（scientific integrity）又称为科学诚信、学术诚信，是指科学研究和科研管理人员（包括组织者）在从事科学研究活动中弘扬以追求真理、实事求是、崇尚创新、开放协作为核心的科学精神，遵守相关法律法规，恪守科学道德准则，遵循科学共同体公认的行为规范。

科研诚信是衡量一个社会文明与进步程度的重要标志之一。科学研究本质上是一个认识客观规律的过程，容不得半点虚假和欺骗，因此社会对科研诚信有更高的期盼和要求。2021年1月27日，国家卫生健康委员会同科技部、国家中医药管理局共同修订了《医学科研诚信和相关行为规范》。规范中所指的医学科研指开展医学科研工作的机构及其人员在基础医学、临床医学、预防医学与公共卫生学、药学、中医学与中药学等学科领域开展的涉及科研项目申请、预实验研究、研究实施、结果报告、项目检查、执行过程管理、成果总结发表、评估审议、验收等环节的行为活动。

二、护理科研学术道德

（一）学术道德规范

道德是社会意识形态之一，是人们共同生活及其行为的准则与规范。学术道德是治学的起码要求，是学者的学术良心，其实施和维系主要依靠学者的良心及学术共同体内的道德舆论。它具有自律和示范的特性，学术道德的缺失无疑意味着学术失范现象的产生和蔓延。学术道德规范是对学术工作者从思想修养和职业道德方面提出的根本要求。学术道德失范是学术人用不符合学术道德规范的手段去实现社会的价值目标（如获取职称、金钱、学位等），具体表现为"学术研究""学术评价"和"学术奖励"三个领域中的越轨行为。

(二) 学术不端

学术不端指在科学研究和学术活动中各种造假、抄袭、剽窃和其他违背科学共同体惯例的行为。这一界定不仅包括科学研究活动，而且还包括非科学研究的学术活动中的与学术有关的不端行为。"科研不端行为"则被界定为"违反科学共同体公认的科研行为准则的行为"。"学术腐败是一种极端的学术不端行为，指学术权力的行使者滥用学术权力的行为"。例如：利用学术权力不正当地获取名利、获取学术资源，侵占或剥夺他人的学术资源，对学术批评者进行压制、打击或报复。

(三) 科研不端

科研不端指伪造、篡改、剽窃或在研究的申请、执行或报告过程中严重偏离科学界公认的科研行为准则的行为，但不包括无意的错误和在数据判断与解决中出现的正常差异。伪造是指捏造数据或结果，并将其记录或报告；篡改是指操弄研究材料、仪器、过程，改变或删除数据或结果，以致研究不能准确反映在记录中；剽窃是指盗用他人的创意、过程、结果或语句且没有给予相应的承认。

在科学研究及相关活动中有下列行为之一的构成科研不端行为：①有意做出虚假的陈述，包括编造数据、篡改数据、改动原始文字记录和图片等；②损害他人著作权，包括侵犯他人的署名权、剽窃他人的学术成果等；③违反职业道德，利用他人重要的学术认识、假设、学说或研究计划等；④科研成果发表或出版中的科学不端行为，包括一稿多投等；⑤故意干扰或妨碍他人的研究活动，包括故意损坏、强占或扣压他人研究活动中必需的设备、数据、文献资料等；⑥在科研活动中违背社会道德，包括骗取经费、滥用科研资料等。

三、护理科研管理

(一) 护理科研项目管理

科研项目或科研课题是科研活动中最基本的组成单元。科研活动通过一个个科研项目或课题具体目标的完成来体现。护理科研管理是开展护理科研的重要保障，而护理科研项目/课题的管理是护理科研管理的核心。

1. 基本概念

科研课题（research program）是为了解决一个相对单一并且独立的科学技术问题而确定的研究活动，其特点是具有明确的目标、研究规模较小、研究周期较短。科研项目（research project）是为了解决若干有内在联系、复杂且综合性较强的科学技术问题而进行的系列科研活动，其特点是具有明确且综合性较强的目标，研究规模较大，多数需要多学科密切配合，研究周期较长。科研项目是由若干科研课题有机组合而成的。护理科研项目管理(nursing research project management)是指课题从项目申请、立项论证、组织实施、检查评估、验收鉴定、成果申报、科技推广、档案入卷的全程管理。其目的是使护理科研项目实行制度化和科学化的管理,保证科研计划圆满完成,出成果、出人才、出效益,提高竞争力。

2.护理科研项目的组织

护理科研的管理机构一般由护理科研学术委员会和课题组二级机构构成。

护理科研学术委员会由护理专家或学术水平较高的护理骨干组成,负责护理科研管理的论证、评估、预测、监督和指导工作。具体任务:①拟订和评议护理科研工作发展规划和年度计划;②论证评审科研课题的科学性、先进性、实用性和可行性;③科研成果的鉴定;④科技人员学术水平的评议;⑤指导学术活动。

课题组实行课题主持人负责制,承担科研课题的研究和管理工作。在课题实施过程中的职责:①实施科研项目的计划管理,制定规章制度;根据课题任务专项分工,明确各成员责任,并提出工作质量要求;②组织课题研究;③进行经费预算和分配;④定期上报课题研究进度与计划实施情况;⑤资料整理归档,总结上报研究结果材料;⑥对课题组进行工作小结,并提出奖惩。

3.科研项目的管理程序

(1)立项申报管理:立项申报阶段管理工作内容包括预实验、调查研究、确立研究课题、起草研究计划、交单位(科室)初审、进行开题报告、通过专家论证、整理论证材料、组织申报,最后确定课题、签订课题研究合同等。科研管理者批准开题立项的主要依据包括研究现状及需求、学术水平、申报条件及可行性等方面。

(2)研究实施管理:研究课题一经确立应立即列入计划,迅速组织实施。科研管理人员应根据批准的护理科研项目申请书,认真抓好组织、计划、措施落实等。研究实施阶段管理的工作内容包括:为课题组织积极提供服务,指导实践过程,深入了解研究方案的执行情况,及时发现问题并予以纠正,组织阶段小结,定期上报研究进度。课题结束后认真整理原始资料,处理数据,准备评审鉴定。

(3)总结评审管理:总结评审阶段的工作主要由科研管理人员负责。此阶段工作进行顺利与否将直接影响到科研成果的评审鉴定和推广应用,最后申报科研成果。

4.科研项目管理与奖励办法

科研项目分为纵向科研项目和横向科研项目。纵向科研项目包括各级政府及相关部门的科研计划课题和基金项目,横向科研项目包括企业或组织、财团等委托开展的各类研究课题。

(1)立项:科研部协助科研人员申请各类科研课题。纵向科研项目的申请由课题负责人按照项目管理部门的要求提交申请材料。项目下达后,按要求完成课题任务书的填写和上报工作。横向科研项目由课题负责人和课题委托方共同完成课题设计,相关材料由科研部审核、主管领导批准并签署合同或协议书。对涉及伦理问题的科研课题,在立项前必须获得伦理委员会的批准。课题负责人需及时将课题立项的相关文件送交科研部归档备案。

(2)实施:课题、项目实行课题负责人制。课题的研究任务应按计划或合同要求如期完成,如因特殊原因不能如期完成,负责人须向科研部提交书面报告。

(3)检查与验收:各级管理部门对课题进行检查与验收时,课题组须提供所需资料,医院相关职能部门积极配合。科研课题完成后，课题负责人应及时将验收、结题证明和报告送科研部备案。

（4）奖励：医院根据实际情况确定奖励范围、奖励额度及奖金发放等制度。

（5）经费管理：经费的使用实行课题负责人制，遵照资助部门的经费使用管理办法及医院管理制度严格执行。

（二）护理新技术管理

护理技术作为医疗卫生技术的重要组成部分，随着医学科学的发展、新型仪器设备的应用以及护理程序的不断改进，越来越多的护理新业务、新技术应用于临床。护理新技术是指近期在国内外医学领域具有发展趋势，以帮助患者改善功能、恢复健康、提升患者满意度，切实增强人民群众获得感等为目的而首次开展的特色护理、护理管理、护理教学等活动。

1. 新技术的分级

按照护理新技术的科学性、先进性、实用性、安全性等可以将新技术分为国家级、省级、市级、院级。

（1）国家级：具有国际水平，在国内医学领域尚未开展的项目和尚未使用的医疗护理新手段。

（2）省级：具有省内领先水平，在省内医学领域尚未开展的项目和尚未使用的医疗护理新手段。

（3）市级：具有市级先进水平的新技术、新业务，在本市医学领域尚未开展的项目和尚未使用的医疗护理新手段。

（4）院级：在本院尚未开展的项目和尚未使用的医疗护理新手段。

按照护理新技术的应用范围等可以将新技术分为技术革新类、护理管理类、专业领域拓宽类等。

（1）技术革新类：护理人员在临床护理工作中为提高护理质量、保证患者安全、提高工作效率和患者满意度等对护理技术、护理设备、护理用具、护理用物等进行创新和改进项目。

（2）护理管理类：护理人员对护理管理工具、管理方法和管理理论进行创新，提升临床护理质量安全、护理教学、服务、成本控制等水平。

（3）专业领域拓宽类：专科护理、循证护理、护理信息化建设等。

2. 新技术的管理

新技术的应用管理参照 2018 年中华人民共和国国家卫生健康委员会第 1 号令《医疗技术临床应用管理办法》进行管理。

（三）护理科研成果管理

科研成果的类型包括论文、著作、专利、成果奖励等。

1. 论文管理

科研论文是根据有价值的生产实践或科研课题写作的，具有原创性和独到性。首先，科研论文发表作者单位署名应规范。其次，论文实行作者负责制，通讯作者或责任作者应对论文的署名以及论文的真实性和科学性负责。凡利用医院科研经费、科研条件或临床资料完成的论文，须以医院为第一署名单位。有课题资助的论文发表时，要求注明课题资助的渠道并标注课题编号。

2. 专利管理

专利是受法律规范保护的发明创造，它是指一项发明创造由专利申请人向国家审批机关提出专利申请，经依法审查合格后向专利申请人授予的在规定的时间内对该项发明创造享有的专有权。

（1）专利的种类。

在不同的国家有不同规定，在我国专利法中规定专利种类有：发明专利、实用新型专利和外观设计专利。发明专利是指对产品、方法或者其改进所提出的新的技术方案。实用新型专利是指对产品的形状、构造或者其结合所提出的适于实用的新的技术方案。外观设计专利是指对产品的形状、图案或其结合以及色彩与形状、图案的结合所作出的富有美感并适于工业应用的新设计提出申请并获得国家知识产权行政主管机关批准授权的专利。

（2）专利的申请：专利的申请审批程序一般包括申请受理、初步审查、早期公布、实质审查以及授权五个阶段。

1）申请受理：专利局收到专利申请后进行审查，如果符合受理条件，专利局将确定申请日，给予申请号，并且核实过文件清单后，发出受理通知书，通知申请人。

2）初步审查：经受理后的专利申请按照规定缴纳申请费的，自动进入初审阶段。初审前发明专利申请首先要进行保密审查，需要保密的，按保密程序处理。

3）早期公布：发明专利申请从发出初审合格通知书起进入公布阶段。经过格式复核、编辑校对、计算机处理、排版印刷，大约几个月后在《专利公报》上公布其说明书摘要并出版说明书单行本。申请公布以后，申请人获得临时保护的权利。

4）实质审查：发明专利申请公布以后，如果申请人已经提出实质审查请求并已生效的，申请人进入实审程序。如果发明专利申请自申请日起满三年还未提出实审请求，或者实审请求未生效的，该申请即被视为撤回。实质审查中未发现驳回理由的，将按规定进入授权程序。

5）授权：实用新型和外观设计专利申请经初步审查以及发明专利申请经实质审查未发现驳回理由的，由审查员作出授权通知，申请进入授权登记准备，经对授权文本的法律效力和完整性进行复核，对专利申请的著录项目进行校对、修改后，专利局发出授权通知书和办理登记手续通知书，申请人接到通知书后应当在 2 个月之内按照通知的要求办理登记手续并缴纳规定的费用，按期办理登记手续的，专利局将授予专利权，颁发专利证书，在专利登记簿上记录，并在 2 个月后于《专利公报》上公告，未按规定办理登记手续的，视为放弃取得专利权的权利。

3. 成果奖励管理

科研成果奖励根据科研领域可分为科学技术类、人文社科类。根据奖励的主体又可分为政府奖励与非政府奖励两大类。政府奖励依据颁奖部门或认定奖励的级别和等级可分为国家级、省部级、地市厅局级三个行政级别。国家级指国家科技三大奖，包括国家自然科学奖、国家技术发明奖、国家科学技术进步奖。省部级指国家部委办厅（局）定期组织的科学技术奖、省科学技术奖（自然科学类、技术发明类、科学技术进步类等）；国家部委定期组织的科研成果奖，省各厅局定期组织的全省性科研成果奖。地市厅局级指各市（州）级科学技术奖励。非政府设置的奖励包括各种学会、协会、研究会、学术团体等非政府设置的社会机构所设奖项，如中华护理学会科技奖、各省级护理学会的科技奖。

 本章小结

　　本章重点介绍了临床护理教学的发展及相关教学理念，常用的临床护理教学模式、教学方法和评价办法，临床护理人员教学办法，护理科研的相关概念，护理科研项目、技术成果等相关管理办法。临床护理教学是护理教育的关键环节，更是护理专业可持续发展的必要保证。临床护理教学质量的高低，直接影响着护理人才的素质和护理教育的质量。规范临床护理教学管理，科学运用临床护理教学方法，有助于提升护理教育质量，培养适应新时代医院需要的高素质护理人才。了解护理科研的管理方法，有助于优化科研管理工作的关键环节，推动临床护理理论和实践的发展。

 思 考 题

　　1.如何采用 PBL 和 CBL 教学方法开展临床护理教学？
　　2.常见的科研学术不端行为有哪些？临床护理科研管理有哪些内容？

 推荐阅读材料

　　1.王淑珍.以团队为基础的学习（TBL）：医学教育中的实践与探索［M］.南京：东南大学出版社，2015.
　　2.颜巧元.护理科技成果鉴定或评审的基本资料、流程、程序及注意事项［J］.中国护理管理，2011，11（12）：94-96.

第十章

护理信息化管理

学习目标

识记

1. 能陈述医院信息系统的组成

2. 能陈述护理信息的主要特征

3. 能陈述护理决策支持系统在护理管理中常见的实施领域

理解

1. 能理解医院信息系统的分类

2. 能理解数据挖掘技术的流程

3. 能理解数据挖掘技术在护理领域的常见方法

运用

1. 能分析护理信息系统的发展趋势

2. 能分析我国电子病历相关法律法规及存在的主要问题

3. 能分析我国远程医疗法律法规及存在的主要问题

护理信息化是指在护理工作范畴内广泛应用现代信息技术，有效开发利用信息资源，建设先进信息基础设施，将传统的护理工作模式加以信息化发展，以不断提高综合护理水平，加速现代化进程。随着物联网技术在医疗领域的应用，云计算、大数据、物联网等信息技术，为推动护理服务模式和管理模式更新升级、优化护理服务流程、提高护理服务效率、改善护理服务体验、实现科学护理管理创造了有利条件。在护理管理领域，逐渐将移动计算和数据融合技术等先进技术应用于护理管理中，建立了信息化、智能化管理模式。

第一节　医院护理信息管理系统的内容

一、护理信息的相关定义

1. 护理信息

护理信息（nursing information）是指在护理活动中产生的各种情报、消息、数据、指令、报告等，是护理管理中最活跃的因素。

2. 护理信息学

护理信息学（nursing informatics）是应用信息科学理论和技术方法，去研究解决护理学科所提出的问题的专门学科。

3. 护理信息管理

护理信息管理（nursing information management）是为了有效地开发和利用信息资源，以现代信息技术为手段，对医疗及护理信息资源的利用进行计划、组织、领导、控制和管理的实践活动。

二、护理信息的主要特征

护理信息是医院护理管理的重要组成部分，建立一套完整的护理信息系统（nursing information system，NIS）有助于提高护理工作效率，减少医疗差错，让护士有更多时间投入到对患者的直接护理中。护理信息具有以下特点。

1. 来源广泛

护理信息来源多样，可能由护理人员或患者手动输入，也可能由护理信息系统从其他信息系统如电子医嘱系统、医院管理系统、科研系统、院内教学系统获取，甚至可能从体征监测设备、药品电子监管码或其他设备获取。

2. 信息复杂

由于护理工作与医疗、医技、药剂、后勤等部门都有着紧密联系，因而其数据量非常大，且概念性信息多，量化性信息少，其中病历、医嘱、处方等常因医生的习惯不同，采用的语言不同，书写时往往是英文、拉丁文、中文等不同语言或几种文字混合，所以护理信息具有复杂性。

3. 相关性强

护理信息大多是由若干相关信息变量构成的信息群，如临床特别护理天数、分级护理质量合格率、压力性损伤发生率、抢救器材完好率等，都是由一组相互作用的信息提供的。护理信息的输出模式在以上信息变量相互作用下才能确定，护理记录就是一种较大的护理信息群。

4. 随机性大

日常护理工作中，患者病情变化和医嘱的修改随机性强，医院内的突发事件难以预料，且选择性小，如转科、入院、出院、转院，故护理信息的产生、采集、处理随机性很大。

5. 质量要求高

护理信息直接关系着患者的健康与生命, 在其准确性、完整性、可靠性方面, 对护理信息管理提出了非常高的要求, 使护理信息管理和研究具有一定的深度和难度, 也是开展护理信息管理的重要价值和必要性所在。

总之, 随着信息技术的快速发展, 大量临床试验、生物实验、电子病历 (electronic medical record, EMR)、公共健康数据等成为医疗行业大数据的重要组成部分。大量无结构的数字和文本记录, 看起来毫无规律, 其中却蕴含着丰富的信息, 有极大的潜在价值亟待挖掘。大数据分析具有跟踪追溯、提升临床决策、预测分析、资源整合等功能。借助人工智能、机器学习、神经网络等多种数据挖掘技术, 可充分发挥大数据发现信号的优势, 为获取各种未知信号提供可能, 为临床护理决策提供有效的方法和依据。

三、医院护理信息管理系统的基本组成

护理信息系统是医院信息系统重要分支, 可利用电子计算机和网络设备为临床护理提供信息收集、存储、提取、转换功能, 满足临床工作和管理工作需求, 分为临床护理信息系统与护理管理信息系统等。

(一) 临床护理信息系统

临床护理信息系统 (clinical nursing information system, CNIS) 覆盖了护士日常工作中所涉及信息处理内容, 可进行医嘱处理、收集护理观察记录、制订护理计划、实施患者监控等, 包括住院患者信息管理系统、住院患者医嘱处理系统、住院患者药物管理系统、住院患者费用管理系统、住院患者病历管理系统、住院患者检验管理系统、手术患者信息管理系统。目前, 国内临床护理信息系统智能化程度仍较低, 护士如何执行主要凭自己的知识和经验, 缺乏完整的知识库支持, 且对执行过程中存在的问题, 也缺乏有效的纠错与提醒功能。

1. 住院患者信息管理系统

该系统主要功能是对患者基本信息和出入院信息进行管理。住院患者管理是医院管理的重要组成部分, 患者办理住院手续后, 患者信息即时可在护士工作站电脑终端显示; 患者到病区后, 可打印患者一览表卡、床头卡等相关信息, 医嘱录入后, 随着医嘱自动更改用药情况、护理措施、护理级别、饮食类型等信息, 并与药剂科、收费处、病案室、统计室等相应部门共享, 既强化了患者的动态管理, 又节约了护士的间接护理工作时间。

2. 住院患者医嘱处理系统

该系统由医生在电脑终端录入医嘱, 护士通过工作站核实医生下达的医嘱, 核对无误后确认即可产生各种执行单, 确认领取当日、次日药后, 通过药剂科口服给药管理系统、静脉用药集中调配中心给药管理系统 (pharmacy intravenous admixture services, PIVAS) 等执行, 药费可自动划价后与收费处联网入账; 住院费及部分治疗项目按医嘱自动收费。该系统由医生录入医嘱, 充分体现出医嘱的严肃性及法律效应性。

3. 住院患者药物管理系统

该系统具备药房药品基本维护功能, 包括药品查询 (药品库存查询、入库查询、调价查询)、药品库存警戒值设置、领药计划、发药确认、药房盘点等功能。在病区电脑终端设有

借药及退药功能，在患者转科、出院、死亡及医嘱更改时可及时退药，并根据患者用药情况设有退药控制程序，避免人为因素造成误退药、滥退药现象。

4.住院患者费用管理系统

该系统根据录入的医嘱、诊疗、手术情况，在患者住院的整个过程中可以随时统计患者、病区费用的管理信息，如患者的费用使用情况，科室在某一时间段的入、出院情况，各项收入比例，有利于调整费用的结构，达到科学管理。

5.手术患者信息管理系统

该系统利用信息集成共享和广谱设备集成共享等支撑平台。它覆盖了患者入院、术前、术中和术后的手术过程，直至患者出院。通过与床边监护设备的集成、数据自动采集，对手术、麻醉的全过程进行动态跟踪，达到麻醉信息电子化，使手术患者管理模式更具科学性，并能与全院信息系统的医疗信息数据共享。

6.护理电子记录系统

该系统包括电子体温单记录平台、患者入院评估记录单、专科评估与记录（如疼痛评估记录、老年躯体功能与认知功能等综合评估系统等）、出院评估记录机构化管理、重症监护信息系统（含护理记录单、出入水量、医嘱执行情况、护理措施）等。该系统可以安全、高效储存患者的基本资料，动态记录患者的病情变化，保证患者住院期间护理的安全、有效与及时。

PDA作为移动护理信息系统的实现形式之一，可实现床旁患者信息查询、床旁生命体征录入、跟踪医嘱全程、拆分医嘱、护理工作量统计、条码扫描等功能。采用手持PDA移动终端，通过扫描患者腕带，录入实时信息，保证生命体征各值录入正确和及时，并自动同步上传信息，提高了护士的工作效率，保证了各种表单数据的一致性；系统设置查询曲线图，便于医护人员观察与临床决策。

7.住院患者检验管理系统

该系统内容为检验医嘱的执行系统，包括医嘱的确认、检验条码打印、检验医嘱的执行查对、执行情况的查看等功能。采用以患者为中心的核对方式，扫描患者腕带，读取所有的检验医嘱，逐一进行核对，避免临床上可能出错的环节，如拿错试管、少拿试管、多拿试管等。保障检验执行的正确性，化验标本采集流程；也保障临床送检标本的正确性，避免差错的发生。

总之，护理信息系统在计算机人员和护理人员的共同努力下，将不断开发新的护理信息处理系统软件，使护士在护理信息处理中更方便、更科学、更完善。

（二）护理管理信息系统

护理管理信息系统（nursing management information system，NMIS）包括护理人力资源管理系统、护理质量管理系统、护理成本管理系统、护理教学管理系统、护理科研管理系统等。

1.护理人力资源管理及护士培训考核系统

护理人力资源管理包括护士资质、培训与考核、技术档案管理、薪酬管理、职称管理、培养与继续教育管理、人力资源配置与调动管理等。通过该系统，护理部、护士长可实时了解护士的上岗情况，根据不同护理单元的实际工作量进行电脑设置，实现全院护士网上排班，及时进行人员调配与补充，统筹安排护士的轮值与休假。同时可通过统计对护理工作量、工作质量、岗位风险程度、患者满意度及教学科研进行科学管理。实现了对护理人力资源动态、合理的调配，有效地提高了护理质量，增加了护士对工作满意度。

2. 护理质量管理系统

护理质量管理系统主要包括护理单元质量管理、护理风险动态评估、护理不良事件管理、护理文书书写质量监控、患者满意度调查等部分。各医院结合实际情况将护理质量的关键要素制定出护理质量考核与评价标准，建立数据库，护理部、护士长、质控组长等将检查结果及时、准确录入计算机，由计算机完成对这些信息的存储分析和评价。该系统可随时为管理者提供护理质量的相关准确信息，为管理者提供有效的决策支持，从而能很快发现和纠正问题，突出了环节质量控制，将终末质量管理变为环节质量控制，减少护理差错事故的发生率，有效改进护理工作质量。此外，应用该系统可量化考评信息，减少人为因素，使考评结果更具客观性。

3. 护理成本管理系统

护理成本管理包括人工成本（护士工资、奖金分配）、材料成本（卫生材料、低值易耗品）、设备成本（固定资产折旧及维修）、药品成本（消毒灭菌等）、作业成本（卫生业务、洗涤费用）、行政管理成本、教学科研成本等综合要素。护理成本管理系统将过去手工统计工作量的方法改为利用计算机输入数据，可大大提高统计工作的质量和速度，消除人为因素影响，减少管理成本。

4. 护理教学管理系统

包括实习同学动态管理档案系统、在线考试系统及教学检查管理系统等。具体包含知识库、题库、案例学习、教学计划、课程安排、教学设备、师资配置、教学资料、教学质量、学籍管理、进修护士管理等资源。护理教学管理人员和带教人员可对实习同学信息进行动态管理和维护；可以从信息系统管理题库抽取考试试题生成在线理论考试试卷；实习同学可利用护理教学系统进行在线学习、考试和实习反馈。

5. 护理科研管理系统

护理科研管理系统包括论文管理、课题管理、经费管理、资料管理、成果管理等。如论文管理模块的编辑功能可以收录每篇论文的主要信息，成果管理模块可包括课题项目负责人及课题项目成果等详细信息。

四、医院护理信息管理系统的结构

护理信息系统和医院内的绝大部分信息化管理场景有交互，护理人员工作的复杂性，要求护理信息系统必须大量地进行信息的自动采集和记录、筛选。

1. 整体架构

医院护理信息系统整体架构（图10-1）是以临床护理系统及护理管理系统为中心，以院内无线网络为平台，以移动计算技术、物联网技术、海量存储技术、数据挖掘技术等为基础，以数据平台总线为出发点构建的架构体系，并以护理电子文书系统、医嘱执行核对系统、护理风险评估系统、人力资源管理系统、护理质量管理系统、不良事件上报系统等为载体来表现。通过一系列的时序性、层次性和逻辑性分析，将护理业务信息、患者处置及护理计划等相关信息用服务中间件的形式有机地关联起来，并对所记录的海量信息进行科学分类和抽象描述，使之系统化、条理化和结构化。

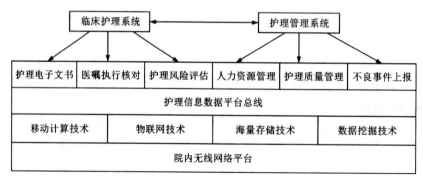

图 10-1　护理信息系统整体架构

2. 移动计算技术

移动计算技术指网络中在一个节点开始的计算可移动到其他节点继续执行的技术，方法主要是基于代码移动计算技术。它反映了一种非常自然的信息处理模式，是分布式计算在移动通信环境下的扩展与延伸，其宗旨是在整合全局资源的基础上实现任务的分解与数据的共享，减少集中处理的压力，从而最终获得较高的性能与价格比、系统可伸缩性、实用性与容错性。分布式计算的思想还被广泛应用在数据库、操作系统、文件系统以及信息处理环境上。

3. 海量存储和数据挖掘技术

海量存储（mass storage，MS）是指在各种应用系统的存储设备上，信息正以数据存储的方式高速增长着，随之而来的是大量信息存储的需求不断增加。数据挖掘（data mining，DM），又译为资料探勘、数据采矿。它是数据库知识发现（knowledge discovery in databases，KDD）中的一个步骤，是从大量、不完全、有噪声的、模糊的、随机的医疗健康数据信息中挖掘潜在的、有效的信息，从中找出有意义的关系、模式和趋势等的过程。数据挖掘通常与计算机科学有关，并通过统计、在线分析处理、情报检索、机器学习、专家系统和模式识别等诸多方法来实现上述目标。

4. 基于 ESB 的数据平台

总线技术（enterprise service bus，ESB），又称企业服务总线。它是传统中间件技术与 Web 服务等技术结合的产物。ESB 的出现改变了传统的软件架构，可以提供比传统中间件产品更为价廉的解决方案，同时它还可以消除不同应用之间的技术差异，让不同的应用服务器协调运作，实现了不同服务之间的通信与整合。

数据平台总线技术整合了医院内所有和护理相关的数据来源，包括医生信息系统、医技信息系统、药库和仓储信息系统等，使护理系统不是一个信息孤岛。

5. 业务中间件技术

中间件是一种独立的系统软件或服务程序，位于操作系统之上，为特定的业务提供专门的发布服务。护理业务中间件是一系列包含特定护理业务数据发布的服务，包括护理电子病历、护理安全用药、护理检查申请、护理手术室预约等专门的业务。通过中间件发布的业务，不仅可以供护士站系统使用，更可供包括医生站在内的其他业务系统重复利用核心的护理数据。

6. 无线网络技术

医院采用局域网技术,局域网是指在一个局部区域内的、近距离的计算机互联组成的网,通常采用有线或者无线方式连接,分布范围一般在几米到几公里之间,例如一个医院内的几座大楼或几个分部之间互联的网。一个单位内部的联网多为局域网。

在医院内部,无线网络的实现,靠无线访问节点(access point, AP)实现,AP 的覆盖范围一般为 20~30 米,根据病房空间大小、房间分布格局,一个护理单元大概需要 6~10 个 AP 满足移动信息对无线网络的需求。在医院局域网络中,通过无线移动终端实时调用患者的基本情况,包括电子记录单、体温单、医嘱信息、病史信息、病理信息、化验检验信息、放射信息、影像信息等。

五、医院护理信息管理系统的功能

1. 基本功能

(1)通过医院局域网,从住院患者信息管理系统获取或查询患者的一般信息,以及既往住院或就诊信息。

(2)从住院患者药物管理系统实现医嘱管理,包括医嘱的录入、审核、确认、打印、执行、查询。

(3)费用管理系统实现费用管理信息化,包括对医嘱的后台自动计费、患者费用查询、打印费用清单和欠费催缴单;实现对床位的管理以及对病区一次性卫生材料消耗的管理。

(4)护理电子记录系统实现基本护理管理,包括护理诊断、护理记录单、护理计划、护理评估和专项评分、护理人员档案和护士排班的录入及打印。

2. 辅助支持功能

(1)国外已开发利用的辅助护士决策系统,如计算机辅助护理诊断和处理系统(computer-aided nursing diagnosis and intervention, CANDI),可支持护士根据临床资料自动做出诊断和处理意见;Creighton 在线多模块专家系统(creighton on-line multiple eoduiar expert system, COMMES)可辅助护士做出计划和安排。

(2)国内一些医院也尝试开发了护理信息系统决策支持功能,建立了患者病情(症状和体征)、护理诊断、相关因素、护理措施等字典库,设计了一些决策支持功能,使护士能利用这些字典库,在护理信息系统终端通过相关选择完成护理记录。

3. 护理知识库

护理信息系统具有自身护理知识库,并提供在线查询检索,护士能利用护理信息系统方便地获取所需要的护理知识。如果这些护理知识是结构化的,则能发挥更大的作用。

4. 健康教育

护理信息系统具有为各种疾病提供护理知识的功能,患者可以通过设在门诊大厅或病房休息室的电脑终端自由查询、获取。另外,利用护理信息系统,护士可为每一个患者制订护理计划,量身定制个性化的"护理健康处方"。

第二节　护理数据挖掘与护理决策支持系统

一、护理数据挖掘

数据挖掘(DM)技术主要基于数据库、数据可视化、机器学习、人工智能、统计学、模式识别、神经网络等技术,通过科学有效地分析数据,对数据做出归纳性的推理并从中发现潜在的模式。

随着卫生信息技术发展和信息系统普及,科学和护理不断融合,数据、知识的收集、整合、交互及共享逐渐成为实现专业照护和个性化患者护理的关键组成部分。数据挖掘技术作为一种新兴数据分析方法,逐步应用于解决临床护理、护理教学、护理管理等实际工作中的问题。

护理数据挖掘

早期发现危重患者病情变化信号、识别潜在风险、前移救治与护理措施,是提高患者抢救成功率、降低病死率、提高危重症患者护理质量的关键。国外学者构建了多种基于患者生理参数的病情预警系统,如早期预警评分(early warning score, EWS)、改良早期预警评分(modified early warning score, MEWS)等。尽管病情预警评分得到广泛应用,但仍然存在不足,如评估工具包含的生理参数有限,且多是单一时点评分,缺乏连续性,不能全面反映患者病情变化趋势等。随着护理专科化不断深化,专科差异越来越明显,但目前预警评分表采用共性指标,缺乏专科特性,特异度与灵敏度均受一定影响,数据挖掘技术通过逻辑回归、贝叶斯、决策树模型、人工神经网络等算法在海量医疗健康数据中挖掘出相关预测值或某病/某种情况的概率,可助医护人员识别潜在危重患者、评估疾病严重程度、预测病死率等,在很大程度上解决了上述难题。

资料来源:张燕,彭伶丽,梁玲玲,等.数据挖掘技术在患者病情识别及管理中的研究进展[J].护理学杂志,2020,35(11):17-20.

(一) 数据挖掘技术步骤

护理研究者进行数据挖掘,是一个分阶段处理过程,流程主要包括数据采集、处理、分析和解释。他们主要从临床数据、公共卫生数据、移动医疗健康数据等模块中提取原始数据(结构化和非结构化数据),对非结构化数据经过精细化处理,保证数据描述统一性后,应用统计产品与服务解决方案(solutions statistical package for the social sciences, SPSS)、结构化查询语言(structured query language, SQL)等软件进行处理,最终对分析结果进行解释、讨论,得出相应结论。包括确立数据挖掘目标、数据准备、数据挖掘和结果分析几个阶段。

1. 确立数据挖掘目标

进行数据挖掘任务得到的结果一般无法被人们所预测,然而人们在数据挖掘任务之前要探索问题的目标是应该可以预见的,如果盲目地进行数据挖掘,把数据挖掘本身作为数据挖掘的目标不可取,明确制定出数据挖掘目标不仅是整个数据挖掘过程的第一步,也是至关重要的一步。在实施数据挖掘前必须明白目标,即需要通过挖掘解决什么样的问题。如优化护理人力资源管理,提出如何实现护理人员的分层合理配置等挖掘目的。

2. 数据准备

数据准备是数据挖掘任务的基础,一般包括数据收集和数据预处理。①数据收集,是数据挖掘的数据来源,是其首要前提。数据来源可以是内部的,也可以是外部的。在明确数据挖掘任务之后,从事务数据库即内部数据源,或从其他数据库、互联网等途径获得的数据,即外部数据源中搜集和目标任务有关的原始信息和数据,挑选出与挖掘目的相符的数据存储到数据仓库中,便于挖掘工作。如优化护理人力资源管理问题,内部数据源可获取与所有护理人员的职称、年龄、工作时间、学历等信息进行最近邻元素分析,列出适合岗位的护理人员排序,从而形成符合具有层次关系的人员结构;或从其他数据库等途径获得平均实际占用床数、病床使用率、床护比来辅助决策数据,也可结合专科特点,进一步增加其他综合指标以加强分类的科学性。②数据预处理,用来进行数据挖掘的原始数据,虽然与数据挖掘目标相符合,但原始的数据或许存在数据缺失、冗余、有噪声等问题,而且由于数据来自不同数据库系统,它们的结构和规则也可能存在不一致的问题,可能会导致数据挖掘的结果明显偏离预期。解决这个问题的主要途径是在数据挖掘分析之前先对挖掘数据进行一些处理,即数据预处理,一般包含对以上数据清洗、补全及转换等步骤。

3. 数据挖掘

核心任务是建立知识库,在对经过处理的原始数据进行分析挖掘时,对应用的技术进行慎重的挑选也是十分重要的。对于选用什么样的挖掘技术,需要考虑两个重要的因素。①选择数据挖掘算法,数据的差异性决定了其特征上也存在差异,为了提高数据挖掘结果的准确性,必须选择适合数据特点的挖掘算法。②理解和研究数据挖掘算法,选取算法必须考虑用户群体或者实际运行情况,为了得到理想的数据挖掘效果,需要对数据挖掘算法进行全面的理解和研究,在实际挖掘的过程中,还需要选择几种相对合适的算法,通过对挖掘结果进行比较来选择最合适的算法。如优化护理人力资源管理问题,为增加可比性,须对指标进行标准化处理。如实际占用床数、病床使用率、床护比、工作年限、学历及职称等指标进行标准化处理为正态分布数据。数据量大时,为增加问题的针对性,可将工作年限缩小后再进行分类。

4. 结果分析

数据挖掘阶段后得到的模式模型,其效果可能不一定真实有效,也许还会和实际情况产生矛盾,所以对挖掘结果还要进行进一步的操作。结果分析是用来分析和评估挖掘结果的效果如何的,通常会根据挖掘算法选取相对应的方法。模式模型的评价分析结果可能无法满足用户的预期,这时就需要重新选择挖掘的数据,或许可以尝试其他的挖掘算法,对数据挖掘进行重复分析并验证,直至得到符合预期的结果。如优化护理人力资源管理问题,可比较各类别之间在工作时间、学历、职称等各变量上的差异,以及在聚类结果重要程度排序,作为临床工作中护理人员的分层依据。

(二) 挖掘技术在护理管理中的应用

1. 决策树

决策树是一种在已知各种情况发生的概率基础上，判断可行性的分析方法。它是一种采用树枝状解释各变量影响情形的预测模型，是一种解释变量之间关系的算法，可有效对数据进行分类，且其分类准确性较高。决策树可处理高维、数量巨大的医疗数据，不仅能够为一些医学图像建立分类器，也可以用于一些需要长期观察的慢性病研究，分析病种变化趋势，从而对疾病做出预测。数据分类是决策树解决的核心问题，具有根据数据的不同属性归为不同类别的特性。

决策树主要应用于分析某一种临床症状相关影响因素和相关模型的建立，从而找到主要危险因素，针对性地加强护理。在护理管理工作中，已在护士资源分配、护理质量考核等方面得到应用。决策树的实施，不仅有利于护理人员分析各种临床症状的影响因素，并根据分析结果实施针对性的护理措施，从而有效减少患者并发症、提高护理质量；还可用于建立预测评估模型以支持临床决策，从而降低医疗成本，节省医疗资源。

2. 关联规则

关联规则是通过寻找和挖掘数据库中各项目集之间的关联性以及内在关系来定义一种规则，用来发现数据间隐含的关联关系。基于医学数据非结构化、无序化及数量庞大的特点，应用关联规则挖掘未知知识显得尤其重要，目前关联规则在医学相关研究中是一种比较常用的方法，也是一种比较成熟的数据挖掘技术。构成关联规则挖掘算法的两个重要步骤，分别是找寻所有频繁项集合形成强烈的关联规则，常用支持度和置信度评价关联规则结果。

在已开展的护理学领域相关研究中的关联规则，主要用于评估患者的危险因素、找出影响该临床问题的关联因素，从而采取有效措施对其进行前瞻性预防和精准护理。学者们可通过应用该方法对患者的症状、体征、行为及其影响因素进行运算、分析，客观地对患者可能出现的行为和症状进行预测，从而有效地降低并发症和不良事件的发生。此外，运用该方法探讨分析在临床护理工作中可能的、隐藏的关系，通过分析影响因素，进而可改善患者的生活质量，减少疾病所带来的风险，缩短疾病预后的时间。

3. 聚类分析

聚类分析是将一个集合分为多个类似对象的过程，以创建同质群体的分类从而发现新的关系，旨在揭示数据集中原本不明显的关系和同质组的分类。聚类分析是一种动态分类的方法，具有组内同质性、组间异质性特点。

聚类分析已涉及临床护理、护理教学等方面，在护理学相关研究中聚类分析运用较广泛，临床研究中较多集中在对疾病的临床症状方面，以了解各种疾病的症状群集，为临床护理工作中实施针对性的干预提供实证依据；此外，该方法还可运用在护生教学、教育管理工作中，有利于学生课程的设置和安排；应用在护理研究中，可为护理专科研究发展趋势指明方向。

4. 人工神经网络

人工神经网络是通过模拟人脑的神经网络非线性系统工作原理进行学习和判断评价，是 20 世纪 80 年代后期迅速发展起来的人工智能技术，具有由节点相互连接的输入、输出结构,具有出色的学习能力,可以根据所提供的历史样本数据,反复学习训练,找出输入端和输出端之间的映射联系,从而求取问题的解。该方法在医疗和金融领域都有良好的预测效果,在网站信息、生物信息和基因以及文本数据挖掘等领域得到了广泛应用。

5. 粗糙集

粗糙集是当前人工智能理论及其应用领域中的研究热点之一。它是研究不完整数据、不确定知识表达,能有效地分析不精确、不一致、不完整等各种不完备的信息,还可以对数据进行分析和推理,从中发现隐含知识,揭示潜在的规律。

国内护理领域中应用该方法较少,国外学者主要将该方法运用于护理临床研究中,主要用于对疾病及其并发症的诊断、预测等,可使获得的技术和信息更为真实可靠,且可对模糊或不完善的数据进行处理,在一定程度上弥补了必须依靠完整数据模型的不足,从而有效地为医护人员的临床决策提供了关键信息。

6. 主成分分析

主成分分析也称主分量分析,旨在利用降维的思想,把多指标转化为几个综合指标(即主成分),其中每个主成分都能够反映原始变量的大部分信息,且所含信息互不重复,进而简化了指标体系,保证筛选出重要的指标。

该方法在护理领域中主要用于护理教学等方面,主要用于量表的建立和信效度检验方面,以解释量表内容的变异量,可为护理教学管理提供新思路和方法。

7. 遗传算法

遗传算法是一类借鉴生物界进化规律(适者生存,优胜劣汰)演化而来的随机化搜索方法,具有高效、全局搜索特点,广泛应用于组合优化问题。该方法在护理领域中主要用于护理管理工作,但基于该算法所建立的模型较少应用于外部,以验证其模型实用性,导致其模型无法对外进行推广使用。亟需基于多中心、大样本的数据建立的模型,以满足其他部门或医院的需求。

二、护理决策支持系统

护理决策支持系统(nursing decision support system, NDSS)是通过应用临床决策软件,将患者特征与计算机编码的专家知识相匹配,针对特定患者提供相关信息,帮助护士实施高级护理程序的方法。护理决策支持系统是进一步提升医疗安全与质量的重要手段,是目前护理信息化发展的重要趋势。

护理决策系统以专科质量指标为核心,以最佳证据、专家共识为基础,利用计算机数据模型和知识推理,使用人机交互技术,将护理程序、智能警示和护理质量管理贯穿于系统构建过程,包括风险评估、风险预防和护理措施知识库、护理效果评价、护理病历数据库、智能警示系统、护理质量管理等模块,可自动生成警示标识,智能推送预防和护理措施知识,并生成护理任务清单,正确指导护士有效临床决策和护理实践,快速评价护理效果,目前已被应用于压力性损伤、失禁、慢性病管理等方面,并取得良好成效。

(一)决策支持系统的起源与发展

决策支持系统于 20 世纪 70 年代被提出,并逐步应用在西方的企业管理中,在医院决策支持系统发展的过程中,逐渐形成了诊疗技术、患者资料、医院资源、医护人员绩效等信息的系统化内容，包括应用于对患者病情的评估、疾病筛查、评判式系统的建立等。另外，医院还可通过决策支持系统，建立海量数据资源库，提升数据分析和处理能力和对数据资源的利用效率，从而提升医院的整体管理质量，促进医院管理工作朝信息化、高效化、人性化方向发展。

临床决策支持系统在护理程序、护士实践环境、批判性思维、患者安全、患者生活质量和护理服务资源等方面均具有积极影响。

(二)决策支持系统在护理管理中的应用

护理决策支持系统一方面允许用户直接获取护理信息系统内部相关信息，另一方面可帮助用户进行外部相关信息访问，如循证医学/护理数据库，生物医学数据库等，通过整合内外资源，建立最佳实践数据库(best practice databases)，并将循证护理资源整合到具体护理工作流程中，辅以关键信息提示及健康教育等功能，为临床护理决策提供循证的支持，同时可为医院护理管理者提供查询、监控、报表、评价等多方面的信息服务，使管理者获得准确、及时、全面的护理管理信息，能预防事故发生、简化管理环节、预见风险隐患等，提高决策水平。

1. 提供人力资源科学调配依据

护理人员的人力资源充分调配是医院护理管理工作的核心内容，决策支持系统可以为护理管理者提供及时、全面、有效的动态信息，将各病区护士的工作状态、排班情况、出勤情况、差错发生率、患者满意率等情况及时反映给护理管理者。另外，绩效考核的实施对护士具有激励作用，决策支持系统的数据挖掘功能，可以对护士的工作量、工作质量、业务考核成绩、患者评价等信息做出科学、客观的评价，并以数据形式反馈给管理者，有利于管理者对护士的工作做出合理的绩效考核评价。

2. 提升护理质量科学评价水平

科学评价与有效控制是提升医院护理管理质量的重要途径，对不良事件的信息化处理的及时性、准确性是衡量医院综合实力的重要标准。当发生不良管理事件时决策支持系统可以实现无障碍上报。另外，决策支持系统还可以将信息进行分类汇总，减少人为工作量，提升信息准确度。对于质量控制而言，决策支持系统可以将医院的"人、财、物"进行信息化统筹，更有利于护理管理人员进行科学调配。

在护理质量管理方面，NDSS可通过提醒、预警、辅助决策等功能提高护理记录的准确性和全面性，增强护士决策自主权、专业满意度和职业归属感。同时，开发者将循证指南嵌入NDSS，可提高护士对指南的依从性，从而规范护士行为，提升护理质量。

3. 改善患者健康状况

护理决策支持系统可智能化判读并识别高危患者，生成警示标示，使护士能及时准确对患者进行评估，做好动态监测；以专科质量指标为核心，将相关监测指标数据挖掘、信息处理、知识计量、图形绘制，有助于明确质量改善重点，为对关键措施展示具体实施的方法和要点，为护士提供在线决策支持及科学、客观、精准、个性化护理方法，帮助护士实施最佳护理实践，促进护理过程标准化和护理技术同质化。有助于提高护理质量，改善患者健康结局。

护理决策支持系统

护理决策支持系统将患者信息与计算机知识库相匹配,辅助护士作出有效决策,在规范护理行为、连续性监测及实时控制方面具有积极作用,目前已被应用于压力性损伤、慢性病管理等方面。失禁是临床上常见的护理问题,据报道,全球有 2500 万患者受到失禁困扰,失禁没得到有效管理将会引发失禁相关性皮炎(incontinence associated dermatitis, IAD)。IAD 信息智能化预防决策支持系统,可利用计算机数据模型和知识推理,使用人机交互技术,将 IAD 护理程序、智能警示和护理质量管理贯穿于系统的构建过程,包括失禁患者 IAD 风险评估、IAD 预防和护理措施知识等模块。通过智能评估失禁患者 IAD 风险,自动生成警示标识,智能推送 IAD 预防和护理措施知识并生成护理任务清单,正确指导护士临床决策和护理实践,快速评价护理效果。通过 IAD 信息化智能预防决策支持系统的构建和实践,对 IAD 进行全程闭环管理,可明显降低 IAD 发生率,提高 IAD 预防措施落实率和管理效能。

资料来源:陆秋芳,赵翠松,应燕萍,等.失禁相关性皮炎信息化智能预防决策支持系统的构建与实践[J].中国护理管理,2021,21(10):1549-1553.

第三节　卫生信息政策法规

随着我国卫生信息化的快速发展,也带来了诸多问题与挑战。数据量庞大且类型繁多的初期数据资源,构成了医疗卫生领域健康大数据,其将在医药研发、疾病诊疗、健康危险因素分析、公共卫生应急管理、居民健康管理和精准医疗等方面发挥不可替代的作用,也带来了诸多问题与挑战,如电子医疗文书法律效力和司法取证问题,患者隐私保护问题,如何防范信息泄露、防止篡改等技术问题。依法开展卫生信息化建设,是快速推进我国卫生信息化建设的基本原则与要求。

一、我国卫生信息管理相关法律法规建设情况

虽然我国在卫生信息管理领域已经取得了一系列的发展成果,但是在法制建设方面相对比较薄弱,主要原因在于卫生信息管理相关的法律、法规较少,主要散见于个别法规、规章或规范性文件中。现就我国卫生信息管理在数据传输、信息利用、电子健康档案和电子病历信息系统、远程医疗、电子病历数字签名等常见法律法规建设情况进行介绍。

(一)数据传输

我国已出台《互联网电子邮件服务管理办法》《关于信息安全等级保护工作的实施意见》。根据规定,采用硬件与软件相结合的方法严格管理信息访问权限,采用静态和动态相结合的方法管理密码。凡能直接定位到个人的信息(姓名、出生日期、住址、诊断、身份证等)均应加密后传输。

(二)信息利用

根据《中华人民共和国统计法》《中华人民共和国统计法实施细则》《全国卫生统计工作

管理办法》等有关规定，信息系统应提供方便灵活的报表自定义功能；提供方便灵活的查询自定义功能；提供常用数据统计分析软件，为外挂统计软件包提供数据转换接口。统计分析数据能用账、表、图等多种形式进行表达。

（三）电子健康档案和电子病历信息系统

根据《中华人民共和国执业医师法》《基于健康档案的区域卫生信息平台建设指南》《健康档案基本数据集编制规范)》《个人信息基本数据集标准》《健康档案公用数据元标准》《电子病历基本规范》《电子病历基本架构与数据标准》《全国卫生统计工作管理办法》，应用电子健康档案和电子病历的信息系统，应在符合卫生部数据标准的前提下，补充地域性数据标准，在数据应用上，需要注重保护患者隐私，遵循《中华人民共和国宪法》《最高人民法院关于审理名誉权案件若干问题的解释》《医疗卫生服务单位信息公开管理办法》，在给予患者知情权的同时，保障患者隐私权。

因患者电子健康档案健康大数据规模庞大，内含大量护患的隐私及医疗信息。电子健康档案患者相关隐私信息泄露主要原因包括有关人员泄露及遭受网络攻击，导致信息丢失甚至被盗。但我国尚未建立专门的个人信息安全保护法，对个人信息保护主要体现在一些法律、法规及规范分散条款中，涉及个人信息保护的法律法规主要有：《中华人民共和国宪法》《中华人民共和国民法通则》《中华人民共和国合同法》《中华人民共和国居民身份证法》《中华人民共和国档案法》《中华人民共和国民事诉讼法》等，但总体来看，我国现有涉及个人信息保护的法律规定，不仅过于宽泛，缺乏针对性和可操作性，而且较为零散，缺乏系统性，保护范围过于狭窄，缺乏统一的主管机构。监督机制和制裁措施的缺乏，使得个人信息保护力度明显不足，直接导致了居民个人隐私信息外泄的现象时有发生。到目前为止，我国还没有类似美国的隐私保护署、日本的个人信息保护法制化专门委员会、法国的全国信息管理委员会和德国的个人信息保护署等，没有保护公民隐私、完善隐私管理法制化进程的专职机构。建议参考发达国家隐私保护的经验，设定隐私保护专员，监督隐私保护相关法律的实施；建立隐私保护立法相关机构，保证法律得到应有的尊重。

1. 民事法律

我国民事法律中补充了隐私权的明文定义和公民隐私的界定。《中华人民共和国民法通则》规定了生命健康权、姓名权、肖像权、名誉权、荣誉权等若干权利种类，隐私权被明确规定作为民事权益之一，隐私的范围包括私人信息、私人活动和私人空间，收集、储存、公布涉及自然人的隐私资料，应当征得本人同意。明确隐私只是作为公民名誉权的一种客体而存在的，缺乏隐私权的规定，隐私权并没有上升为一种独立的权利种类。《中华人民共和国侵权责任法》的出台明确了对隐私侵权的保护，但是对医疗信息隐私，或者具体到健康记录隐私还有若干不足，如健康档案并没有纳入到法案声明的禁止泄露公开的范围中；对于健康档案建立、信息采集和档案的多方应用的知情同意和信息查询并没有明确提出。

2. 刑法

我国刑法中，对入侵住宅、侵犯名誉和通信自由权提出了制裁规定，但没有侵犯隐私权构成犯罪的规定。《中华人民共和国刑法修正案（七）》提出，"国家机关或者金融、电信、交通、教育、医疗等单位的工作人员，违反国家规定，将本单位在履行职责或者提供服务过程中获得的公民个人信息，出售或者非法提供给他人，情节严重的，处 3 年以下有期徒刑或者拘役，并处或者单处罚金"。由于隐私侵权界定困难，仅此规定还不足以保护个人的医疗信息隐私权利。

3. 行政法规和规范性文件

在我国现行出台的行政法规中，关于患者隐私权保护的有《中华人民共和国执业医师法》《护士条例》等法律条文，规定了医务人员不得泄露患者隐私，然而对于隐私侵害的行为仍缺乏必要的限制。《传染病防治法》《艾滋病防治条例》等规定了在疾病预防控制机构，医疗机构不得泄露个人隐私的规定。这些规定多涉及医疗服务或疾病防控过程中的隐私保护，没有专门对电子健康记录的特别规定，并且这些规定比较笼统，操作性差。

卫生部在推进健康档案建设的同时，通过部委文件对电子健康档案的隐私保护也提出了要求。如《基于健康档案的区域卫生信息平台建设指南》中提出了"居民同意；匿名化服务；根据病种、角色等多维度授权；关键信息(字段级、记录级、文件级)加密存储"等要求，同时对数据调阅和应用系统也提出了相应的安全需求。在卫生部《关于规范城乡居民健康档案管理的指导意见》中，提出"不得擅自泄露健康档案中的居民个人信息以及涉及居民健康的隐私信息。除法律规定必须出示或出于保护居民健康目的，居民健康档案不得转让、出卖给其他人员或机构，更不能用于商业目的"。

(四)远程医疗

远程医疗作为医疗服务的一种，不同于传统医疗服务模式，所要实现的目标主要包括以检查诊断为目的的远程医疗诊断系统、以咨询会诊为目的的远程医疗会诊系统、以教学培训为目的的远程医疗教育系统和以家庭病床为目的的远程病床监护系统。在远程医疗方面，我国现在主要依据《中华人民共和国执业医师法》及卫生部《关于加强远程医疗会诊管理的通知》的相关规定。远程医疗其特殊性主要表现在：①打破了面对面建立的医患关系；②医疗主体涉及当地与远程端双方；③必须借助网络和计算机设备的支持。系统的可靠性，资料在操作、传输过程中的衰减丢失，当地机构提供的资料、数据准确度，远程医疗仪器设备的局限性，受邀专家的水平等都会影响治疗的结果，甚至会导致误诊的发生。因远程医疗而导致的医疗事故，调查处理的难度相对更大，仅靠传统医疗的管理制度已难以处理。

因远程医疗在我国尚未普及，由远程医疗事故导致的医患纠纷，进入法律程序数量较少。但随着远程医疗服务的不断开展，由此带来的医疗事故责任认定问题日益突显。在实施远程医疗过程中，应遵循已有的医疗法律法规，如《中华人民共和国执业医师法》《医疗机构管理条例》《护士条例》等，一旦出现医疗事故，按照《中华人民共和国侵权责任法》《医疗事故处理条例》认定医患双方的法律责任及责任程度大小。

1. 远程医疗执业许可制度

构建科学合理的许可制度，能保护远程医疗活动中当事人的合法权益。卫生部《远程医疗服务管理办法(试行)(征求意见稿)》第三十二条规定"未经核准擅自开展远程医疗服务的医疗机构"卫生行政部门应当责令其停止远程医疗服务，并依据《医疗机构管理条例》有关规定处理；造成严重后果的，依法追究医疗机构主要负责人和直接责任人员责任。远程医疗执业许可制度包括对医疗机构资格、医务人员资格和医疗设备条件的准入。

2. 医疗机构资格

就主体资格条件来说，远程医疗活动必须在取得《医疗机构执业许可证》的医疗机构内进行，此外，鉴于远程医疗的特殊性，对医疗机构提出了更高的要求，应完善对医疗机构的资格准入条件，相关部门根据要求审定入网医疗机构。美国评选远程医疗机构的标准如下：能开展有特色的服务；技术性能稳定性好；有一批敬业的管理者和技术人员；连接互联网桌面系统等，美国的评选标准给我国一定的启示。此外，远程医疗服务与普通医疗服务相比，医疗机构为患者进行远程医疗服务所需成本明显增加，主要在设备的购买、软硬件的维护和升级、网络的使用以及相关人员的培训等方面，因此有无长期开展远程医疗的经费保障也是一个很重要的审核标准。

3. 医务人员资质

对于不同类型的远程医疗，医务人员须具有一定的技术职称和设备技术条件与操作能力，国外大多对医务人员从事远程医疗活动的资质水平有相应立法要求，我国目前还没有确切的评价标准。《中华人民共和国执业医师法》规定我国的"医师资格"只能在"注册的执业范围内"使用，而远程医疗通常都需要跨地区行医，其合法性问题尤为凸显。虽然医师多点执业制度的推行在一定程度上解决了医师跨地区行医的问题，但卫生部《关于医师多点执业有关问题的通知》中，并未明确将远程医疗服务纳入多点执业分类管理之中，如何确保远程医疗有关的医务人员其行为的合法性，也是当前必须解决的问题。

4. 远程医疗设备评估

远程医疗活动的开展需要网络和大量的高科技设备的支持，例如在远程手术中甚至要通过远程操纵机器人来实现。技术因素在一定程度上决定着远程医疗服务的质量。在美国，要求用于远程医学的所有硬件、软件均应得到食品药品监督管理局（Food and Drug Administration，FDA）的认可。FDA 在发表的一份白皮书中指出，用于远程医疗的所有设备需要符合 FDA 下属的仪器设备与放射线防护中心（Center for Devices and Radiological Health，CDRH）的要求，这些要求也正在标准化。但我国目前还没有相关标准，用于远程医疗的设备质量参差不齐，系统可靠性难以保证，一方面，由于标准的缺乏、数据格式不统一、数据内容不匹配、系统兼容性差等因素导致患者健康信息不能有效共享；另一方面，不同级别医院用于检测的仪器、设备、试剂也各不相同，即使是同一级别的医院，检查结果也可能产生差异，双方医生不能正确地理解对方提供的各项检查信息，容易造成误诊。应尽快制定远程医疗相关设备评估标准，最大限度地规避设备局限性造成的医疗纠纷。

(五) 电子病历数字签名

根据《中华人民共和国电子签名法》《电子认证服务管理办法》《卫生系统电子认证服务管理办法》《卫生系统电子认证服务规范》《卫生系统数字证书应用集成规范》《卫生系统数字证书格式规范》《卫生系统数字证书介质技术规范》《卫生系统数字证书服务管理平台接入规范》等电子认证服务法律法规和技术规范，明确了卫生系统电子认证服务体系建设的工作机制、服务要求、数字证书应用集成、格式规范、数字证书服务管理平台接入等要求。其中《中华人民共和国电子签名法》和《电子认证服务管理办法》是目前电子病历电子签名合法化的法律依据，是电子病历合法化过程中重要的法律依据。

1.《中华人民共和国电子签名法》

规定了可靠电子签名应具备的条件，提出当事人约定使用电子签名、数据电文的文书，并规定不得仅因为其采用电子签名、数据电文的形式而否定其法律效力。并对不适用电子签名的文书加以明确。此外，还明确了电子签名认证服务机构资质要求、业务规则及法律责任，使电子签名在我国合法化。此外，卫生部出台的《基于电子病历的医院信息平台建设技术解决方案》等规范性文件，对电子病历认证及签名等内容提出了基本规范及分级标准。

2.《电子认证服务管理办法》

《电子认证服务管理办法》在《中华人民共和国电子签名法》基础上，进一步明确了电子认证服务机构的申办条件及行政许可流程；电子认证服务的要求及其暂停或终止的条件；电子签名认证证书的提供方及持有人的权利义务；工业和信息化部门对电子认证服务的监管职责及具体罚则等。

二、我国卫生信息法律法制建设主要问题

(一)远程医疗

1.远程医疗执业许可制度尚不完善

《远程医疗服务管理办法(试行)(征求意见稿)》虽指出远程医疗服务主要专业技术人员及与其相适应的设备要求，但对于具体的评判标准没有明确的说明。

2.远程医疗操作规范不明晰

远程医疗操作规范是认定医疗责任的重要依据。建立一套完整有效、可操作的远程医疗操作规范，对于提高远程医疗工作效率、保证远程医疗服务质量、防止医疗事故发生，起着十分重要的作用。包括进一步完善远程医疗工作流程、病历资料管理、收费标准等方面的要求。远程医疗操作规范包括获得批准的远程医疗活动应怎样进行，突发情况应怎样处理，并明确各方职权和责任，规范组织运转和个人行为。目前我国对远程医疗操作规范没有明确规定，《远程医疗服务管理办法》仅对远程医疗开展步骤、病历保存、设备维护等方面提出了简要规定。

3.远程医疗不良后果难处理

远程医疗扩展了医学应用的范围，现阶段我国已有的相关法律法规主要是为传统模式下医疗纠纷提供法律保障，而对于在电子化、信息化环境下发生的医疗纠纷处理并不完全适用。如远程医疗中使用的电子资料尤其是电子病历仍缺乏法律效力，其有效性仍未得到广泛认可。此外，针对远程医疗不良后果认定与处理过程中存在的诸多问题，需建立完善的法律法规和相关政策，保证各方权益。

(二)电子病历

由于电子病历电子签名的管理权限不仅在卫生部门，还牵涉到工业和信息化及其他部门，监管机制不健全，使电子病历的发展受到一定的阻碍。

1.电子病历法律地位待明确

《中华人民共和国刑事诉讼法》明确了电子数据的证据形式，在原有的物证、书证、证

人证言等传统证据基础上，增加了"电子数据"这一新的证据种类。《电子病历基本规范（试行）》也仅针对医疗机构电子病历的建立、使用、保存和管理提出相关规定，但均未明确电子病历的法律地位。

2. 电子病历责任认定待明晰

电子病历的责任主体不仅涉及电子病历电子签名人本身，还涉及电子认证服务提供方、医疗机构、电子病历电子签名法定管理人员。然而，在实践中，由于各方应当承担的责任不够明晰，责任认定不够明确，监督管理难以落到实处。

3. 电子病历证据效力待提高

在电子病历应用实践中，要对电子病历数字签名在生成、存储、传输、应用过程中的可靠性及完整性等多方面进行认定。提高电子病历的证据效力也至关重要。

4. 电子病历电子签名技术规范待完善

电子签名技术需要完善的技术规范加以保障，解决其在实践应用中的技术障碍。在电子病历电子签名的针对性和适用性方面还有待加强，以提高电子病历电子签名的技术可操作性。

5. 电子病历电子签名管理制度待健全

医疗机构相关人员在使用电子病历电子签名时仍然有可能存在一定的随意性，造成电子病历电子签名使用混乱。影响了医疗机构向电子认证服务提供方提供真实、有效的相关信息的责任落实。

6. 电子病历监管工作机制待建立

在电子病历电子签名的监督管理方面，尚未建立医疗机构内部制度监管与第三方外部技术监管相结合的监督管理体系。在健全内部监督的同时，也应进一步完善第三方的外部监督管理制度，从而确保电子病历电子签名的规范使用。

本章小结

本章重点介绍了医院信息系统的组成、数据挖掘技术的流程、数据挖掘技术在护理领域的常见方法、护理决策支持系统在护理管理中的实施领域、我国电子病历与远程医疗相关法律法规及存在的主要问题、护理信息的主要特征以及护理信息系统的发展趋势等。护理信息化可以科学管理临床数据，帮助医生、护士、患者和其他保健服务人员决策，帮助护理人员提高问题的分析能力，提高综合护理水平，推动护理服务模式和管理模式进一步升级，优化护理服务流程，提高护理服务效率，改善护理服务体验，实现科学护理管理。

思 考 题

1. 医院临床护理信息系统和护理管理系统一般有哪几种？
2. 常用的数据挖掘技术有哪几种？如何使用数据挖掘技术提高护理管理的效率？

推荐阅读材料

1. 国家卫生健康委员会. 全国护理事业发展规划(2016—2020 年)[EB/OL]. (2016-11-24)[2021-12-15]. http://www. nhc. gov. cn/cms-search/xxgk/getManuscriptXxgk. htm? id=92b2e8f8cc644a899e9d0fd572aefef3.

2. 王笑笑,赵飞,梁志金,等.基于数据挖掘技术的护理学研究现状[J].解放军护理杂志,2019,36(8):59-62.

3. 张洪君,成守珍.临床护理与管理信息化实践指南[M].北京:北京大学医学出版社,2016.

4. 张燕,彭伶丽,梁玲玲,等.数据挖掘技术在患者病情识别及管理中的研究进展[J].护理学杂志,2020,35(11):17-20.

5. 沈志莹,钟竹青,丁四清,等.我国护理管理信息化的研究进展[J].中华护理杂志,2020,55(3):397-401.

附录

中英文名词对照索引

附表　中英文名词对照表

开头字母	英文	中文	章节
a	attainable	可以达到	第三章
a	average leadership style, ALS	领导风格理论	第五章
a	achievement-oriented leader	成就导向型领导	第五章
a	attribution theory of leadership	领导归因理论	第五章
a	attribution	归因	第五章
a	aptitude test	能力倾向测试	第七章
a	achievement test	学绩测试	第七章
a	assessment center	评价中心技术	第七章
a	advanced beginner	初步进阶者	第七章
a	application of evaluation results	评价结果的应用	第七章
a	access point, AP	无线访问节点	第十章
b	bureaucracy theory	行政组织理论	第二章
b	brain storming, BS	头脑风暴法	第三章
b	behavioral theory	领导行为理论	第五章
b	balanced score cards, BSC	平衡记分卡	第七章
b	basic compensation	基本薪酬	第七章
b	best practice databases	最佳实践数据库	第十章
c	command	指挥	第一章
c	coordinate	协调	第一章
c	control	控制	第一章
c	clinical infomation system, CIS	临床信息系统	第一章
c	contingency theory	权变理论	第三章
c	changing	变革阶段	第四章

续附表

开头字母	英文	中文	章节
c	charismatic leadership theory	魅力型领导理论	第五章
c	charismatic leader	魅力型领导者	第五章
c	control system	控制系统	第六章
c	control object	控制对象	第六章
c	control process	控制过程	第六章
c	client safety	患者安全	第六章
c	cost	成本	第六章
c	cost management	成本管理	第六章
c	cost control	成本控制	第六章
c	compensation level	薪酬水平	第七章
c	compensation system	薪酬体系	第七章
c	career planning	职业生涯规划	第七章
c	career management	职业生涯管理	第七章
c	competent	胜任者	第七章
c	career pathway of nursing	护理职业路径	第七章
c	compensation	薪酬	第七章
c	compensation management	薪酬管理	第七章
c	compensation structure	薪酬结构	第七章
c	characteristic diagram	特性要因图	第八章
c	case-based learning, CBL	以案例为基础的教学法	第九章
c	clinical nursing information system, CNIS	临床护理信息系统	第十章
c	computer-aided nursing diagnosis and intervention, CANDI	计算机辅助护理诊断和处理系统	第十章
c	creighton on-line multiple modular expert system, COMMES	Creighton 在线多模块专家系统	第十章
c	center for devices and radiological health, CDRH	放射线防护中心	第十章
d	decision theory	决策理论	第二章
d	delphi technique	德尔菲法	第三章
d	decision tree	决策树	第三章
d	directive leader	指导型领导	第五章
d	diagnosis related group, DRG	病种分类法	第六章

续附表

开头字母	英文	中文	章节
d	development	开发	第七章
d	Deming cycle	戴明循环	第八章
d	data collection form	查检表	第八章
d	data mining, DM	数据挖掘	第十章
e	esteem needs	尊重的需要	第二章
e	existence	生存	第二章
e	environment	环境	第三章
e	economic	经济	第三章
e	external environment	外部环境	第三章
e	Eysenck personality questionnaire, EPQ	艾森克人格问卷	第七章
e	expert	专家	第七章
e	evidence generation	证据生成	第八章
e	evidence synthesis	证据综合	第八章
e	evidence transfer	证据传播	第八章
e	evidence utilization	证据应用	第八章
e	enterprise service bus, ESB	总线技术	第十章
e	early warning score, EWS	早期预警评分	第十章
e	electronic medical record, EMR	电子病历	第十章
f	first-line manager	基层管理者	第一章
f	feedforward control	前馈控制	第六章
f	feedback control	反馈控制	第六章
f	fee-for-service	项目法	第六章
f	feasibility, appropriateness, meaningfulness and effectiveness, FAME	FAME 模式	第八章
f	fishbone diagram	鱼骨图	第八章
f	failure mode and effects analysis, FMEA	失效模式和效应分析	第八章
f	flow chart	流程图	第八章
f	Food and Drug Administration, FDA	食品药品监督管理局	第十章
g	general administrative theory	一般管理理论	第二章
g	growth	成长	第二章
g	gantt chart	甘特图	第八章
h	hospital information system, HIS	医院信息系统	第一章

续附表

开头字母	英文	中文	章节
h	hierarchy of needs theory	需要层次理论	第二章
h	hygiene factor	保健因素	第二章
h	human relationtheory viewpoint	人际关系理论	第二章
h	health organization	卫生组织	第四章
h	human resource management，HRM	人力资源管理	第七章
h	human resource planning	人力资源规划	第七章
h	human resource allocation	人力资源配置	第七章
h	health care quality	护理质量	第八章
h	histogram	直方图	第八章
i	internal environment	内部环境	第三章
i	International Council of Nurses，ICN	国际护士会	第四章
i	idealized influence	理想化影响力	第五章
i	inspirational motivation	鼓舞性激励	第五章
i	intellectual stimulation	智力激发	第五章
i	individualized consideration	个性化关怀	第五章
i	interest test	兴趣测试	第七章
i	in-basket test	公文筐测试	第七章
i	interview	面试	第七章
i	implementation of training	实施培训计划	第七章
i	indirect compensation	间接薪酬	第七章
i	International Organization for Standardization，ISO	国际标准化组织	第八章
i	incontinence associated dermatitis，IAD	失禁相关性皮炎	第十章
j	job description	工作描述	第七章
k	key performance indicator，KPI	关键绩效指标法	第七章
k	knowledge test	知识测试	第七章
k	knowledge discovery in databases，KDD	数据库知识发现	第十章
l	learning organization	学习型组织	第一章
l	love and belonging needs	爱和归属的需要	第二章
l	lead	领导	第五章
l	leader	领导者	第五章
l	leadership	领导活动	第五章

续附表

开头字母	英文	中文	章节
l	least-preferred coworker questionnaire, LPC	最难共事者问卷	第五章
l	leaderless group discussion, LGD	无领导小组讨论	第七章
l	lean management, LM	精益管理	第八章
l	lean production, LP	精益生产	第八章
l	lecture-based learning, LBL	讲授式教学法	第九章
m	management	管理	第一章
m	manager	管理者	第一章
m	middle-line manager	中层管理者	第一章
m	motivate factor	激励因素	第二章
m	motivator-hygiene theory	激励保健理论	第二章
m	management environment	管理环境	第三章
m	macro-environment	宏观环境	第三章
m	micro-environment	微观环境	第三章
m	management by objective, MBO	目标管理	第三章
m	measurable	衡量	第三章
m	management decision-making	管理决策	第三章
m	management span	管理幅度	第四章
m	management level	管理层次	第四章
m	Minnesota multiphasic personality inventory, MMPI	明尼苏达多相人格问卷	第七章
m	mass storage, MS	海量存储	第十章
m	modified early warning score, MEWS	改良早期预警评分	第十章
n	nursing management	护理管理	第一章
n	nominal group technique, NGT	名义群体法	第三章
n	nursing manager	护理管理者	第五章
n	nursing risk	护理风险	第六章
n	nursing risk management	护理风险管理	第六章
n	nursing safety	护理安全	第六章
n	nurse safety	护士安全	第六章
n	nursing safety management	护理安全管理	第六章
n	nursing cost	护理成本	第六章
n	nursing cost control	护理成本控制	第六章

续附表

开头字母	英文	中文	章节
n	nursing human resource planning	护理人力资源规划	第七章
n	nursing labor demand forecast	护理人力资源需求预测	第七章
n	nursing talent assessment	护理人才测评	第七章
n	novice	新手	第七章
n	nursing quality management	护理质量管理	第八章
n	nursing-sensitive quality indicators	护理质量敏感性指标	第八章
n	nursing quality evaluation	护理质量评价	第八章
n	nursing research project management	护理科研项目管理	第九章
n	nursing information	护理信息	第十章
n	nursing informatics	护理信息学	第十章
n	nursing information management	护理信息管理	第十章
n	nursing information system, NIS	护理信息系统	第十章
n	nursing management information system, NMIS	护理管理信息系统	第十章
n	nursing decision support system, NDSS	护理决策支持系统	第十章
o	organize	组织	第一章
o	organize management theory	组织管理理论	第二章
o	opportunities	机会	第三章
o	objective	目标	第三章
o	organization	组织	第四章
o	organization management	组织管理	第四章
o	organization design	组织设计	第四章
o	organizational change	组织变革	第四章
o	on-the-job training, OJT	在职培训	第七章
o	objective structure clinical evaluation, OSCE	客观结构化临床评价	第九章
p	plan	计划	第一章
p	plan-do-check-act	PDCA	第一章
p	position design	岗位设计	第一章
p	physiological needs	生理的需要	第二章
p	political	政治	第三章
p	project	项目	第三章
p	project management, PM	项目管理	第三章

续附表

开头字母	英文	中文	章节
p	path-goal theory	路径—目标理论	第五章
p	participative leader	参与型领导	第五章
p	process control	过程控制	第六章
p	per day service method	床日成本核算	第六章
p	patient classification systems	患者分类法	第六章
p	performance management	绩效管理	第七章
p	position analysis	职位分析	第七章
p	position analysis questionnaire, PAQ	职位分析问卷法	第七章
p	partial care	部分照顾	第七章
p	psychologic tests	心理测试	第七章
p	personality test	人格测试	第七章
p	proficient	熟练者	第七章
p	performance	绩效	第七章
p	performance appraisal	绩效评价	第七章
p	performance planning	绩效计划	第七章
p	performance evaluation index	绩效评估指标	第七章
p	performance coaching	绩效辅导	第七章
p	performance feedback	绩效反馈	第七章
p	performance appraisal interviews	绩效评估面谈	第七章
p	patient classificationsy stems, PCS	患者分类系统	第七章
p	performance incentives	绩效薪酬	第七章
p	patient safety culture, PSC	患者安全文化	第八章
p	Pareto diagram	帕累托图	第八章
p	problem-based learning, PBL	以问题为基础的教学法	第九章
p	pharmacy intravenous admixture services, PIVAS	静脉用药集中调配中心给药管理系统	第十章
q	quality	质量	第八章
q	quality management	质量管理	第八章
q	quality planning	质量策划	第八章
q	quality control	质量控制	第八章
q	quality assurance	质量保证	第八章
q	quality assessment	质量评价	第八章

续附表

开头字母	英文	中文	章节
q	quality improvement	质量改进	第八章
q	quality control circle, QCC	品管圈	第八章
r	relatedness	相互关系和谐	第二章
r	resource dependence theory	资源依赖理论	第三章
r	relevant	相关性	第三章
r	refreezing	再冻结阶段	第四章
r	risk management	风险管理	第六章
r	risk handing	风险控制	第六章
r	risk identification	风险识别	第六章
r	risk measurement	风险评估	第六章
r	risk management evaluation	风险管理效果评价	第六章
r	risk prevention	风险预防	第六章
r	root cause analysis, RCA	根本原因分析	第六章
r	relative intensity measures	相对严重度测算法	第六章
r	role play	角色扮演	第七章
r	reliability, standardization, validity, practicality	RSVF 特征	第九章
r	research program	科研课题	第九章
r	research project	科研项目	第九章
s	security needs	安全的需要	第二章
s	scientific management theory	科学管理理论	第二章
s	self-actualization needs	自我实现的需要	第二章
s	systems theory	系统理论	第三章
s	strengths	优势	第三章
s	social	社会	第三章
s	specific	具体	第三章
s	supportive leader	支持型领导	第五章
s	situation-background-assessment-recommendation, SBAR	基于现况—背景—评估—建议	第六章
s	safety	安全	第六章
s	significant event audit, SEA	重大事件稽查	第六章
s	strategic human resource management, SHRM	战略性人力资源管理	第七章

续附表

开头字母	英文	中文	章节
s	succession planning	继任计划	第七章
s	self-care	自我照顾	第七章
s	selection	甄选	第七章
s	sixteen personality factor questionnaire, 16PF	卡特16种人格因素问卷	第七章
s	Strong vocational interest blank, SVIB	斯特朗职业兴趣调查表	第七章
s	Strong-Campbell interest inventory, SCII	兴趣测试	第七章
s	structured interview	标准化面试	第七章
s	semi-structured interview	半结构化面试	第七章
s	seiri	（日）整理	第八章
s	seiton	（日）整顿	第八章
s	seiso	（日）清扫	第八章
s	seiketsu	（日）清洁	第八章
s	shitsuke	（日）素养	第八章
s	saving	节约	第八章
s	service	服务	第八章
s	satisfaction	满意度	第八章
s	statistical process control, SPC	统计过程控制	第八章
s	standard patient, SP	标准化患者	第九章
s	scientific integrity	科研诚信	第九章
s	solutions statistical package for the social sciences, SPSS	应用统计产品与服务解决方案	第十章
s	structured query language, SQL	结构化查询语言	第十章
t	top-line manager	高层管理者	第一章
t	the essentials of magnetism scale, EOM	医院磁性要素量表	第一章
t	two factor theory	双因素理论	第二章
t	theory X and theory Y	X-Y理论	第二章
t	threats	威胁	第三章
t	technological	技术	第三章
t	time-based	截止期限	第三章
t	time	时间	第三章
t	time management	时间管理	第三章

续附表

开头字母	英文	中文	章节
t	trait theory	特质理论	第五章
t	two dimension theory	二维构面理论	第五章
t	transformation	变革	第五章
t	transactional leadership	交易型领导	第五章
t	transactional leader	交易型领导者	第五章
t	transformational leadership	变革型领导	第五章
t	transformational leader	变革型领导者	第五章
t	total care	完全照顾	第七章
t	talent assessment	人才测评	第七章
t	training	培训	第七章
t	training management	培训管理	第七章
t	training needs assessment	培训需求分析	第七章
t	transfer of training	培训成果转化	第七章
t	training programs evaluation	培训效果评估	第七章
t	total quality management, TQM	全面质量管理	第八章
t	the JBI model of evidence-based healthcare	JBI 循证卫生保健模式	第八章
t	team-based learning, TBL	以团队为基础的教学法	第九章
u	unfreezing	解冻阶段	第四章
u	unstructured interview	非结构化面试	第七章
v	variation	偏差	第一章
v	vocational preference inventory, VPI	职业偏好测试	第七章
v	variable compensation	可变薪酬	第七章
v	value stream mapping, VSM	价值流程图	第八章
w	World Health Organization, WHO	世界卫生组织	第一章
w	weaknesses	劣势	第三章
w	work sample test	工作样本测试	第七章

参考文献

[1] 尤建新, 陈守明, 赵红丹, 等. 高级管理学(第三版)[M]. 北京: 清华大学出版社, 2019.

[2] 姜小鹰, 李继平. 护理管理理论与实践[M]. 2版. 北京: 人民卫生出版社, 2018.

[3] 李伟, 穆贤. 护理管理学[M]. 北京: 科学出版社, 2019.

[4] 陈燕, 王军辉. 护理管理学[M]. 北京: 人民卫生出版社, 2015.

[5] 马继红, 廖秀梅. 护士长管理一本通[M]. 北京: 中国医药科技出版社, 2013.

[6] 李龙倜, 余可斐. 磁性护理临床实践[M]. 武汉: 华中科技大学出版社, 2020.

[7] 丁玉兰. JCI认证中的护理质量管理[M]. 北京: 人民卫生出版社, 2018.

[8] 庄丽娟. 护理管理学[M]. 杭州: 浙江大学出版社, 2018.

[9] 方鹏骞. 护理管理理论与方法新进展[M]. 北京: 人民卫生出版社, 2016.

[10] 王建军, 杨智恒. 管理思想史[M]. 成都: 四川大学出版社, 2007.

[11] 陈锦秀, 全小明. 护理管理学[M]. 北京: 中国中医药出版社, 2016.

[12] 吴欣娟, 王艳梅. 护理管理学[M]. 4版. 北京: 人民卫生出版社, 2017.

[13] 梁水英, 黄荣静, 付玉娇, 等. 基于马斯洛需要层次理论在护士培训中的应用效果[J]. 国际护理学杂志, 2019, 38(23): 3862-3865.

[14] 刘华章, 邓磊, 张茂红. 人本管理视角下的医院组织文化内涵与培育路径[J]. 中华医院管理杂志, 2021, 37(Z2): 96-98.

[15] 陈玉瑜. 安全文化理念联合柔性管理对妇科护理管理质量的影响[J]. 国际护理学杂志, 2020, 39(11): 1934-1936.

[16] 陈桂英. 精于变革, 凝于文化, 岗位管理助推护理发展——访首都医科大学附属北京友谊医院护理部主任骆金铠[J]. 中国护理管理, 2020, 20(9): 1310-1312.

[17] 蔡福满, 郑舟军. 护理管理学[M]. 杭州: 浙江大学出版社, 2019.

[18] 胡艳宁. 护理管理学[M]. 第二版. 北京: 人民卫生出版社, 2016.

[19] 魏万宏, 丁海玲, 谭海梅. 护理管理学[M]. 北京: 中国科学技术出版社, 2016.

[20] 陈晓萍, 沈伟. 组织与管理研究的实证方法[M]. 北京: 北京大学出版社, 2018.

[21] Kast F E, Rosenzwig J E. 组织与管理: 系统方法与权变方法[M]. 傅严, 译. 北京: 中国社会科学出版社, 2000.

[22] Lee E J, Kim H S, Kim H Y. Relationships between core factors of knowledge management in hospital nursing organisations and outcomes of nursing performance[J]. J Clin Nurs, 2014, 23(23-24): 3513-3524.

[23] Hill K S. Nursing leadership in professional organizations[J]. J Nurs Adm, 2011, 41(4)：153-155.

[24] 张洁, 郑一宁. 护士长诚信领导、护理组织文化与护士工作投入的关系研究[J]. 中华护理杂志, 2016, 51(9)：1054-1058.

[25] 詹昱新, 喻姣花, 李素云, 等. 应对新型冠状病毒肺炎综合医院护理组织应急能力管理体系的构建[J]. 护理学报, 2020, 27(13)：56-61.

[26] 王恬, 陆海英. 国内外灾害护理管理模式的研究进展及思考[J]. 护理学报, 2020, 27(23)：28-32.

[27] 杜慧敏. 大型综合医院"医护一体化"管理模式应用现状及思考[J]. 中华现代护理杂志, 2018, 24(1)：118-120.

[28] 库泽斯, 波斯纳. 领导力：如何在组织中成就卓越[M]. 6版. 沈小滨, 徐中, 译. 北京：电子工业出版社, 2019.

[29] 麦基. 管理学聚焦领导力[M]. 赵伟韬, 译. 上海：格致出版社, 上海人民出版社, 2017.

[30] 彭忠益. 领导科学基础[M]. 长沙：2版. 中南大学出版社, 2018.

[31] 苏兰若, 宋冰. 护理管理学[M]. 上海：上海科学技术出版社, 2016.

[32] 沈鸣雁, 卢芳燕, 卢婕楠. 前馈控制在外科持续腹腔冲洗安全管理中的应用[J]. 中华护理杂志, 2016, 51(3)：280-283.

[33] 中国医院协会. 患者安全目标(2019版)[J]. 中国卫生, 2019(12)：57-58.

[34] 李继平, 刘义兰. 护理管理黄金法则(第三册)[M]. 北京：人民卫生出版社, 2015.

[35] 刘华平, 李红. 护理管理案例精粹(第二册)[M]. 北京：人民卫生出版社, 2015.

[36] 李继平. 护理管理学[M]. 3版. 北京：人民卫生出版社, 2012.

[37] Armstrong S, Mitchell B. The Essential HR handbook：a quick and handy resource for any manager or HR professional[M]. Tenth anniversary edition. Franklin Lakes：Career Press, 2019.

[38] 李淼淼. 优质护理服务病房责任护士工作分析研究[D]. 福建：福建医科大学, 2013.

[39] 李芹. 优质护理服务示范病房责任护士岗位工作分析[D]. 济南：山东大学, 2014.

[40] 简伟研, 么莉. 质控工具在护理管理中的应用[M]. 北京：人民卫生出版社, 2020.

[41] 张洪君, 成守珍. 临床护理与管理信息化实践指南[M]. 北京：北京大学医学出版社, 2016.

[42] 张鹭鹭, 王羽. 医院管理学[M]. 2版. 北京：人民卫生出版社, 2020.

[43] 国家卫生计生委员会医院管理研究所护理中心, 护理质量指标研发小组. 护理敏感质量指标实用手册(2016版)[M]. 北京：人民卫生出版社, 2016.

[44] 刘庭芳, 刘勇. 中国医院品管圈操作手册[M]. 北京：人民卫生出版社, 2012.

[45] 霍晓鹏, 吴欣娟. 北京协和医院临床护理教学指南[M]. 北京：人民卫生出版社, 2021.

[46] 赵丽萍. 教学护士临床工作手册[M]. 北京：人民卫生出版社, 2018.

[47] 叶志弘, 冯金娥. 临床护士在职培训指导[M]. 北京：人民卫生出版社, 2014.

[48] 张晓静, 吴欣娟. 临床护理情景模拟案例与标准化病人应用[M]. 北京：科学出版社, 2017.

[49] 张勤, 涂文记. 客观结构化临床考试理论与实践手册[M]. 北京：中国协和医科大学出版社, 2018.

[50] 李峥, 刘宇. 护理学研究方法[M]. 北京：人民卫生出版社, 2012.

[51] 余红梅, 潘红英, 占玉芬, 等. 全院联动静脉血栓形成防治信息化体系的建立与实践[J]. 中华护理杂志, 2020, 55(3)：373-378.

[52] 李智, 王艳艳, 胡秀英. 信息化管理在循证护理实践中应用的研究进展[J]. 中国护理管理, 2015,

15(10)：1268-1270.

[53] 陈晓欢，李红，金爽，等.基于垂直管理的护理绩效分配体系的构建和实施[J].中国护理管理，
2021，21(1)：4-7.

[54] 曲超然，王青，韩琳，等.机器学习算法在压力性损伤管理中的应用进展[J].中华护理杂志，2021，
56(2)：212-217.

[55] 陆秋芳，赵翠松，应燕萍，等.失禁相关性皮炎信息化智能预防决策支持系统的构建与实践[J].中
国护理管理，2021，21(10)：1549-1553.

[56] 楼方圆，黄莺，徐燕.信息化临床护理中患者医疗健康隐私保护的研究进展[J].护理与康复，2020，
19(10)：28-31.

[57] 黄双双，潘海鸥.护理领域人工智能的研究热点与趋势分析[J].护士进修杂志，2021，36(5)：
423-427.